Gisela Hajek

Die schwangere Psychoanalytikerin

Das Anliegen der Buchreihe BIBLIOTHEK DER PSYCHOANALYSE besteht darin, ein Forum der Auseinandersetzung zu schaffen, das der Psychoanalyse als Grundlagenwissenschaft, als Human- und Kulturwissenschaft sowie als klinische Theorie und Praxis neue Impulse verleiht. Die verschiedenen Strömungen innerhalb der Psychoanalyse sollen zu Wort kommen, und der kritische Dialog mit den Nachbarwissenschaften soll intensiviert werden. Bislang haben sich folgende Themenschwerpunkte herauskristallisiert: Die Wiederentdeckung lange vergriffener Klassiker der Psychoanalyse – wie beispielsweise der Werke von Otto Fenichel, Karl Abraham, Siegfried Bernfeld, W. R. D. Fairbairn, Sándor Ferenczi und Otto Rank – soll die gemeinsamen Wurzeln der von Zersplitterung bedrohten psychoanalytischen Bewegung stärken. Einen weiteren Baustein psychoanalytischer Identität bildet die Beschäftigung mit dem Werk und der Person Sigmund Freuds und den Diskussionen und Konflikten in der Frühgeschichte der psychoanalytischen Bewegung.

Im Zuge ihrer Etablierung als medizinisch-psychologisches Heilverfahren hat die Psychoanalyse ihre geisteswissenschaftlichen, kulturanalytischen und politischen Bezüge vernachlässigt. Indem der Dialog mit den Nachbarwissenschaften wiederaufgenommen wird, soll das kultur- und gesellschaftskritische Erbe der Psychoanalyse wiederbelebt und weiterentwickelt werden.

Die Psychoanalyse steht in Konkurrenz zu benachbarten Psychotherapieverfahren und der biologisch-naturwissenschaftlichen Psychiatrie. Als das ambitionierteste unter den psychotherapeutischen Verfahren sollte sich die Psychoanalyse der Überprüfung ihrer Verfahrensweisen und ihrer Therapie-Erfolge durch die empirischen Wissenschaften stellen, aber auch eigene Kriterien und Verfahren zur Erfolgskontrolle entwickeln. In diesen Zusammenhang gehört auch die Wiederaufnahme der Diskussion über den besonderen wissenschaftstheoretischen Status der Psychoanalyse.

Hundert Jahre nach ihrer Schöpfung durch Sigmund Freud sieht sich die Psychoanalyse vor neue Herausforderungen gestellt, die sie nur bewältigen kann, wenn sie sich auf ihr kritisches Potenzial besinnt.

BIBLIOTHEK DER PSYCHOANALYSE
HERAUSGEGEBEN VON HANS-JÜRGEN WIRTH

Gisela Hajek

Die schwangere Psychoanalytikerin

Zur Bedeutung der weiblichen Potenz in der Psychotherapie

Psychosozial-Verlag

Die vorliegende Arbeit ist eine leicht abgeänderte Version
der im November 2021 abgenommenen Dissertation
an der Fakultät für Psychotherapiewissenschaften
an der Sigmund Freud PrivatUniversität Wien.
Titel der Dissertation:
Die schwangere Psychoanalytikerin oder: Das feminine Prinzip

Bibliografische Information der Deutschen Nationalbibliothek
Die Deutsche Nationalbibliothek verzeichnet diese Publikation
in der Deutschen Nationalbibliografie; detaillierte bibliografische Daten
sind im Internet über http://dnb.d-nb.de abrufbar.

Originalausgabe

info@psychosozial-verlag.de
www.psychosozial-verlag.de

Umschlagabbildung: Foto: Christian Hajek (unter Verwendung
einer Skulptur von Dr. Anna Skrabal)
Umschlaggestaltung und Innenlayout nach Entwürfen von Hanspeter Ludwig, Wetzlar
ISBN 978-3-8379-3292-8 (Print)
ISBN 978-3-8379-6148-5 (E-Book-PDF)

Inhalt

Mit warmbauchigstem Dank
an Christian, Edda und Cosimo,
wie auch Karl und Rosa sowie Claudia.

Hinführung

> »Wenn es mich ohnehin nicht gibt, kann ich eigentlich auch denken, was ich will.«
>
> *(Braun, 2009, S. 385)*

Ich war zum ersten Mal schwanger – und habe mich damit als Psychoanalytikerin in der Praxis relativ allein gelassen gefühlt. Es war deutlich, dass meine Patient_innen reagieren und auch ich anders bin. Im Versuch, Antworten zu bekommen, blieb ich hungrig. Das mag zum Teil an mir liegen, es waren stürmische Zeiten, aber auch an den Möglichkeiten des psychoanalytischen Selbstverständnisses zu diesem Thema an sich. Oft dachte ich mir: ich bin ja nur schwanger, das ist ganz normal, nur nicht zu viel Aufhebens darum machen, nur mich in meinem psychoanalytischen Wirken diesbezüglich nicht zu wichtig nehmen, abstinent bleiben und halten. Gleichzeitig war ich mir, besonders auch im Körperlichen, gerade in dieser Zeit wichtiger als zuvor. Ich achtete genauer auf Veränderungen oder Bedeutungen und erkannte, dass es Dynamiken gab, die davor noch nie in meinem Leben stattgefunden hatten – somit auch nicht in meinem praktischen Arbeiten als Analytikerin. Wie oder wie sehr kann ich zum Beispiel meine Patient_innen containen und dabei auch gut auf mein Kind, auf mich, achten? Ich bemerkte, wie sich mein Fokus auf beziehungsweise in eine andere Innerlichkeit verschob. Konkret nicht nur auf meine psychische, sondern auch auf meine körperliche Innerlichkeit. Groß war auch die Sehnsucht – eigentlich der Sog – dies zu verstehen und einzuordnen. Und dann war ich auch wütend. Denn meine ersten Literaturrecherchen waren eine Enttäuschung: Ich fand so wenig Antworten auf meine Fragen. Wie kann es sein? Wie kann es sein, dass etwas, das zumindest in meinem Leben als Frau, erstmals werdende Mutter und Psychoanalytikerin so wichtig und verändernd ist, nicht ausreichend und umfassend beschrieben war? Meine Psychoanalyse, mein Werkzeug zur Befreiung lässt mich im Stich? Wie kann ich mich weiter auf psychoanalytisches Denken einlassen, wenn es mich nicht abbildet? Wie kann ich mich darauf einlassen, wenn es meinen Körper, meine Position, meine Fähigkeiten missachtet? So habe ich es zu

Beginn dieser Arbeit empfunden. Oft, wenn ich mein Thema erklärt habe – anderen Psychoanalytiker_innen mit viel oder wenig Erfahrung, ganz egal –, war nach dem ersten Abnicken ein irritiertes Nachfragen: Warte, worüber schreibst du? Also, wer ist schwanger? Die Patientin? Fast alle mussten nachfragen. Das Bild einer Schwangeren im Sessel einer Therapeutin schien, im Vergleich zur Möglichkeit einer schwangeren Patientin, relativ schwer herstellbar zu sein. Erst bei der zweiten Schwangerschaft, als ich schon mehr Erfahrung hatte und wusste, was auf mich zukommt, habe ich mich entschieden, dieses Thema aufzugreifen. Trotzdem fragte ich mich zu Beginn meines Schreibprozesses immer wieder, ob diese Themenwahl nicht zu narzisstisch sei. Was für ein Paradoxon! Frauen sind zwar nicht ständig schwanger – aber doch ist eine arbeitende, schwangere Psychoanalytikerin keine Seltenheit!

Im Laufe der Arbeit wuchs die Erkenntnis, dass es viel zu wenig Denken über und in den weiblichen Körper gab und gibt: die spezifischen Fähigkeiten, die ihm innewohnen, Entwicklung aus weiblicher Sicht, Benennung und Heraushebung aus dem Körperlichen in Theorie und Konzepte: ich fand nur sehr wenig. Und so habe ich wieder gefragt: Kolleg_innen, Supervisor_innen, auch (internationale) Vortragende bei Veranstaltungen: Wissen sie jemanden, die oder der über weibliche Potenz, über die speziellen Fähigkeiten von Frauen aus psychoanalytischer Sicht geschrieben hat? Aus weiblicher Perspektive? Die Antworten waren: Darüber sind wir hinaus. Phallus ist doch nur ein Bild, ein Symbol. In hoffnungsvolleren Antworten lag ein vergessenes Wissen: Warten Sie, da war jemand. Aber mir fällt gerade der Name nicht ein.

Ein Name kam nie. Schwierig war auch, so erkannte ich im Laufe des Lese- und Schreibprozesses, dass zwar schon so vieles erkannt, verstanden und benannt worden war – aber eben überwiegend mit männlicher Feder geschrieben, wenn auch oft in Frauenhand liegend. Damit meine ich sowohl die Sprache, derer sich die Psychoanalyse bedient, als auch die Blickwinkel, die eingenommen wurden und werden.

Aktuell gibt es weltweit Brandherde, die Frauen als Bedrohung erleben (Karl, 2020), wohl auch weil es bisher noch so ist, dass Frauen etwas können, das Männer nicht können – und umgekehrt (Braun, 2009). Ob es um Zugang zu Bildung geht, um sexuelle Aufklärung, Abtreibungsrechte wie auch Gleichberechtigung in den Arbeitswelten oder auch schlicht um sichtbare Weiblichkeit per se … (die Liste ließe sich noch fortsetzen), sind die Themen nach wie vor heiß umkämpft. In mittlerweile vielen Gesprächen mit (jungen) Frauen (in psychoanalytischen Kreisen und auch außerhalb) habe ich beobachtet, dass, wenn sie sich mit ihrem Geschlecht und/oder ihrer Sexualität auseinandersetzen, nicht selten eine Abwendung vom »klassischen« Frau-Sein geschieht – weil sie genug haben von all den unerfüllbaren Anforderungen, weil es sie wütend macht. Viele von ihnen hatten die von ihnen zum Teil bereits übernommenen Zuschreibungen satt und waren ihrer müde: ob ihre Brüste oder Hüften groß sind oder klein, ob sie einen weiblichen Körper haben – und was das überhaupt heißt –, ob sie rasiert sind, zu laut, zu leise, zu mütterlich, zu un|weiblich (wieder: was auch immer das heute bedeutet). Ihre Sehnsucht, Themen wie Eigenständigkeit trotz Verbundenheit, wie auch die einer zersprungenen gläsernen Decke und des selbstverständlich geteilten Haushalts endlich hinter sich zu lassen, lassen zu können, war stark spürbar. Gleichzeitig war oft eine verhaltene oder zurückgehaltene Sehnsucht nach Körper-Sprechen hörbar, so als würde über den Körper sprechen und körperliches Mitdenken allzu schnell in klassische patriarchale oder zumindest überwiegend biologistische Unbedingtheiten führen. Körper-Sprechen, Körper-Sein als antifeministisch? Aber es kam mir selten vor, dass es möglich ist, es einfach zu tun: Körper zu spüren, denken, sprechen. Körperliches scheint nach wie vor von Freiheitsgedanken überladen zu sein, versteckt unter vielen Schichten auf oder in Körpern: ob Make-Up, Mode, Proteinshakes, Ideen und Kategorien: kein Platz für Falten, Kurven und Vertiefungen. Im eigenen Körper zu leben und zu sein, scheint eine komplexe Angelegenheit zu sein.

> »Das Glatte ist die Signatur der Gegenwart. Es verbindet Skulpturen von Jeff Koons, iPhone und Brazilian Waxing miteinander. Warum finden wir heute das Glatte schön? Über die ästhetische Wirkung hinaus spiegelt es auch einen gesellschaftlichen Imperativ wider. Es verkörpert nämlich die heutige Positivgesellschaft. Das Glatte verletzt nicht. Von ihm geht auch kein Widerstand aus. ES heischt Like. Der glatte Gegenstand tilgt sein gegen. Jede Negativität wird beseitigt« (S. 9).

So schreibt es der koreanische Philosoph Byung-Chul (2015). Hat diese Sehnsucht nach dem Glatten auch etwas mit dem Mutterbauch zu tun? Dort ist es glatt/perfekt: Zumindest kann dies eine Fantasie von Erwachsenen, sich in einen schwangeren Bauch hineindenkend, sein. Ein Sehnsuchtsort, unverwechselbar, ausdrücklich und angreifbar?

Die zu beantwortende **Forschungsfrage** danach, welchen bewussten und eventuell auch unbewussten Einfluss eine Schwangerschaft auf das Selbstverständnis als Psychoanalytikerin und ihr therapeutisches (Sich-) Verhalten hat, soll daher mit diesem Text erörtert werden. Psychoanalytiker_innen hören fasziniert zu, wenn es um erlebte Trennungserfahrungen in frühester Kindheit geht, sie ziehen Schlüsse und entwickeln daraus Theorien. Wie wenig ist aber im psychoanalytischen Kontext über die Erfahrungen von Frauen während und nach einer Geburt bekannt? Oder auch darüber, wie Schwangerschaft, Geburt und Stillen vielleicht auch erst später ihre Körperidentität verschieben? Viel zu wenig, betont Rosemarry Balsam (2015a) noch vor wenigen Jahren. Der Schwerpunkt, so zeigt sie (ebd.) weiterhin auf, liegt in der Erforschung von weiblichem Schmerz, üblicherweise aus der frühen Kindheit kommend oder, bei Erwachsenen, im Zusammenhang mit narzisstischen Zuständen. Die Lust, den weiblichen Körper – den weiblichen sexuellen, prokreativen[1], potenten Körper – zu bewohnen, ist nach wie vor, schreibt Balsam (2015a), »oddly unspeakable in the psychoanalytic literature« (S. 577). Psychoanalytisches Denken wie Denken überhaupt geschieht aber immer eingebettet in einen sozialen, gesellschaftlichen wie auch historischen Kontext. Der psychoanalytische feministische Diskurs geht aber letztlich in seinem Begehren häufig weg vom Körperlichen/Realen und hin zum Geistigen/Konstruierten (Balsam, 2012) – meist unter Auslassung von Schwangerschaft und Geburt. Wie über etwas denken, in etwas denken, das so offensichtlich ist und doch nicht ausreichend benannt werden darf oder kann? Wie also über und in Schwangerschaft denken? Ein Zustand, der Frauen durchaus umbringt, sie an den Pranger stellt: Damit sind sie und ihre evolutionäre Bedeutung sichtbar. Zuerst der Bauch, dann das Kind. Das können nur sie. Warum *nicht* darüber reden?

In der Psychoanalyse gab und gibt es etwas wie eine Psychopathologie bezüglich des Sehens, genauer des *Für-Wahrnehmens* von Frauenkörpern, da sie als Metapher für Macht und Mangel genau so stehen wie

1 Prokreativität, ein im Englischen häufig verwendeter Begriff, bedeutet direkt übersetzt Zeugungsfähigkeit, erzeugend, Fruchtbarkeit. Ich (GH) verstehe unter Prokreativität die weibliche Fähigkeit (in all den manifesten wie auch zu theoretisierenden Bedeutungen und spezifischen Bedingungen), in sich neues Leben (gleich oder andersgeschlechtlich, mit unterschiedlichem Alter, mit schließlich zwei unterschiedlichen Stoffwechseln, zwei Herzen …) wachsen zu lassen bis zu dem Prozess, einen neuen Menschen (Projekt), zu Beginn Teil des eigenen Körpers wie Seins, in eine eigenständige Existenz (physisch wie psychisch) zu übergeben (Geburt).

für Leben und Erneuerung. Letztlich bedeutet schwanger zu sein auf eine archaische und damit historisch uralte wie körperlich manifeste Art auch Frau zu sein. So muss sich jede schwangere Frau damit auseinandersetzen, einen Körper dieser Art zu haben – und auch damit, was dieser Körper produzieren kann. Im deutschsprachigen Raum gibt es nach wie vor wenig Auseinandersetzung mit Schwangerschaft und Psychoanalyse – und noch weniger mit der schwangeren Psychoanalytikerin; so gibt es zum Beispiel meines Wissens eine einzige (im Original deutschsprachige) Publikation zur Supervision von schwangeren Psychoanalytikerinnen (Brenner & Preis, 2022). So könnte die Abwehr der psychoanalytischen Gemeinschaft, Schwangerschaft in die Theoriebildungen hineinzudenken, eine, im Sinne Christina von Brauns, hysterische sein:

> »Hysterie ist eine Erscheinung, die mit der Schrift geboren wurde. Sie [die Hysterie] verweigert die Abwendung vom sinnlich Wahrnehmbaren, die jene [die Erfindung der Schrift] ermöglicht und eingeleitet hat. Sie lehnt die Trennung von Geist und Materie ab und versucht, die Abstrakta, in die die Frau, der Körper, die Natur verwandelt wurden, aufzuheben« (2009, S. 17).

In diesem Sinne ist der **Gegenstand** des vorliegenden Textes die Erforschung, Benennung sowie vermehrte Bedeutungsgebung und außerdem das Aufzeigen der Auswirkungen von Schwangerschaft sowohl im Rahmen der psychoanalytischen Arbeit in einer Praxis als schwangere Psychoanalytikerin als auch für ihre Patient_innen, erweiternd auch im psychoanalytischen Verständnis von Körper, Entwicklung und Identität einer Frau (letztlich eines jeden Menschen). Im Rahmen dieser Arbeit wird fast ausschließlich über die Zusammenhänge und Bedingtheiten von Mutter/Frau und Kind/Mädchen reflektiert. Söhne, Männer und Psychoanalytiker kommen eindeutig zu kurz und müssen an anderer Stelle im hier angedachten Zusammenhang erörtert werden. Auch wenn viele der behandelten oder angerissenen Themen natürlich auch Männer betreffen, liegt der Fokus, dem Thema entsprechend, auf Frauen, bzw. Mutter-Tochter-Beziehungen. Da es in diesem Zusammenhang viele Situationen gibt, die (bisher) ausschließlich Frauen betreffen, wird hier die rein weibliche Form, ohne Splitting, verwendet. Ansonsten wurde ein Splitting mit Unterstrich gewählt, um andere Geschlechtsformen (wo sie möglich sind) mitdenkend aufzuzeigen. Im Kontext dieser Arbeit über Schwangerschaft beziehungsweise der schwangeren Psychoanalytikerin und dem weiblichen Körper wird in dieser Arbeit überwiegend verkürzt von Frauen und Männern geschrieben, womit Menschen gemeint sind, die sich bewusst überwiegend mit ihrem körperlichen Geschlecht identifizieren. Damit fallen viele Schattierungen/Varianten/Identitäten weg – und müssen an anderer Stelle genauer und umfassender erforscht werden (es würde den Rahmen dieser Arbeit sprengen).

Angewandte **Methoden** der Arbeit bestehen in Literaturrecherche (Hauptquelle: psychoanalytic electronic publishing, pep.com beziehungsweise psychoanalytischer Literatur), folgender Reflexion, Erörterung und Erweiterung, ein Fallbeispiel aus der eigenen Praxis inkludierend. Diese Arbeit hat im Rahmen des psychotherapiewissenschaftlichen Forschungsparadigmas besonders hinsichtlich des langen Fallbeispiels ein hohes Maß an Subjektivität. Dadurch soll ermöglicht werden, die Zusammenhänge, Verstrickungen und auch die Bedeutungsgebung im Zusammenhang mit meiner Schwangerschaft deutlicher und nachvollziehbarer zu machen. Natürlich kann *eine* Analytikerin und *eine* Patientin nicht vollständig stellvertretend für all das sein, was in einer Analyse mit einer schwangeren Psychoanalytikerin geschehen kann. Jedoch habe ich einerseits vieles von dem, was ich in Bezug auf schwanger-sein erlebt habe, ähnlich in den bisherigen, mir zugänglichen Publikationen wiedergefunden, andererseits wurde mir gerade durch genaue Reflexion der einzelnen Stunden erst deutlich, welche und auf welche Weise Leerstellen in der psychoanalytischen Theorie bestehen. Außerdem ist dieses Thema, wie bereits erwähnt, im deutschsprachigen Raum weitgehend unterrepräsentiert – wenn nicht fast unsichtbar.

Die wohl am weitesten verbreitete Psychoanalyse – und auch die von mir praktizierte – ist die, die sich theoretisch und praktisch aus unterschiedlichen psychoanalytischen Strömungen nährt und formt – was es nochmals schwieriger macht, Begriffe einzugrenzen und anzuwenden (vgl. Heenen-Wolff, 2017). Das bedeutet, dass nicht aus dem Blickwinkel *einer* psychoanalytischen Denkschule geschrieben wurde, trotzdem aber im Bemühen, Begriffe wie Konstrukte möglichst klar zu verwenden. Zusätzlich wurde in diesen Text auch allgemein zugängliche Literatur eingebaut, da sie, wenn diese auf großes gesellschaftliches Interesse stößt, ein aktualisiertes Bedürfnis darstellt – das heißt, etwas, worin sich viele Menschen bezüglich ihrer Wahrnehmungen oder Sehnsüchte wiederfinden können. Daher verstehe ich diese Textart auch als Spiegel einer Zeit, einer Kultur, und habe sie in diesem Sinne vereinzelt eingebaut. Im Sinne von Illouz (2013) oder Katie Gentile (2016): Das, was Individuen in Gesellschaften beschäftigt beziehungsweise von ihnen erkannt oder gesehen wird, verortet sich in Religionen, Politik, Zuschreibungen und es konstituiert Wirklichkeit. Diese Bewertungen finden sich nicht nur im alltäglichen zwischenmenschlichen Leben, sondern auch in Filmen, Romanen, Zeitschriften, in den sozialen Medien ... Geht es nun um den schwangeren Körper, wird besonders deutlich, wie aufgeladen und gleichzeitig tabuisiert der Umgang damit ist.

Als Ziel kann einerseits formuliert werden, dass diese Arbeit die Dynamiken und Abläufe, die durch eine Schwangerschaft hinter der Couch entstehen, sichtbar und damit nachvollziehbarer und in Zusammenhänge gebracht werden sollen. Darüber hinaus wird der Frage nachgegangen, warum Schwangerschaft in der psychoanalytischen Theoriebildung – im deutschsprachigen Raum nach wie vor – erst sehr spät denkbar geworden ist. Und schließlich soll eine Öffnung hin zu einer psychoanalytischen Theoretisierung von Schwangerschaft bewirkt werden, damit Weiblichkeit im psychoanalytischen Verständnis vollständiger denkbar und damit nutzbar wird.

Der Aufbau dieser Arbeit spiegelt auch den Erkenntnisverlauf im weitesten Sinne wider: Im ersten Kapitel *(Die Eine, die zwei wird: Eine Frau ist schwanger)* geht es, ausgehend von einer schwangeren Frau, um Erfahrungen wie auch Dynamiken, durch die sie persönlich – damit ist sie in ihrer Privatheit beziehungsweise als Subjekt gemeint – im Verlauf der neun Monate und danach gehen kann. Folgend, im zweiten Kapitel *(In der Praxis)*, werden Konsequenzen, Bedeutungen und Zusammenhänge erörtert, sowohl für eine schwangere Psychoanalytikerin in ihrer Praxis als auch für ihre Patient_innen. Das anschließende Fallbeispiel im dritten Kapitel *(Frau A.)* soll dies einerseits verdeutlichen wie auch nachvollziehbarer machen: Es stellt einen Auszug einer hochfrequenten Psychoanalyse aus der Zeit dar, als ich selbst schwanger war. Neben klassischen Auszügen aus Stundenprotokollen bzw. Niederschriften zum Verlauf und deren Reflexion, wurde auch eine zusätzliche Ebene aus persönlichen Assoziationen und Gedanken eingezogen, um die Komplexität dieser Situation zu verdeutlichen.

Die Bedeutungen wie auch die Wirksamkeit von Schwangerschaft als Zustand gehen, auch im Zusammenhang mit Psychoanalyse, über die Begebenheiten in einer Praxis mit den dort stattfindenden Dynamiken und Beziehungsmöglichkeiten weit hinaus. Im vierten Kapitel *(Versuch über das Inwendige)* wird beginnend *(KörperZeit)* aufgezeigt, wie historische und kulturelle Einflüsse sich auf ein Frau-Sein in der Gesellschaft und damit auch in psychoanalytischer Gesellschaft ausgewirkt hatten und haben. Frauenkörper und ihre Fähigkeit, schwanger zu sein und zu gebären, lösen fundamentale Dynamiken aus, die sich in ihren konstruktiven Aspekten bisher wenig im bewussten psychoanalytischen Denken verortet haben. Anschließend *(Un|sichtbare Frauen|Körper)* wird vertiefend der Frage nachgegangen, wie und durch welche Mechanismen (zum Beispiel durch Sprachgebrauch) Weiblichkeit in ihrer Potenz und Fähigkeit im psychoanalytischen Denken selbst so lange ausgeklammert werden konnte. Im letzten Teil dieses Kapitels *(Plastizität und Faszination)* wird schließlich der Themenkreis um die sich spezifisch in Raum und Zeit verändernden Frauenkörper – auch auf gesellschaftlicher Ebene – aufgenommen und diskutiert.

Im fünften Kapitel *(Das feminine Prinzip)* beginnt ein Diskurs über notwendige Voraussetzungen wie auch Ideale, was es für eine gelingende weibliche Entwicklung mit lustvollem Zugang zu ihrer Potenz braucht *(Körper sein, Frau werden)*. Im Anschluss wird diese Thematik vertieft *(Körper haben)*, wobei hier der Fokus darauf liegt, was es, psychoanalytisch gedacht, bedeutet, eine Frau zu sein, einen weiblichen Körper zu haben, der schwanger sein kann. Schließlich *(Psychoanalyse bedeutet: Persönliches wird beruflich)* folgt eine Besprechung der Konsequenzen für psychoanalytische Theoriebildung wie Anwendung.

1. Die Eine, die zwei wird: Eine Frau ist schwanger

»[F]or societies reproduction is a necessity – for each woman it is an option.«

(Raphael-Leff, 2015, S. 21)

Um die Veränderungen für eine schwangere Psychoanalytikerin und ihre Patient_innen in der Praxis verstehen zu können, ist es wichtig, die Bedeutungen, Veränderungen und auch Konflikte, die eine schwangere Frau erlebt bzw. erleben kann, aufzuzeigen, da die Arbeit einer Psychoanalytikerin immer persönlich und unmittelbar mit dem eigenen Körper und Geist verwoben ist (Yakeley, 2013). Jede schwangere Psychoanalytikerin ist eben auch eine Frau, die neun Monate schwanger ist. Die Analytikerin, die sich als Mensch ihren Patient_innen zur Verfügung stellt und das Instrument (ihr Körper/Geist), welches sie zum Arbeiten benötigt, überschneiden sich: Eine Frau, ein Körper. Es ist die Macht des Bewusstseins bzw. der Fantasie, mit der die Analytikerin hinter der Couch Privates von Beruflichem trennt.

Jedoch ist Schwangerschaft etwas, das (bisher) unausweichlich in Körpern oder zwischen Körpern geschieht. Der Körper der Psychoanalytikerin ist für die Patient_innen aber im Falle einer Schwangerschaft nicht nur Oberfläche und Ort für Fantasien, sondern wird auch zum Symbol für neues, sich entwickelndes Leben. Schwangerschaft als Lebensereignis ist an und für sich Teil des Lebenszyklus' für die meisten Frauen – trotzdem ist es auch eine besondere Zeit mit speziellen zu bewältigenden Aufgaben und bewirkt bzw. ist Veränderung (Raphael-Leff, 2015). Für eine Analytikerin gilt dies in zweifacher Hinsicht: Auch wenn ihr Privates auf spezifische Weise außerhalb des Behandlungsraumes bleiben soll, so haben die Sichtbarkeit der Schwangerschaft, die vielleicht neue oder sich erweiternde Rolle als Mutter, wie auch die möglichen inneren Verschiebungen mit hoher Wahrscheinlichkeit Auswirkungen auf ihr Sein und Wirken als Analytikerin (Etchegoyen, 1993). Die Frage nach dem freien Willen in Bezug zum Schwanger-Werden, versteht Abelin-Sas (1992) als eine hoch komplexe Frage, da sich viele Muster und Dynamiken – wenn unbearbeitet – wiederholen, und das über viele Generationen hinweg.

Besonders die erste Schwangerschaft ist, wie Pines (1990) betont, meist einer der Höhe- oder Wendepunkte beim Ankommen in einer eigenen weiblichen Identität[2]. Es ist auch ein Ereignis, das den Körper der Frau, den Körper der Psychoanalytikerin, den Bezug zum eigenen inneren Körper bewusst(er) macht (Birksted-Breen, 2012). Dieses Bewusstsein scheint mit vielen Widerständen und Konflikten behaftet zu sein, denn Schwangerschaft ist damit auch das Ereignis, das *einen* Unterschied zwischen Frauen und Männern sichtbar macht. Bisher in der Menschheitsgeschichte haben nur Frauen Babys in sich wachsen und reifen lassen können. Und auch wenn, wie schon lange bekannt – und um wieder die scheinbar getrennten Ebenen der Soma-Psyche zu wechseln, weniger Unterschiede zwischen einzelnen Frauen und Männern bezüglich Persönlichkeitseigenschaften bestehen als jeweils zwischen Frauen oder Männern innerhalb der biologischen Gruppen, so ist es bisher das Privileg und die Last der Frau/des Frauenkörpers, unsere Art zu gebären.

Im Zusammenhang mit psychoanalytischen Theorien (die sich doch vorgenommen haben zu verstehen, im philosophischen Sinne *zu sehen, sichtbar zu machen)*, betont Balsam (2012) jedoch, dass Frauen zwar schon seit den Anfängen als Protagonistinnen in analytischen Texten im Mittelpunkt standen, der weibliche Körper (mit Ausnahme der Geschlechtsorgane) jedoch trotzdem wenig Beachtung in der Psychoanalyse fand bzw. findet.

Dabei wurde das Körperliche insbesondere im Zusammenhang mit Mutter-Sein bzw. Mutter-Werden von Anfang an im psychoanalytischen Denken thematisiert. So ist es insofern beachtlich, dass in der psychoanalytischen Diskussion, jetzt, über 100 Jahre später, nach wie vor wenig geklärt scheint, wo inneres bzw. äußeres Erleben im Zusammenhang mit dem Körper, speziell mit dem schwangeren Körper, angesiedelt wird (Birksted-Breen, 2012). Bereits Margarethe Hilferding plädierte im Januar 1911 in Wien, wohl in der Sprache und Grundhaltung ihrer Zeit, dafür, dass es keine angeborene Mutterliebe gäbe – sie könne aber durch die körperliche (!) Beschäftigung der Mutter mit sich selbst bzw. mit dem Kind entstehen und wachsen (Balsam, 2013, 2003b). Als erste weibliche Psychoanalytikerin der Historie sprach sie in ihrem Eröffnungsvortrag in der Mittwochs-

2 Selbstverständlich haben Mädchen oder Frauen auch Fantasien zu ihrem körperlichen Selbst, die nichts mit Schwangerschaft, Mutterschaft etc. zu tun haben – auch nicht haben muss, um sich als Frau vollständig zu fühlen.

gesellschaft »Zur Grundlage der Mutterliebe« und stellte damit einen Zusammenhang mit Mutter-Sein und Körperlichkeit her.

Ferner wird in der Psychoanalyse zwar mittlerweile schon länger sehr viel über »die Mutter« und ihre Bedeutsamkeit geschrieben, allerdings überwiegend als Objekt, das aufgrund der eigenen Mangelhaftigkeit verschiedenste (meist eher negative) Auswirkungen auf ihr Kind hat. Jedoch wird die Mutter als Subjekt mit eigenen Wünschen, Bedürfnissen oder Entwicklungsschritten, die anderen Subjekten begegnet (Parker, 2010), nach wie vor nur sehr selten gedacht.

Sie aber ist Subjekt. Schon als Kind hat sie Erfahrungen gemacht, die sie und ihr Sein in einen nach innen wie nach außen verweisenden Rahmen betten. Somit sind Dynamiken und Konflikte, d. h. wie eine Frau mit sich/ihrem Körper bzw. ihrer Schwangerschaft, ihrem Kind in ihrem Inneren umgehen wird, abhängig von den unterschiedlichen Mythen, Erlebnissen und auch Entscheidungen, die sie erfahren hat – und was davon, ihr bewusst, d. h. zugänglich ist. Wie Mädchen (und Buben) Mutter-Körper oder Schwangerschaft mit Worten belegen, verinnerlichen und mentalisieren, hat Auswirkungen darauf, wie sie als Erwachsene sich, andere bzw. die Welt um sie herum wahrnehmen. Balsam (2012) merkt diesbezüglich an, dass durch den biologischen Zusammenhang von Sexualität und auch Fortpflanzung mit Körpern sowie Körperteilen, diese schon von Kindesalter an mit Bedeutungen aufgeladen werden, die die familiären Beziehungen widerspiegeln. Das bedeutet, dass gerade Mutter-Tochter-Themen wie z. B. mütterliche Aufträge oder den eigenen, weiblichen Körper als Waffe zur Freiheit einzusetzen, um aus der Ursprungsfamilie zu entkommen, wie auch Bilder vom Frau-Sein, Sexualität, Schwangerschaft, Gebären und Kinderkriegen für eine schwangere Frau hoch wahrscheinlich aufgeworfen oder reaktiviert werden (Balsam, 1996; Raphael-Leff, 1996).

Aus eben diesen genannten Gründen erscheint es wichtig, im Folgenden der schwangeren Frau und den Prozessen bzw. Dynamiken und Konflikten, die diesem Zustand innewohnen, Raum zu geben.

1.1 Die Krise (in) der werdenden Mutter

Die erste Schwangerschaft ist eine Schwelle zu einer der intensivsten Veränderungen im Leben einer Frau. Erik H. Eriksons (1966) berühmten Worten folgend, lösen sich innerpsychische Entwicklungsschritte krisenhaft ab. Auch bei lebensgeschichtlichen Ereignissen kann krisenhaftes Übergehen angenommen werden, womit naheliegt, dass auch in dieser Erweiterung von Frau zur Frau/Mutter Krisen inhärent sind.

Raphael-Leff (2004) verweist auf spezifische Ängste bei Frauen im Zusammenhang mit Schwangerschaft: vor den veränderten (körperlichen) Formen, davor, die Beherrschung oder Kontrolle – ob von innen oder außen – zu verlieren, Ängste rund um das Nähren und Schützen des Embryos, Ängste, die unausweichlichen Transformationen betreffend (Körperflüssigkeiten in Milch, Fantasien in Realität, von Tochter zu Mutter werden etc. ...) und schließlich auch Ängste vor Verlust (Angst, das Ungeborene zu verlieren, vor Krankheiten, aber auch vor dem Gebären bzw. der Geburtssituation selbst) können entstehen. Diese Ängste nähren sich neben den bewussten Inhalten auch von unbewussten Dynamiken und erzählen in den Träumen der Schwangeren darüber, was diese Frauen »in anderen Umständen« bewegt.

Solche Träume scheinen weltweit ähnliche Narrative zu haben (Pines, 1990). Gemäß Pines (1990) zeigen sich besonders körperliche Veränderungen deutlich in Träumen von Frauen. Raphael-Leff (1993) berichtet hierzu, dass diese Träume oft kreative und elementare Gegensätze beinhalten wie z. B. Frau-Mann, Geburt-Tod, Ordnung-Chaos. Viele Träume drehen sich um das weibliche Mysterium der Fruchtbarkeit und Geburt, um die Neubewertung der Identität, ödipale Themen wie Inklusion, Exklusion oder Rivalität, oder um das fantasierte Baby. Ablon (1994) beschreibt zudem Hilflosigkeit, Abhängigkeit, Kontrollverlust, oder die Auseinandersetzung mit der irreversiblen Veränderung, die eine Schwangerschaft bedeutet. Als ein häufiger Angsttraum von schwangeren Frauen wird beschrieben, ein abnormes Wesen oder ein Monster zu gebären (Almond, 2010). Die Verwobenheit von Zeit und Raum wird in dieser Traumart sichtbar, da gemäß Almond (2010) wie auch Langer (1988) hier eine an die eigene Mutter gerichtete Fantasie bzw. ein Begehren, ein Wunsch sichtbar wird, die die Frauen in ihrer eigenen Kindheit an ihre eigenen Mütter gerichtet hatten und bei denen sie sich selbst wie Monster vorkamen oder rückwirkend vorkommen.

Schwangerschaft ist in der Auseinandersetzung mit der mütterlichen Rolle ein dreigenerationales Ereignis: Großmutter – (werdende) Mutter – Tochter/Sohn (Rozmarin, 2012). Neben der Auseinandersetzung mit dem Ungeborenen erleben Frauen ihre erste Schwangerschaft häufig als den Beginn eines besonders bedeutsamen Kapitels bezüglich ihrer Identifikation mit der Mutter bzw. fließen diese beiden bedeutsamen Anderen in ihren Fantasien zum Teil ineinander über: Schwangere Frauen entwickeln intensive und komplexe Gefühle durch oder in dem Zustand der Schwangerschaft bzw. gegenüber dem Fötus: Einerseits antizipierend in die Zukunft (Mutter sein), andererseits erinnernd in die Vergangenheit (Mutter haben). Frauen, die schwanger sind, können das primäre Eins-Sein mit der eigenen Mutter nun sekundär im eigenen Schwanger-Sein erleben und folglich eine gleichwertige Position als sexuelles und lebenspendendes Wesen erreichen (Pines, 1972). Parker (2010) betont diesbezüglich, dass die meisten Frauen davon ausgehen, dass ihre Mütter sie prägten bzw. Einfluss auf sie haben. Schwangerschaft kann damit auch als normale oder integrative (Wachstums-)Krise des Mutterwerdens verstanden werden (Imber, 1990; Kestenberg, 1976; Lax, 1969; Bibring, 1959), da das Wiedereintauchen in eigene frühe Entwicklungsthemen oder -erfahrungen nach Diamond (1992) fast unvermeidlich geschieht. Es ist somit sehr wahrscheinlich, dass im Verlauf einer Schwangerschaft ambivalente Gefühle speziell gegenüber der jeweils eigenen Mutter von Neuem angeheizt werden und somit ein Bedarf eines (erneuten) Durcharbeitens des eigenen Mutterbildes entstehen kann (Balsam, 1996; Diamond, 1992). Hierbei können frühe Identifikationen und ungelöste Konflikte im Zusammenhang mit Bindungen, Körper, Frau- bzw. Mutter-Sein aktiviert oder reaktiviert werden. Eine Mutterschaft einzugehen bedeutet Rozmarin (2012) zufolge auch eine Zeugenschaft. Sie ist immanenter Aspekt von mütterlicher Subjektivität. Andererseits bedeutet mütterliche Subjektivität ein Verantwortlich-Sein wie auch Rechenschaft ablegen müssen.

Ein erwartetes Kind steht für eine offene Zukunft: Gedanken, Einstellungen oder Erfahrungen rund ums Kind haben, bzw. um Elternschaft werden aktiviert. Vielleicht ist auch schon die Erkenntnis greifbarer, dass vieles anders wird – ohne genau zu wissen, wie es sein wird. Die werdende Mutter bzw. die werdenden Eltern entwickeln identifikatorische Vorstellungen, wie es ist (wie es war) im Uterus zu schwimmen oder bio-soziale Nachrichten zu erhalten oder den wachsenden Raum auszufüllen. Auch Überlegungen darüber, wie es ist/war, mehr und mehr hörend, sehend, schluckend oder taktil aktiv zu sein, können entstehen. Und natürlich auch darüber, welcher Mensch hier entsteht, mit welchen Begabungen, Interessen, Eigenschaften. Das Ungeborene wird mit all dem beladen, was sich die werdende Mutter für ihr Kind erhofft hat – jedoch auch mit all dem, was sie befürchtet (Raphael-Leff, 1993). Schwangerschaft ist also oft schon vor der Manifestierung, spätestens während dieser Zeit, etwas, das mit Bedeutungen aufgeladen, mit Wünschen verziert und von Ängsten gesäumt ist, wodurch sich mit hoher Wahrscheinlichkeit widersprüchliche Gefühle auftun und verstärkt werden.

Naher Kontakt mit einem un- wie neu geborenen Baby aktiviert oft eine tiefe unbewusste Form des psychosomatischen Verstehens, da es frühe Körperfantasien reaktiviert, besonders auch über das Körperinnere – also auch über den Fötus (Kestenberg, 1968). Für manche Frauen erzeugt die verstärkte Verbindung von Psyche und Soma, die eine Schwangerschaft bewirkt, innere Spannung. Sie müssen daher z. B. mit Schwangerschaftsgelüsten (wie z. B. Gelüste auf bestimmte Lebensmittel, mehr Lust auf Sexualität), Hunger, Übelkeit, Schlaflosigkeit, Verstopfungen, Blutungen etc. oder dem Fötus an sich, umgehen. Die neuen Zustände können als Angst erzeugend oder als Kontrollverlust erlebt werden. Der sich verändernde Körper kann auch als Anzeige für die vergehende Zeit für Mutter wie Kind verstanden werden. Wichtig sind hier die emotionalen Interpretationen, auch wenn unklar sein kann, ob das Erleben mehr körperlich oder psychisch basiert ist. In diesem Zusammenhang betont Orbach (2012), dass die Körperfeindlichkeit insgesamt bei Frauen zunimmt wie auch das Losgelöst-Sein von der eigenen Körperlichkeit. Schwangerschaft und Geburt konfrontieren aber auf eine fundamentale Weise mit den Fragen von Veränderung und Erhaltung ihres Körpers. Während einer Schwangerschaft, betont Raphael-Leff (1993), ist der eigene Körper überpräsent.

Jedoch nicht nur in einer Schwangeren geschehen psychische und physische Veränderungen. Schon in den wenigen Wochen, in denen die Frau üblicherweise bewusst noch nicht weiß (anders als bei künstlicher Befruchtung), dass sie schwanger ist, können sich schon durch unbewusste Signale der Schwangeren im Privat- wie Berufsleben Auswirkungen zeigen. Sowohl private Bezugspersonen wie auch Menschen aus dem Arbeitsumfeld, im gegenständlichen Fall also z. B. Patient_innen, können auf diese noch feine, aber starke Veränderung reagieren und tun dies auch (Fenster, Phillips & Rapoport, 1986). Vor allem aber später löst die Gestalt einer Frau, die sichtbar schwanger ist, Reaktionen aus. Viele schwangere Frauen berichten von intensiven Erlebnissen: Fragen, Hilfsbereitschaft und Unterstützung von Fremden – aber auch von (ungefragtem) Berührt-Werden (z. B. Streicheln des Bauches), bis hin zu Beschimpfungen und ungebeten erzählten Geschichten von Schwangerschaften oder Geburten, die riskant waren oder schlecht ausgingen (persönliche Beobachtung GH). Das ikonische Bild einer schwangeren Frau scheint also neben beschützenden Reaktionen auch verschiedenste Aggressionen zu triggern, die besonders stark im Zusammenhang mit Sexualität, Mütterlichem oder Macht stehen (Kristeva, 1982).

Außerdem lösen in den jeweiligen Ursprungsfamilien Schwangerschaften diverse Reaktionen aus: Alte unbewusste oder bisher verdrängte Rivalitäten, Hoffnungen, Erwartungen etc. können (wieder) aufbrechen und wirken auf die schwangere Frau zurück. Familien bzw. die Eltern der werdenden Eltern können von stützend bis belastend erlebt werden und zusätzlich den Fötus selbst schon sehr früh mit Aufgaben, Bedeutungen und Fantasien belegen, die gegebenenfalls mit den eigenen Themen der Schwangeren interagieren (Raphael-Leff, 2015; Balsam, 1996; Raphael-Leff, 1993; Trad, 1990).

Die typische Reifungskrise während einer Schwangerschaft beinhaltet also die Lockerung der Abwehr der werdenden Mutter sowie Regression in frühere prägenitale (also dyadische) Beziehungsmuster sowie der Aktivierung inner-genitaler Erfahrungen und ferner Vertiefungen bzw. Verstrickungen mit den jeweils assoziierten Wünschen, Fantasien, Ängsten und Abwehrmechanismen, getriggert von Innen wie Außen (Diamond, 1992; Kestenberg, 1968). »Moreover«, schreibt Rose (2019), »a baby reactivates his parents' unprosessed infantile conflicts and becomes a target of their unconscious transferences« (S. 41). Nach Raphael-Leff (2015) zeigen 50 % der westlichen Mütter und 20 % der Väter weitverbreitete postnatale Beeinträchtigungen während der ersten Monate eines Neugeborenen.

Viele Frauen durchleben dadurch (wie auch durch die physiologischen Veränderungen) während einer Schwangerschaft an nur einem Tag sehr unterschiedliche, wenn nicht gegensätzliche oder verwirrende Gefühle: von Wut über Freude und Euphorie zur Angst bis hin zur Langeweile. Diese Gefühle können von unterschiedlichen Fantasien/inneren Bildern bedingt sein bzw. sie verursachen oder verstärken (Lange, 2011). Neben dieser Achterbahn der Emotionen entwickeln sich auch konstantere Gefühle: meist im Zusammenhang mit der Bindung/Liebe zum Ungeborenen, der neuen oder sich erweiternden Rolle als Mutter, als Frau, Partnerin, Tochter etc. …

Im psychoanalytischen Diskurs wenig besprochen, jedoch von Kestenberg erstmals bereits 1956 (weiterhin 1976 sowie 1982) formuliert, wird in diesem Zusammenhang die sogenannte präödipale maternale genitale Phase als Vorbote entlang der Entwicklungslinie zur Elternschaft bedeutsam. Damit bezeichnet sie eine Phase, die zwischen der analen und genitalen Phase (zweieinhalb bis vier Jahre) bei Mädchen wie Buben gelegen ist.

Die in dieser Phase charakteristischen Repräsentationen wie Halten, sich Kümmern, auch Gehen lassen, kommen in den Fokus der Wahrnehmung rund um die inneren Genitalien (die Anales, Urethrales und Genitales einschließen – und so eben auch Buben betreffen können): Kinder, egal welchen Geschlechts, spielen das Schwanger-Sein.

Ist eine Frau schwanger, können versunkene Erfahrungen dieser Spiele auch durch die körperlichen Veränderungen, die sie durchlebt, wiederbelebt werden. Die vermehrte Blutbildung während dieser Zeit, bewirkt, dass auch der genitale Bereich stärker durchblutet wird. Damit wird er spürbarer und rückt so mehr in einen Aufmerksamkeitsbereich. In der Verstrickung von Körper und Psyche werden auch damit kindliche Zuschreibungen von Mutterschaft und Sexualität (re-)aktiviert. Besonders Frauen mit früh gestörten Mutter-Kind-Beziehungen neigen jedoch nach Stern (1991) dazu, gestörte oder negative mütterliche Repräsentationen beizubehalten. Gab es zu wenig Möglichkeit einer persönlichen Aufarbeitung, besteht insgesamt eine erhöhte Gefahr, in einem rigideren Mutterbild verhaftet zu bleiben (Raphael-Leff, 1993). Hier kann es neben der normalen Reifungskrise auch zu Belastungen mit starkem Leidensdruck kommen. In diesem Zusammenhang können Schwangere zusätzlich zur normalen Reifungskrise auch verschiedene, häufig schmerzvolle oder belastende Fantasien bezüglich des Kindes oder ihres Mutter-Seins entwickeln, die sich auf die Einschätzungen und Bewertungen der Schwangerschaft und späteren Mutterschaft auswirken.

Häufig werden bedrohliche/verfolgende und/oder idealisierende Fantasien entwickelt wie z. B., dass durch die eigene Mutterschaft all die Verletzungen oder das Zu-kurz-gekommen-Sein, das selbst erlebt wurde, geheilt werden. Andere werdende Mütter beschreiben wiederum Fantasien vom Bestraft-Sein und Gequält-Werden bezüglich ihrer Schwangerschaft. Fantasien in Verbindung mit Vernichtung können bedeuten, dass innere Szenarien bezüglich des Ungeborenen entstehen, das den Körper/die Mutter durch die wachstumsbedingte Bedürftigkeit bzw. umgekehrt vernichtet: »der Mutter/Körper vernichtet den Embryo durch Handlungen und/oder Zuschreibungen« (Simon, 2013). Mütter, »die diesen inneren Belastungen ausgesetzt sind, tun sich häufig schwer, die/den Verfolger« in ihren Fantasien, bzw. manchmal auch Handlungen, nicht zu attackieren bzw. können diese zu Ängsten führen, durch ihre destruktiven Impulse dem Baby Schaden zuzufügen. Hierzu passend können sich auch Fantasien zum Thema Verschlungen-Sein oder Gewesen-Sein manifestieren. Hierbei verweisen die inneren Bilder mehr auf eine Macht/Abhängigkeitsdramatik bzw. -sehnsucht. Beide Themenkreise können im Sinne Melanie Kleins als verfolgende Schuld (»da ist ein böses Baby«) oder depressive Schuld (»ich bin eine böse Mutter«) interpretiert werden. Folglich können werdende Mütter auf Elemente des Hasses in ihrer mütterlichen Ambivalenz mit einem Gefühl des Verlustes eines guten internalisierten Objektes reagieren (Parker, 2010).

1.2 Ambivalenz

> »There is the tradition that women nurture others, and when trying to reach this ideal, women may find themselves feeling empty and exhausted.«
>
> *(Goodman, 2019, S. 85)*

Empfangene Realität, also eine befruchtete Eizelle, obwohl sie noch nicht begreifbar ist, hat bereits gewichtige Bedeutungen. Das gerade Gewordene wird sofort (wenn nicht schon davor) mit Fantasien behaftet. Selbst eine sehnlich erwartete Empfängnis ist folgend höchstwahrscheinlich auch mit Ambivalenz belegt, führt Raphael-Leff (1993) aus, da die Freude über das Neue schließlich auch den Verlust des Alten bedeutet. Nicht selten gibt es schon lange vor der Manifestierung einer Schwangerschaft in potenziellen bzw. werdenden Müttern (und Vätern) Fantasien, Erwartungen und Befürchtungen zu dem kommenden Kind. Ab dem Moment der Möglichkeit einer Schwangerschaft bzw. einen entstehenden Menschen in sich verstärken sich häufig Gefühle und Fantasien hierzu deutlich (Trad, 1990). Zusätzlich gibt es Widersprüchlichkeiten in den – sich oft wandelnden – Vorschriften, wie eine »perfekte Mutter« zu sein und handeln hat. Zudem besteht auch das Ideal des intuitiven Instinktes, der heißt: »Mutter weiß es am besten«. Der Versuch von Frauen, diesem unrealistischen und unsteten Ideal, diesem Perfektionismus, trotzdem zu entsprechen, zeigt sich u. a. im Bestreben bzw. erlebtem Druck vieler Frauen, eine »perfekte Schwangere/Mutter« zu sein bzw. sein zu sollen – und sich von jeweiligen Strömungen von Meinungen und Richtlinien verwirren oder leiten lassen (Parker, 2010; Leira & Krips, 1993).

Parker (2010) schlägt vor, die sich immer wieder ändernden und widersprüchlichen Vorschreibungen/Regeln für eine »perfekte« Mutter als eine Manifestation eines darunterliegenden Bewusstseins der imperfekten Impulse zu verstehen. Diese imperfekten Impulse werden durch Konflikte aktiviert, die durch letztlich normale mütterliche Ambivalenzen entstehen, die aber aufgrund der Bedrohlichkeit abgewehrt werden müssen. Jedoch: Es gibt kaum ein Entrinnen. Ob im Geburtsvorbereitungskurs, in Zeitschriften, Fernsehen, Internet oder später beim Babyschwimmen: Mütter beobachten andere Mütter, um Entlastung und Entschuldigung zu finden für ihre mütterlichen Emotionen. Es fällt schwer, durch die dominante kulturell überidealisierte Darstellung von Mutterschaft eben jene Entlastungen bzw. Entschuldigungen auch zu akzeptieren. Im vorherrschenden Bild soll eine Mutter nach wie vor in ihrer Omnipotenz perfekt sein. Dies bedeutet aber gleichzeitig auch, dass ein unerreichbares Modell von Mutterschaft als Norm angesehen wird, das laut Parker (2010) häufig von Müttern als schmerzlich und unvergebbar im Nicht-Gelingen der Umsetzung wahrgenommen wird. Auch Goodmann (2019) betont: »Women can feel terrible guilt and shame at not being able to do it all, including being beautiful, sexy, and happy at all times« (S. 85).

Außerdem gilt es zu beachten, dass Dank der enormen Fortschritte der biomedizinischen Technik im Bereich der Pränataldiagnostik Schwangere die Möglichkeit haben, schon sehr früh viele Informationen über den Fötus zu bekommen. Das bedeutet, die eigenen bewussten wie unbewussten Fantasien vermischen sich mit Informationen, die eine Schwangere zwar konkret betreffen, die sie aber nicht selbst hergestellt hat, das heißt sie muss sich auf technische wie medizinische Systeme verlassen. Immer rascher wird von der Wissenschaft erwartet, Empfehlungen bei der Lösung gesellschaftlicher sowie im Falle einer Schwangerschaft persönlicher Probleme/Fragen zu geben (Leuzinger-Bohleber et al., 2009). Im Zusammenhang mit einer Frau in anderen Umständen kann das bedeuten, dass sie einerseits schon sehr früh gewichtige Entscheidungen – manchmal über Leben oder Tod – treffen muss. Dies wird von den Frauen bzw. Eltern häufig als Überforderung bzw. traumatisierend erlebt. Der enorme Wissenszuwachs, zusätzlich zur eigenen Intuition, verstärkt die Komplexität der Situation. Dies erhöht die Schwierigkeit, eine »richtige Entscheidung« zu treffen. So ist nachvollziehbar, dass diese Bewegung hin zur Technik einerseits entlastet und Sicherheit gibt, aber andererseits die eigene Kompetenz, schwanger/Mutter zu sein, auch infrage stellt und eine weitere Quelle von diffuser Angst und Unsicherheit sein kann (Leuzinger-Bohleber et al., 2009).

Wir leben in einer Kultur, in der nach wie vor weitestgehend Mütter die Erziehungs- wie auch Bindungsaufgaben übernehmen. Da scheint es naheliegend, dass Mutter an allem Schuld ist, genauer: ihr die Schuld zugeschoben wird – sie wird zu einem Abjekt (Kristeva, 1982). Dieses »Motherblaming« fördert jedoch nachvollziehbarer Weise in einer (werdenden) Mutter Gefühle der Ambivalenz, zeigt es einer Frau als Mutter doch das Gefühl, mächtig und ohnmächtig gleichzeitig zu sein (Wade & Yaron-Field, 2014; Parker, 2010). Diese paradoxe Dialektik von Macht und Machtlosigkeit ist so wirksam, dass sie unter Umständen Mutterschaft sogar schon vor dem Moment der Befruchtung determinieren. So kann eine Frau z. B. fantasieren, dass sie durch ein Kind unsterblich wird, gleichzeitig wird dieses Kind sie mit einer sehr hohen Wahrscheinlichkeit jedoch faktisch überleben. Ein Kind zu bekommen kann darüber hinaus mit der Fantasie verbunden sein, erwachsen zu werden, den Status der Tochter zu verlassen; gleichzeitig erlebt eine schwangere Frau die verstärkte Abhängigkeit von Anderen und verkantet sich so scheinbar wieder mit der abgelegt geglaubten töchterlichen Rolle (Parker, 2010).

Die tiefste Wurzel für mütterliche Schuldgefühle liegt in der grundlegenden Erfahrung wie Handhabung von Ambivalenz: die eigentlich normale Erfahrung, die Kinder zu lieben – und zu hassen (Parker, 2010). Diese widersprüchlichen Gefühle können schon in der Schwangerschaft auftreten und unter Umständen zu so großen inneren Spannungen führen, dass die werdende Mutter gar nicht zwischen sich und dem Kind unterscheiden möchte, um diesen Ambivalenzen zu entgehen (Sheehy, 2012). Das Ungeborene kann, gemäß Parker (2010), in der Übertragung als das eigene mütterliche Über-Ich erlebt werden. Dann wird das Baby im Bauch ein Signifikat dafür, wie die werdende Mutter sein soll. Normale ambivalente Gefühle, vor allem auch abweisende oder zurückweisende Gefühle gegenüber ihrem werdenden Kind, können diese Übertragungen bedrohlich werden lassen. Almond (2010) bemerkt außerdem, dass manch werdende Mutter fürchtet, so etwas wie ein Monster im Sinne einer übertragenen Verdinglichung der eignen monströsen Gefühle in sich zu tragen oder aber dem Fötus Schmerz zuzufügen über ihren Mutter-/Frauenkörper. Eine andere Fantasie, die sich bemerkbar machen kann, ist, dass die Schwangere etwas Wertvolles von der eigenen Mutter gestohlen hat. Sie fürchtet dann häufig die neidige Zerstörung ihrer eigenen Schwangerschaft durch die Kontrolle oder Übernahme/Vereinnahmung der Mutterimago. Interessanterweise betont Parker (2010) in diesem Zusammenhang zudem, dass in Verlustängsten die Koexistenz von Liebe und Hass innewohnt und beschreibt, dass Verlustängste Gefühle der Liebe fördern – und sich gleichzeitig paradoxerweise das Vertrauen in diese Gefühle reduziert. Dies wiederum führt eine Mutter (un-)bewusst zu der Angst, dass ihr Hass ihrem Kind unwiderruflichen Schaden zufügt – und sie dann in der Folge für diese Zerstörung und auch das zukünftige Überleben des Kindes verantwortlich ist. Verständlicherweise löst das Gefühl von Schuld bzw. sich oder andere streng oder bestrafend zu behandeln üblicherweise viele Abwehrmechanismen aus. Es besteht die Gefahr, dass – anstatt dass Schuldgefühle zu Reue, Trauer und Wiedergutmachung führen – paranoide und manische Abwehrmechanismen aktiviert werden können. Leugnung, Idealisierung, Spaltung und Kontrolle können vom Ich aktiviert werden und die Auseinandersetzung mit den verschiedenen inneren Prozessen erschweren (ebd.).

Vor allem in der ersten Schwangerschaft findet ein Perspektivenwechsel statt: vom Mutter-Haben hin zum Mutter-Sein und -Haben. So entstehende mütterliche Ambivalenzen können Frauen einen Riss zwischen Ich und Ich-Ideal deutlich aufzeigen, entstehen lassen oder wieder aktivieren (Parker, 2010). Das Ich-Ideal bildet sich jedoch bekanntlich über Internalisierungen der inspirierenden, anregenden Aspekte der elterlichen Funktionen. Das ist in diesem Zusammenhang nicht nur angenehm, da in westlichen Kulturen eine starke psychische Abwehr gegen das Anerkennen von Ambivalenzen besteht, die ihren Ursprung in »der Mutter« haben (ebd.). Mütterlichkeit kann für Schwangere neben potenten und liebevollen Gefühlen auch kontrollierend und konkurrierend empfunden werden und so das Bedürfnis nach Schutz erhöhen. Die Mutter/schwangere Frau kann als ultimativ haltend oder als große verschlingende Gefahr erlebt werden bzw. als sehr mächtig, womit sie einen lieben und fallen lassen kann (Barwinski-Fäh, 1992). Dieses Tabu bzw. diese Abwehr der mütterlichen Ambivalenzen beugt sich sowohl den kulturellen Repräsentanzen von »Mutter« als auch den sozialen Arrangements der Mutterschaft (Parker, 2010; Braun, 2009; Rohde-Dachser et al., 1993). Die Idealisierung, bzw. die fordernde Erwartung, dass eine Mutter-Kind-Beziehung die Frau in ihren Wünschen nach Bindung, Beziehung und Selbstverwirklichung befriedigt oder die Sehnsucht nach Vereinigung sättigt, ist tief und aggressiv in unserer westlichen Kultur verankert (Parker, 2010; Leira & Krips, 1993).

Unter der Prämisse, dass werdende Mütter ihre ungeborenen Kinder auch lieben und im Zusammenhang mit den eben beschriebenen persönlichen wie gesellschaftlichen Dynamiken, wird nachvollziehbar, warum Winnicotts (1958) berühmter Begriff einer ausreichend guten Mutter – wenn dieser auch mehr im Bezug zu dem, was ein Kind benötigt und weniger für eine Mutter als Subjekt formuliert wurde – sich so verankert hat: Er entlastet sowohl das Kind (die Mutter ist vielleicht doch nicht so alleinbestimmend) als auch die Mutter (sie darf Fehler machen). »Nur« eine ausreichend gute Mutter sein zu müssen, kann Schuldgefühle abschwächen und damit das Loslassen bzw. Akzeptieren von Ambivalenz erleichtern. Wenn es möglich wird, diese aus vielen Quellen gespeiste, jedoch eigentlich normale Ambivalenz zu akzeptieren, wenn erlebt wird, dass diese widerstreitenden Begehrlichkeiten aushaltbar sind, tritt üblicherweise eine deutliche Entspannung und Erleichterung in der Schwangeren bzw. Mutter ein. Dann wird es möglich, einen anderen wichtigen Aspekt der mütterlichen Ambivalenzen wahrzunehmen: Die widersprüchlichen Gefühle in der Mutter sind ein wichtiger Teil des Separations-Individuations-Prozesses. Ambivalenz verursacht einen Kreislauf der Leidenschaft zwischen Mutter und Kind, sie kann z. B. helfen, Nähe und Distanz zu regulieren. Damit ist Ambivalenz viel mehr als »nur« ein unerwünschter Nebeneffekt, sondern letztlich ein wichtiges Werkzeug, das bewusst machen kann, was entlang der Entwicklungslinien von Mutter und Kind gerade passiert oder gebraucht wird (Parker, 2010).

1.3 Verknüpfungen

Schwangerschaft dauert nur einen relativ kurzen Zeitraum, jedoch geschehen viele nachhaltig andauernden Veränderungen. Während einer Schwangerschaft werden zum Beispiel allgemein gültige Annahmen, wie die von getrennten Körpern, ein Stück weit aufgehoben. Im Folgenden werden unterschiedliche Phasen bzw. mögliche Entwicklungsverläufe in einer schwangeren Frau bzw. Varianten des Beziehungsaufbaues im Zusammenhang mit dem Zustand der Schwangerschaft an sich, also die Frau, ihr Körper und ihre Gefühle zum Ungeborenen selbst dargestellt, die als spezifisch zu verstehen sind.

1.3.1 Fusion

Während einer Schwangerschaft durchläuft eine Frau laut Raphael-Leff (2015, 2004, 1993, 1982) unterschiedliche Dynamiken im Bezug darauf, wie und auf welche Weise sie sich mit ihrer Schwangerschaft bzw. ihrem

Kind verbunden fühlt. Die Art der Verbundenheit ist neben verinnerlichten, fantasierten Bildern/Bedeutungen auch stark körperlich bedingt. Zu Beginn einer Schwangerschaft ist der Embryo, wenn, dann nur indirekt spürbar (ein Ziehen im Unterleib, ein strahlender Teint, ausbleibende Menstruation, Übelkeit, Müdigkeit, …). So besteht in diesen ersten Tagen oder Wochen einer Schwangerschaft meist, neben der realen körperlichen, häufig auch eine emotionale Fusion zwischen Mutter und Fötus. Besonders in diesen Zeiten kommt es zu Synthesen von realem und fantasiertem Objekt oder zu Verschmelzungsfantasien der Schwangeren. Noch gibt es physisch keinen oder wenig Unterschied zwischen Mutter und Kind (Raphael-Leff, 1982). Es kann vorkommen, dass die werdende Mutter ihr Eins-Sein idealisiert. Dies weist häufig, gemäß Parker (2010), auf Tendenzen in der Schwangeren hin, ihre eigene verinnerlichte Mutter als entweder überwiegend gut oder böse zu fantasieren sowie die daraus folgende Schwierigkeit, beides gleichzeitig zu fühlen. Wenn eine Schwangere dann zusätzlich ihre neuen und üblicherweise starken Gefühle als nicht akzeptabel bewertet, so kann dies bereits sehr früh zu Gefühlen der Hilfslosigkeit führen. Parker (2010) betont diesbezüglich außerdem, dass diese Hilflosigkeit in Verbindung mit der Schwierigkeit bis Unmöglichkeit steht, aggressive Impulse in kreative Fürsorge und Aufmerksamkeit für das Kind – und ebenso wichtig: auch für sich zu verwandeln. Wird die Fusion mit dem Fötus allerdings als allzu mächtig erlebt, können schwangere Frauen dadurch in dieser ersten Zeit auch Ängste entwickeln, sich selbst zu verlieren. In diesem Zusammenhang fürchten sie häufig, zusätzlich mit dem Verlust des Kindes bestraft zu werden, wenn sie Eins-Sein und Verschmolzenheit widerstehen (Parker, 2010; Raphael-Leff, 1993).

Die Sehnsucht nach orgasmischer Fusion oder des Sich-ineinander-Verlierens ist nach Raphael-Leff (1993) oft mit Fantasien behaftet, wieder in den Mutterbauch zurückzukehren. Nun ist aber schon jemand/etwas Reales im Bauch. Im gemeinsamen Bett mit dem_der Partner_in sind während einer Schwangerschaft immer drei – Ödipus lässt grüßen. Eifersucht, Rivalität, Angst, die Aufmerksamkeit des_der Partner_in zu verlieren oder Polarisation von »männlichen« und »weiblichen« Rollenzuschreibungen sind möglich. Andererseits kann es aber auch sein, dass die veränderte Situation bewirkt, sich in der Paarbeziehung näherzukommen. Die Schwangerschaft bzw. das Ungeborene kann vom »Produkt der Liebe« bis hin zur Störung erlebt werden und verweist weiters auf die Frage, wem der Körper der (schwangeren) Frau »gehört«. Es gilt: eine_r ist allein, die andere nicht. Wird aber die Fusion gelockert, kann bewusst werden, dass Alleinsein zu einer veränderten Kategorie geworden ist. Während der Arbeit, im Schlaf, in den privatesten Momenten – eine Frau macht während einer Schwangerschaft die Erfahrung, dass der eigene Körper nicht mehr nur ihr gehört. Eine schwangere Frau zu sein bedeutet, einen unbekannten, wohl aber fordernden Gast im Inneren des eigenen Körpers zu tragen (Raphael-Leff, 2015).

Schwangerschaft ist auch ein irritierender Zustand, da viele Kategorien des (bisherigen) Alltags nicht mehr reibungslos für sich bzw. nebeneinander bestehen (Mazzoni, 2002; Ettinger, 1997). Ich und Du sind hier nicht eindeutig trennbar, auch wenn die medizinische Wissenschaft viel Energie darauf verwendet, die Grenzen eindeutiger zu ziehen und genauer zu werden (Silver, 2007). Die Gleichzeitigkeit des Nicht-alleine-Seins und trotzdem in letzter Konsequenz doch bezüglich der körperlichen Veränderungen wie auch Verantwortungen oder Entscheidungen alleine zu sein, kann als anstrengend empfunden werden. Nur in einem, in ihrem Körper entwickelt sich ein Kind, nicht auch gleichzeitig in dem des_der jeweiligen Partner_in. Die werdende Mutter durchlebt also bereits von Beginn einer Schwangerschaft an sowohl intensive präödipale wie auch ödipale Dynamiken. Schwangerschaft bedeutet folglich auch eine Verstrickung zwischen Selbstliebe und Objektliebe, da in diesem Fall sowohl Selbstliebe wie auch Objektliebe materiell und physisch in einer Frau verbunden sind (Parker, 2010; Diamond, 1992).

Ab dem Moment, in dem die Fantasie der Fusion nicht mehr aufrechtzuerhalten ist, beginnt in der werdenden Mutter eine bewusste Differenzierung zwischen sich selbst und dem Fötus. Im Prozess der Differenzierung liegt auch immer ein Abschied. Dies ist ein frühes und bleibendes Thema im Zusammenhang mit Mutterschaft (A. Freud, 1989). Es ist möglich, dass diese ersten Differenzierungserfahrungen als manchmal schmerzlicher Verlust empfunden werden können: Aus *ich bin* schwanger wurde *ich bekomme* ein Kind, ein Wesen, das sich von mir trennen wird. In diesem Zusammenhang betont auch Parker (2010), dass realer wie fantasierter Verlust dem Mutter-Sein untrennbar innewohnt.

1.3.2 Differenzierung

Bevor ein stetig wachsendes ungeborenes Baby physisch aufgrund der erreichten Größe und Schwere spürbar und direkt wahrnehmbar wird, braucht es in der Mutter einen Prozess der Intellektualisierung damit dieses

Ungeborene als jemand vorstellbar wird, die/der Eigenständigkeit vom mütterlichen Uterus erlangen kann. Mittels Ultraschall kann schon relativ früh beobachtet werden, wie sich der Fötus durchaus eigenständig bewegt, noch früher kann der Herzschlag gehört werden und schafft so zwar sinnliche Eindrücke seiner Existenz, jedoch mit etwas dazwischen: technischen Hilfsmitteln. Durch das direkte Wahrnehmen der Unterschiedlichkeit des Ungeborenen von ihr selbst, dass es sich tatsächlich *in* ihr bewegt, entsteht ein deutliches Spüren in der Frau, dass in ihr jemand wächst, die oder der sowohl noch völlig von ihr abhängig ist als auch bereits ein eigenständiges Wesen ist. Spätestens ab ca. der Mitte der Schwangerschaft bedeutet dies damit üblicherweise einen verstärkten Prozess der Differenzierung von Mutter und Kind (Raphael-Leff, 1993). Durch die ersten Bewegungen des Fötus zersplittert die symbiotische Fantasie: Es wird klarer für die Schwangere, dass sich jemand in ihr befindet. Jemand anderes. Neu und herausfordernd macht sich das Ungeborene, der Gast, bemerkbar – und löst so auch neue körperliche Erfahrungen für die Mutter aus: Die fließende Grenze, was innen ist, also sie selbst, und was außerhalb ist, bedeutet, dass das Andere neu verstanden werden muss. Das Innere des eigenen Körpers bewohnt nun (auch noch) jemand Fremder – trotzdem ist es das eigene Kind, wie auch der eigene Körper (Mazzoni, 2002).

Viele Frauen fühlen sich im zweiten Trimester, der Mitte der Schwangerschaft, häufig besonders wohl. Manche Frauen leisten im zweiten Trimester sogar mehr als sonst, beobachtet Raphael-Leff (1993). Sie tun dies aus unterschiedlichen Motivationen heraus: Lust am Arbeiten und sich (wieder) stark genug dafür fühlen. Umgekehrt kann es auch eine Abwehr sein, sich auf das bedürftige kommende Wesen einzulassen bzw. Angst davor, Autonomie aufzugeben. Auch Parker (2010) betont in diesem Zusammenhang, dass bei Müttern manchmal manische Abwehrstrategien gegen diese Ambivalenzen beobachtet werden können, die dann eben besonders viel schaffen wollen und daher besonders viel tun.

Bereits in der Schwangerschaft kann es sein, dass sich die werdende Mutter, vielleicht erstmals, mit Themen wie sozialen oder kulturellen Zuschreibungen von mütterlicher Macht wie auch deren Verneinung oder Kastration bewusst auseinandersetzen muss. Themen wie ihr eigenes Begehren nach Potenz, Erfahrungen oder Überzeugungen ihre Machtlosigkeit betreffend, die Liebe für ihr Kind, ihr Bedürfnis ihr Kind zu beschützen, aber auch Angst und Hass gegenüber dem Ungeborenen, werden durch die beginnende Differenzierung von Mutter und Kind getriggert.

Sophie Freud (1989) schreibt diesbezüglich, dass Mütter sich häufig sehr intensiv und heftig in ihre Kinder verlieben. Sie müssen lernen bzw. erfahren, diese Leidenschaften in der vergehenden Zeit zurückzunehmen und zu verändern, um dem heranwachsenden Menschen Platz und Möglichkeit zu geben, eigene Erfahrungen zu sammeln und dadurch Selbstwerdung (für das Kind aber auch weiterhin für sich selbst) möglich zu machen. Abelin-Sas (1992) formuliert diesbezüglich, dass besonders ungewollte Schwangerschaften oft für Frauen schwer zu besprechen sind, denn neben bewussten Konflikten kommen auch unbewusste Strukturen zumindest ins Vorbewusste. Hier beobachtet sie auch, dass Abtreibungen häufig nicht aus Hass geschehen, sondern aufgrund einer unmöglichen Liebe.

Wird das Ungeborene als etwas (auch) Getrenntes wahrgenommen und hat eine Schwangere ausreichend sichere Bindungserfahrungen gemacht, kann eine durchaus willkommene Fantasie nicht nur in der Schwangerschaft, sondern auch später als Mutter, eine doppelte Identifizierung sein. Einerseits mit einer Mutter, die sich kümmert, sowie auch mit einem Baby, um das sich gekümmert wird (Besser, Vliegen & Luyten, 2008). Also, vereinfacht gesagt, mit dem Container und mit dem Containten (Bion, 1962). Sie fühlt sich im multigenerationalen Netz gehalten und kann dies auch auf ihre_n Partner_in ausweiten (Raphael-Leff, 2015; Almond, 2010; Parker, 2010). Gibt es jedoch zu starke innere Konflikte bezüglich der weiblichen und/oder mütterlichen Identität, kann die eben beschriebene natürliche Entwicklung zu einer großen psychischen Belastung werden. Je nachdem, ob die werdende Mutter ihr Baby als Teil von sich erlebt oder als störend – oder sich als störend, werden andere Dynamiken und Fantasien in Gang gesetzt (Raphael-Leff, 2015; Simon, 2013; Raphael-Leff, 1993; Pines, 1990). Raphael-Leff hat 1993 diesbezüglich erstmals im psychoanalytischen Kontext auch eine systematische Aufschlüsselung der Besetzungen dieser frühen Beziehung zwischen Mutter und Kind sichtbar gemacht. Hierbei nimmt sie eine Einteilung der verschiedenen Erwartungen, Ängste und Befürchtungen der Mütter während der Schwangerschaft vor: Eine *unterstützende Mutter (facilitator)* freut sich über die Schwangerschaft, verändert ihre Gewohnheiten, um auf ihren Zustand des Schwangerschaft-Seins bzw. den Fötus achtzugeben. Sie fühlt sich in der Generationskette geborgen, wünscht sich, dass ihr Bauch endlich sichtbar wird und sie auch von anderen als schwanger erkannt wird. Durch die Bewegung des Fötus wird dieser mehr als separates Wesen wahrgenommen, unterstützende Mütter treffen oft frühe Differenzierungen zwischen dem Baby und sich selbst. Sie haben

Fantasien zum Ungeborenen, manchmal erleben sie es wie einen »imaginären« Freund. Dies kann bis zu einer so starken Idealisierung führen, dass es als Abwehr von unbewusster Feindlichkeit oder Destruktivität gedeutet werden kann. Weiterhin wird von diesen Müttern die narzisstische Bestätigung stark wahrgenommen: der Triumph über die eigene Mutter, omnipotente Fantasien, evtl. nicht nur ein anderes Geschlecht, sondern sogar zwei Geschlechter in sich zu tragen (vor der Gewissheit im Ultraschall), und alterslos zu sein (das eigene Alter und das des Ungeborenen verschwimmen). In solchen Fällen kann die Geburt als Eintritt in die Realität des Ent-Zweiseins evtl. ernüchternd oder problematisch sein. Ein zweiter Typus ist die sog. *kontrollierende Mutter (regulator)*. Sie möchte Kontrolle über sich, den Körper, die Emotionalität behalten; sie sagt nichts, bevor nicht »alles sichtbar« ist; verstärkt sogar ihre sozialen Kontakte, ihr Tun, um bloß nicht dem Bauch bzw. den innerkörperlichen Vorgängen die Kontrolle zu überlassen. Sie fühlt sich manchmal wie von einem Eindringling übernommen und versucht ihr Kind zu bekommen, ohne sich zu verändern. Manchmal kommt es zu einer Verweigerung von primitiven emotionalen Zuständen; Ängste gehen in Richtung ausgenutzt oder verschlungen werden, bzw. in Richtung des (unkontrollierbaren) Fötus, dieser kann auch verfolgend wahrgenommen werden. Sekundär können Ängste entstehen, dass die eigene Aggression dem Baby schaden könnte. Das dritte Cluster von mütterlichen Zuschreibungen wird als *»Geben und Nehmen« (reciprocator)* zusammengefasst. Diese Mütter sind sich ihrer Ambivalenz von Anfang an bewusst, freuen sich bzw. sind aufgeregt, können aber häufig die aufkommenden Veränderungen nicht so gut einschätzen. Dies betrifft immer wieder auch Frauen, die ohne Partner_in schwanger sind. Mütter dieses Typus versuchen eine Balance zwischen innerem Absorbiert-Sein und akutem Bewusstsein für die Außenwelt aufrechtzuerhalten. Sie haben oft viel »Klarheit« bezüglich ihrer Schwangerschaft; typisch ist auch das Bewusstsein bezüglich dieser Ambivalenzen oder innerer Widersprüche. Häufig sehen sie die Schwangerschaft als Vorbereitung für die Zeit, in der das Kind dann geboren ist.

1.3.3 Separation

Gegen Ende der Schwangerschaft nimmt im Allgemeinen die Angst wieder zu: Alles wird schwerer, nicht nur der eigene Körper (meist nehmen Frauen gegen Ende der Schwangerschaften am meisten zu), die Geburt mit all ihrer Intensität und Anstrengung kommt näher. Mit der Geburt muss die schwangere Frau ein meist gutes inneres Objekt transformieren: jemand/etwas aus dem Inneren aus sich herauspressen und ihre Tochter oder ihren Sohn neu finden, von Angesicht zu Angesicht.

Deidealisierung und Separierung gehen Hand in Hand (Abelin-Sas, 1992). Nach Parker (2010) wie auch Simon (2013) ist zu beobachten, dass, wenn ein Fötus als parasitär und belastend erlebt wird, nach der Geburt dieses Gefühl in der Mutter häufig deutlich schwindet. Jedoch scheint bisher unklar, inwieweit dieses Gefühl bleibt. Außerdem kann es für eine frisch gewordene Mutter eine schockierende Erkenntnis sein, in sich selbst/mit sich selbst Tendenzen zu sadistischen Trennungen oder Zurückweisungen zu fühlen. Cattaruzza (2014) beobachtet diesbezüglich jedoch bei Müttern, deren Schwangerschaften emotional konfliktreich verlaufen sind, kurz nach der Geburt ein intensives Begehren, dass die Beziehung zwischen Mutter und Kind gut sei, das Neugeborene bzw. die Beziehung zum Neugeborenen problemlos erscheine. Dies kann durch den Impuls, das Baby um so mehr zu halten, ausgelöst sein, um so das Baby und sich vom Spektrum des Verlustes und der Aggressionen mit den damit verbundenen Fantasien zu schützen. Auch Ängste, wie die eigene Mutter, nämlich ihre gehassten, gefürchteten oder vermissten Aspekte, zu sein oder ebenso wie die Mutter nicht verwirklichen zu können, können sich dadurch verstärken (Cattaruzza, 2014; Besser, Vliegen & Luyten, 2008; Blum, 2007; Halberstadt-Freud, 1993). Zusätzlich kann unter Umständen die starke (und durchaus auch hilfreiche) Verlinkung von Schwangerschaft und besonders der Geburt mit Medizin/Technik auch eine Verunsicherung der Frauen auslösen bezüglich der eigenen Fähigkeiten, prokreativ zu sein und zu gebären, die als belastend erlebt wird (so z. B. ein unerwarteter Kaiserschnitt) (Silver, 2007).

Wenn eine ungenügende Individuation bzw. Separation in der schwangeren Frau stattgefunden hat, zerbröckelt im Puerperium (die Zeit rund um die Geburt) die Illusion des Eins-Seins der Mutter mit dem Kind noch ein Stück weiter. Spätestens mit der Geburt ist es zumindest physisch klar: aus einer wurden zwei. Die Nabelschnur ist getrennt. Auf psychischer Ebene, wie Atlas-Koch (2008) betont, kann der Akt der Separation, also das Gewahr-Werden der Einsamkeit, große Ängste auslösen. Durch die Geburt wird manifest, was vorher schon geworden ist: Aus einer Frau, bzw. zwei ineinander verschlungenen, verwachsenen Menschen werden zwei physisch voneinander getrennte Wesen. In der Folge können wieder Verschiebungen der Selbst- und Objektrepräsentationen stattfinden – im Speziellen das Selbstbildnis in Relation zur Mutter oder zum primären mütterlichen Objekt (Cattaruzza, 2014; Diamond, 1992). So kann für Gebärende besonders bei der Geburt einer Tochter ein bedrohlicher Verlust ihrer Ich-Grenzen auslöst werden. Die Angst, selbst wieder von der Mutter verschlungen zu werden, wird reaktiviert, da dies eine Zeit der Identitätsdiffusion ist. Gambaroff (1984) betont in diesem Zusammenhang, dass besonders dann eine Lockerung der Ich-Grenzen der Mutter drohen kann, wenn die neugeborene Tochter in den Verschmelzungsfantasien auch gleichzeitig Konflikthaftes der eigenen Mutter repräsentiert. Gleichzeitig ist die wichtigste Aufgabe der ersten bedeutsamen Anderen, der Mutter, ihren großen Körper zu einer Stütze zu machen, auf der ein Säugling dem eigenen Körper nachspürt, seine körperliche Einheit zusammensetzt, indem er sich von der Fantasie des »auseinandergerissenen Körpers« entfernt, körperliche Grenzen mehr und mehr anerkennt, sein Inneres und Äußeres definiert und sich auch als geschlechtliches Wesen annimmt (Alizade, 2014). Wenn diese Anforderungen und Dynamiken von manchen Müttern sehr spannungsgeladen erlebt werden, besteht die Gefahr eine Prä- oder Postnatalendepression zu entwickeln (Cattaruzza, 2014; Welldon, 2012, 1988; Besser, Vliegen & Luyten, 2008; Blum, 2007). Insbesondere weist Welldon (1988) darauf hin, dass sich Themen rund um Mutterschaft bei fehlender Integration der eigenen mütterlichen Konflikte in diesem Zusammenhang häufig in einer Wiederholung der eigenen Themen in Bezug zum Ungeborenen manifestieren können. Balsam (2013) schreibt hierzu, dass im psychoanalytischen Denken die psychischen wie physischen Auswirkungen einer Geburt auf eine Frau, wie auch auf ihre_n Partner_in, noch wenig erforscht sind. Am ehesten gibt es, im Zusammenhang mit psychoanalytischer Therapie, Forschung zur Postpartumdepression (Elise, 2017; Papiasvili & Mayers, 2017). Abschließend sei noch erwähnt, dass es bis Ende der 1980er Jahre gemäß Pines (1990) keinerlei psychoanalytische Literatur über Fehlgeburten oder spontane Abgänge gab. Über das konkret Körperliche wie eine Abtreibung – oder eine Fehlgeburt und deren Auswirkungen lässt sich ebenfalls nach wie vor wenig psychoanalytische Literatur finden (Jones, 2015; Cullington-Roberts, 2004; Remeikis, 2001). Schon Pines (1990) betont aber, dass viele Frauen noch Jahre nach ihrem erlebten Verlust mit ihrer Selbstachtung kämpfen, Depressionen haben oder wütend auf ihren weiblichen Körper sind. Abelin-Sas (1992) betont hier, dass, selbst wenn eine Abtreibung bewusst, korrekt und verantwortungsvoll geschieht, dadurch primitive Wünsche oder Ängste ihre Potenz zu töten betreffend, berührt werden können. Pines (1990) geht davon aus, dass Frauen, die ohne ersichtlichen körperlichen Grund nicht schwanger werden oder eine Fehlgeburt erleiden (oder auch abtreiben) ungelöste, unbewusste Konflikte mit den gütigen Anteilen der verinnerlichten Mutterrepräsentanzen haben und sich schwer oder nicht mit den versorgenden, hütenden oder haltenden Aspekten des Mutter-Seins identifizieren können. Diese präödipalen Konflikte können die Unmöglichkeit sein, schreibt sie weiter, die gegensätzlichen Aspekte der kraft- und lebensspendenden, wohlwollenden und der mörderischen, Rache übenden Mutter zusammenzubringen. Sie können aber auch ödipal verortet sein. Dies gilt, wenn als Kind die eigenen ödipalen Wünsche als so gefährlich oder traumatisierend erlebt und folglich mit Schuldgefühlen aufgeladen wurden, dass sie der erwachsenen Frau nicht zur Verfügung stehen (Pines, 1990). Abschließend bemerkt Pines (1990), dass ein spontaner Abgang eventuell auch eine psychosomatische Lösung für diese psychischen Konflikte darstellt – und verweist damit wieder auf die (unbewusste) Macht der Mütter.

2. In der Praxis

Eine Schwangerschaft wird, je länger sie andauert, auch umso imposanter: zumindest der kugelförmige Bauch hebt sich immer stärker ab. Damit wird sie deutlicher wahrnehmbar – was wiederum das Bedürfnis oder die Notwendigkeit des Besprechens im therapeutischen Raum auslösen kann. Viele Patient_innen sprechen Fantasien oder Fragen zur Schwangerschaft der Analytikerin vermehrt aus (Fenster, Phillips & Rapoport, 1986). Diesbezüglich weist Balsam (2012) darauf hin, dass manche Patient_innen ihre Therapeutinnen (in der Übertragung ihre Mütter) als bedrohlich erleben, wenn sie ihre Gestalt, ihr Aussehen ändern, da sie schließen, dass sie folglich auch ihr Verhalten verändern könnten. Sie führt dies auf die vielfältigen Veränderungen zurück, die eine Schwangerschaft bewirken kann. Für Kinder kommen diese Veränderungen unerwartet und lösen diverse Fragen, Fantasien, Ängste und Konflikte aus. Bleiben diese unbearbeitet, ist es sehr wahrscheinlich, dass eine Schwangerschaft der Therapeutin bewusst wie unbewusst als Trigger für ebendiese frühen Erfahrungen gelten kann. Jedoch gilt selbst für Patient_innen, die keine oder wenige bedeutsame weibliche Bezugspersonen in der näheren Umgebung hatten oder haben, die sie schwanger erlebt haben: Schwangerschaft bedeutet, sich mit der eigenen (Un-)Endlichkeit, Fruchtbarkeit, Beziehungsfähigkeit auseinanderzusetzen, ein Thema, das viel anstößt und bewirkt (Braun, 2009).

Manche Patient_innen fantasieren Therapie selbst als eine Rückkehr in den Mutterbauch (Silver, 2007). Die unliebsame Überraschung, dass es in einer Therapie nicht nur glatt und regressiv, grenzenlos sicher und warm ist, löst oft heftige Reaktionen aus. Umso verwunderlicher ist es, dass nach den deutschsprachigen Veröffentlichungen zu urteilen, nach wie vor weder aktuelle Artikel zur schwangeren Psychoanalytikerin noch zu den spezifischen Bedingungen einer Supervision einer schwangeren Psychoanalytikerin in Ausbildung publiziert sind. Daraus folgt, dass eine arbeitende schwangere Psychoanalytikerin im deutschsprachigen Raum anscheinend immer noch ein tabuisiertes Thema ist. Wie unter anderen Mariotti (1993) betont, ist es im ersten Moment nachvollziehbar, dass eine Schwangerschaft hinter der Couch einfach alles durcheinanderbringt.

2.1 Sichtbarkeit und Irritation

Mutterleib als kreativer, lebensspendender Ort ist ein mächtiges, eindeutiges Bild sowie ein »unter die Haut« gehendes Erleben. Ein schwangerer Bauch ist ab einer gewissen Zeit offen sichtbar. Etwas wölbt sich ungewohnt aus der Analytikerin heraus und lässt sie als Frau gegenwärtiger in der Praxis werden: Sie braucht mehr Raum. Eine Realität, die ihren Ursprung in der Analytikerin selbst hat, wächst in den geschützten Raum einer Psychoanalyse hinein. So wird etwas, das über das psychoanalytische Arbeiten hinausgeht, spürbar in der analytischen Praxis bei einer arbeitenden, schwangeren Frau: ein sehr alter, oft evozierter Konflikt im Zusammenhang mit Weiblichkeit, nämlich der zwischen unsichtbar sein sollen und sichtbar sein/werden.

Schwangere Psychoanalytikerinnen, die nicht darauf vorbereitet sind, was dieser Zustand alles in der Praxis mit den Patient_innen verändert, reagieren auf die vermehrte Sichtbarkeit ihrer Privatheit in der Praxis überwiegend mit Schuldgefühlen und Scham (Rocah, 2008; Linderholm, 2006; Gibb, 2004; Halton, 2004; Whyte, 2004; Stuart, 1997; Mäenpää-Reenkola, 1996; Uyehara et al., 1995; Gerson, 1994; Etchegoyen, 1993). Die reale Beziehung in der Analyse beschreibt Greenson bereits 1978 als einen legitimen und wichtigen Teil des analytischen Settings. Lax (1969) erwähnt jedoch in diesem Zusammenhang bereits im ersten Paper, das explizit von der schwangeren Psychoanalytikerin als Subjekt handelt, das Bedürfnis von Psychoanalytikerinnen, speziell durch die schwangerschaftsbedingten körperlichen Veränderungen, weitere Kleidung zu tragen, um ihre neuen Formen zu verbergen. Imber (1990) betont mehr als 20 Jahre später, dass die meisten Psychoanalytikerinnen, mit denen sie Kontakt hatte, ihre Schwangerschaft so lange wie möglich für sich behalten wollten. Hier gilt zu beachten, dass über lange Zeit die fast eiserne Regel galt, Patient_innen nichts Persönliches mitzuteilen – selbst bei einem so »aufdringlichen« Zustand wie einer Schwangerschaft.

Sehen, gesehen werden oder ansehen hat damit im obigen Zusammenhang etwas Konstituierendes, Bewertendes. Durch Sichtbarkeit und die daraus erwachsende Benennbarkeit wurden und werden Kultur- bzw. Machtverhältnisse entschieden – auch im Zusammenhang mit Schwangerschaft in der psychoanalytischen Theorieentwicklung (Yakeley, 2013; Balsam, 2012, 2003a; Goldberger et al., 2003; Widmer, 1997). Der Blick von außen, der Blick der Anderen in der entwicklungspsychologischen Bedeutung des Gesehen- oder Wahrgenommen-Werdens definiert; er gibt Bedeutung und Zuordnung, fördert, verhindert, heilt wie verletzt (Dornes, 1993; Bion, 1962). Jede Analytikerin hat die Aufgabe, eine persönliche Gewohnheit und Akzeptanz zu entwickeln, ganz konkret (z. B. ihr Raum, ihre Kleidung) wie auch im Sprechen, um Sichtbarkeit zu vermeiden. Andererseits soll ihr umfassender Blick helfen, ihre Patient_innen zu erkennen und dementsprechende Botschaften zu formulieren, die die Analysand_innen unterstützen, mehr zu sich zu kommen und weniger Leidensdruck zu empfinden. Auch ihr Blick, die Wahrnehmung nach Innen, ist ein Werkzeug der Psychoanalytiker_innen. Dieser impliziert auf besondere Weise in der Praxis ein Sich-wahrnehmbar-Machen über eigene Reaktionen wie z. B. Deutungen in Bezug auf Patient_innen. Bezüge zum Leben der Therapeutin, so sie auftauchen, bleiben dabei zum Schutz der Patient_innen unausgesprochen. Das ist die gewohnte Situation. Die Normalität als schwangere Psychoanalytikerin ist aber mehr das Ungewohnte, das Neue, das Irritierende.

Scham entsteht durch den Blick der Anderen, Schuldgefühle be/treffen das Ohr, denn, um ein Schuldgefühl entstehen zu lassen, sind Vorwürfe vonnöten (Braun & Mathes, 2007; Hirsch, 2007). Soziale Bindungen, sowohl an ein spezifisches Objekt als auch Status oder Anerkennung innerhalb größerer Gruppen, werden teils über den Affekt der Scham reguliert. Scham wird oft unter der Oberfläche der Wahrnehmbarkeit für Andere empfunden, kann also nur dem Blick nach Innen zugänglich gemacht sein. Scham entmächtigt, denn Gefühle der Scham betreffen das Sein eines Menschen, die Schuld des Tuns (Hirsch, 2007). Scham ist allerdings nicht nur ein Affekt – Scham stellt das Ergebnis eines Konfliktes mit dem Ich-Ideal dar (Lansky, 2008). Hier muss einmal mehr eine interessante, jedoch hochgiftige Verknotung aufgezeigt werden: Das Wort Scham befindet sich in enger Verwobenheit mit den sichtbaren weiblichen Geschlechtsorganen (Vulva) und verweist damit zusätzlich auf eine kulturell entstandene Doppeldeutigkeit. Gemäß Braun und Mathes (2007) gilt diese Kongruenz [sic!] nicht nur im aktuellen Deutschen, sondern auch z. B. schon im

Lateinischen oder Griechischen – jeweils in Verbindung mit einer als spezifisch weiblich konnotierten Gefühlsregung – und kann so verstanden werden »als ein Zeichen für das Bewusstsein der ›mangelhaften‹ weiblichen Geschlechtlichkeit; ein Bewusstsein, das sich in Relation zu einem als ungeschlechtlich – und mithin vollständig – gedachten, Norm setzenden männlichen ›anderen‹ herstellt, das die weibliche Schamhaltung als erotischen Reiz wahrnimmt« (S. 170).

»Die Scham« als wichtiger anatomischer Ort weiblicher Lust oder Potenz soll bedeckt werden oder bleiben. Dies ist ein altes, kulturell gewachsenes Gebot oder kann vom weiblichen Körper abgelöst in seiner affektiven Bedeutung als gesellschaftlicher Widerstand gegenüber einer konstruktiven Auseinandersetzung mit weiblicher Lust, Potenz oder Prokreativität verstanden werden. Hier besteht eine mögliche schwierige Überschneidung zur Notwendigkeit der psychotherapeutischen Abstinenz als wichtiger Teil der psychoanalytischen Identität. Psychoanalytiker_innen beugen sich dem Gebot, sich selbst bedeckt zu halten. Sie trainieren meist jahrelang um eine für sie adäquate Abstinenz (als Teil ihrer Arbeitshaltung) zu erreichen, einzuhalten oder vielleicht genauer, eine für sie stimmig durchlässige psychische Außenhaut zu bekommen. Die Schwierigkeit mag in der Unterscheidung der beiden Rückzüge liegen, besonders wenn diese nicht ausreichend durchgearbeitet wurden. Zum einen geht es um ein (im psychoanalytischen Denken) tabuisiertes (?) oder fehlendes eigenständiges theoretisches Konstrukt von Weiblichkeit, weiblicher Lust, Potenz und Prokreativität, zum anderen um die Erarbeitung einer Zurückgenommenheit im Sinne einer Heilbehandlung: Hier bietet Abstinenz wichtigen Schutz – für die Psychoanalytikerin wie auch für die Patient_innen.

Psychoanalyse arbeitet vor allem mit inneren Umständen. Somit bedeuten die inneren Veränderungen, die durch eine Schwangerschaft in einer Frau in Gang kommen, für die Psychoanalytikerin so etwas wie ein Ver- oder Umstimmen ihres bisherigen (Arbeits-)Instrumentes, das sie selbst ist. Sie wird als Mensch konkreter: Damit werden Fantasien der Patient_innen über Beziehungen, Sexualität, Wünsche und Sorgen der Analytikerin befeuert. Die schwangere Psychoanalytikerin exponiert sich mehr als gewöhnlich und stellt somit auch ihren sich verändernden Körper deutlicher für Fantasien, Übertragungen etc. zur Verfügung (Imber, 1995, 1990; Turkel, 1993; Lax, 1969). Irritationen verorten sich im Zusammenhang mit einer schwangeren Psychoanalytikerin auf unterschiedlichen psychodynamischen Ebenen. Denn auch wenn Schwangerschaft ein Ereignis ist, das körperlich nur langsam erkennbar wird, psychodynamisch löst sie meist schon vor der Sichtbarkeit heftige Reaktionen in Patient_innen wie auch der Analytikerin selbst aus (Raphael-Leff, 2004; Goldberger et al., 2003; Stuart, 1997; Mariotti, 1993). Die wenigsten Veränderungen im Leben eines_einer Analytiker_in werden für die Patient_innen unmissverständlich sichtbar. Eine Schwangerschaft bricht nun besonders deutlich mit der Gewohnheit der analytischen Abstinenz, da die Psychoanalytikerin sich in einen Prozess der Veränderung/Veranderung begibt. Veranderung scheint als Begriff passend, da sie einen zweiten, unabhängiger werdenden Körper in sich trägt: jemand anderen, einen zweiten Menschen. Aus diesen Prozessen kann sie sich, auch während sie arbeitet, weder körperlich noch psychodynamisch heraushalten. Besonders die erste Schwangerschaft bedeutet nach Fuller (1987) Aufregung, Freude, Ungläubigkeit und auch Besorgnis für wohl jede Frau. Die meisten fühlen sich dünnhäutiger (A. Anzieu, 1995) – üblicherweise nicht nur wegen der körperlichen Umstellungen, sondern auch, weil Konflikte im Zusammenhang mit dem Mutter-Haben und Muttersein (wieder) hochkommen. Psychoanalytikerinnen haben anzunehmenderweise den Anspruch, sich selbst schon gut zu kennen. Trotzdem scheint, wie Fuller (1987) beschreibt, für Psychoanalytikerinnen vor allem in den ersten Wochen ihrer Schwangerschaft das Zuhören schwieriger und braucht mehr Aufwand, da sich das persönliche Erleben der Psychoanalytikerin in der Praxis (wie privat) verschiebt und neue oder wiederkehrende innere Dynamiken in Bewegung kommen. Währenddessen wird sie aber unaufhaltsam hinter der Couch bedeckt mit Zuschreibungen, Fantasien, Begehren, Gefühlen und Affekten – das wird sie immer, unter anderem dafür stellt sie sich zur Verfügung.

Die Analytikerin hat sich im Rahmen des Arbeitsbündnisses zu einem verbindlichen Dasein für die Patient_innen verpflichtet – und nun hebt sie dies auf und bringt noch zusätzlich jemanden in die jeweiligen Stunden mit. Zudem ist es, im Unterschied zu z. B. Erkrankungen, ein von der Psychoanalytikerin (wenn es eine erwünschte Schwangerschaft ist) libidinös positiv besetztes Geschehen. Wenn Erotik sowie Mütterlichkeit und professionelles Arbeiten, gemäß Diamond (1992), als Psychoanalytikerin in Konflikt zueinanderstehen oder sich positiv verstärken können, so kann angenommen werden, dass es sich mit einer Schwangerschaft als Teil der Mutterschaft und dem psychoanalytischen Arbeiten ähnlich verhält. Im Anschluss daran vermutet Turkel (1993) schon vor über 25 Jahren, dass der Mangel an Literatur zur schwangeren Psychoanalytikerin mit dem nötigen

Zugeständnis zu tun hat, dass sie (hier anstelle von »man« gesetzt) nicht »*superwoman*« (S. 119) sein kann. Damit ist gemeint, dass die Zeit einer Schwangerschaft für eine Frau immer auch eine der Rollenerweiterung bzw. folgend eine Verunsicherung ist.

»Superwoman« als Wort verweist schon auf eine Über-Ich-Thematik, d.h. Superwoman bzw. schwangere – jedoch zugleich unveränderte – Psychoanalytikerin zu sein, scheint schwer umsetzbar und damit Abwehrmechanismen auslösend. Der gewohnte Anspruch, die gewachsenen, gelebten Rollen und die eigene Identität ausreichend zu kennen, ist in der neuen Situation nicht aufrechtzuerhalten. Durch diese Erschütterungen ist es wahrscheinlich, dass es zu erhöhtem Widerstand in der schwangeren Psychoanalytikerin kommen kann (Yakeley, 2013; Denton, 2012). Turkel (1993) betont ferner auch die Angst schwangerer Psychoanalytikerinnen, zu narzisstisch zu sein, nämlich sich und den eigenen Zustand zu deutlich in den Mittelpunkt zu rücken. Dies scheint auf eine große gesellschaftliche Konkurrenz hinzuweisen, da die Fähigkeit, Menschen intrauterin entstehen, wachsen und reifen zu lassen eine bisher ausnahmslos weibliche Möglichkeit ist – eine Konkurrenz zum Phallus, die bisher nicht einholbar ist, auch wenn seit Langem intensiv daran gearbeitet wird (Braun, 2009).

Die einer Schwangerschaft vorausgehende befruchtende Sexualität (In-vitro-Befruchtungen ausgenommen) wird für die Patient_innen thematisch nun üblicherweise drängender. Muss aber eine Analytikerin aufgrund der eigenen neuen bzw. wiedererwachten Konflikte Libidinöses oder Sexuelles abwehren, dann muss dies gemäß Koellreuter (2000) auch die Analysandin tun. Parsons (2006) betont, dass, um Patient_innen wirklich zu berühren, formulierte Deutungen auch das Unbewusste der Analytikerin miteinbeziehen. So kann es sein, schreibt er weiter, dass sich Analytiker_innen etwas sagen hören, ohne ganz zu verstehen, warum sie gerade jetzt genau dies aussprechen, da es nur fragmentarisch in ihr Bewusstsein gelangt ist. Selbst wenn in der eigenen Lehranalyse ein ausreichendes Durcharbeiten des großen Themenkomplexes Weiblichkeit bzw. Prokreativität stattgefunden hat, können aufgrund der entstehenden oder erneuten persönlichen, aber auch der sozialen bzw. gesellschaftlichen Dynamiken bezüglich Schwangerschaft, Abwehrmechanismen in der Analytikerin aktiviert werden, die auf ihre Arbeit mit Patient_innen Einfluss hat. Hier gilt andererseits zu beachten, dass sich gemäß Barwinski-Fäh (1992) Affekte rund um Neid und Eifersucht bei Patient_innen auch indirekt oder verdeckt äußern können. Dies kann als Hinweis auf die Intensität der Angst oder Verdrängung im

Sinne sehr früher Erfahrungen verstanden werden. In diesem Zusammenhang beobachteten Mäenpäa-Reenkola (1996), dass häufig phallische Abwehrmechanismen verwendet werden, um mit der Angst vor Attacken auf das Innere des weiblichen Körpers umzugehen bzw. um weibliche Kastrationsängste nicht zu spüren. Der ikonische schwangere Bauch kann somit auch zum Symbol der Entmächtigung der Analytikerin werden – da sie dadurch das tut, was nicht getan werden sollte: die Patient_innen verlassen, nicht halten und da sein – ja, selbst während der Stunden jemand anderen zu bevorzugen (Whyte, 2004; Deben-Mager, 1993).

Gesehen werden offenbart Verletzlichkeit – die der Psychoanalytikerin, aber auch die der Patient_innen, die sich ebenfalls mit den neuen Umständen auseinandersetzen müssen. Somit ist es für die schwangere Analytikerin wichtig anzuerkennen, sichtbar zu sein, den eigenen Blick zu heben und den der Anderen zu erwidern. Dies kann ein erster, wichtiger Schritt sein, allerdings verlässt diese Handlung die Dynamik von Macht und Ohnmacht nicht unbedingt. Es kann die eigene Sicherheit stärken – jedoch scheint es, um mit Küchenhoff (2007) zu sprechen, wichtig, dass »aus Machträumen […] Spielräume werden« (S. 458f.). Das würde bedeuten, dass eine schwangere Psychoanalytikerin etwas zu Erwartendes, Einbezogenes (wenn auch nicht Alltägliches) im Alltag einer Praxis ist. Die meisten Frauen werden irgendwann in ihrem Leben zumindest einmal schwanger. Sie begeben sich damit in eine zwar im Leben von Frauen normale Erfahrung, aber im Setting der psychoanalytischen Arbeit immer noch offenbar ungewöhnliche Grenzüberschreitung.

2.2 Übertragung und Gegenübertragung

2.2.1 Allgemeines

Ganz allgemein kann man Übertragung als bewusste wie unbewusste Fantasien, Zuschreibungen, Einfälle, Einstellungen, Gefühle oder Reaktionen verstehen, die Patient_innen in Bezug auf ihre Psychoanalytiker_innen entwickeln. Eine kurz gefasste Definition bieten schon Laplanche und Pontalis (1975) an, die als Übertragung die Gesamtheit der Vorgänge, »wodurch die unbewussten Wünsche an bestimmten Objekten im Rahmen eines bestimmten Beziehungstypus, der sich mit diesen Objekten ergeben hat, aktualisiert werden« (S. 550), bezeichnen. Damit ist gemeint, dass Patient_innen nicht irgendwelche Fantasien etc. entwickeln, sondern diese immer mit einem oft noch unbewussten Wunsch in Bezug auf eine bedeutsame Person ihrer Lebensgeschichte in einem Zusammenhang stehen. Und weiter, dass das analytische Setting die Wiederbelebung solcher oft verschütteten inneren Bilder fördert, damit sie den Patient_innen bewusst werden und sie daraus folgend mehr Handlungsspielraum für sich entwickeln können. »Von daher ist die Handhabung der Übertragung das wesentliche Element in der psychoanalytischen Praxis«, betont Koellreuter (2000, S. 42) treffend.

Gegenübertragungen können in Analytiker_innen entstehen und auf unbewusste Inhalte von Patient_innen hinweisen – allerdings wollen sie mit Achtsamkeit behandelt werden, da sie erst über die Selbstanalyse des Analytikers_der Analytikerin geklärt werden können, was diese tatsächlich mit dem aktuellen Patienten oder der aktuellen Patientin und im Speziellen einer Reaktion auf Übertragung zu tun hat oder aber mit dem Analytiker_der Analytikerin selbst (Koellreuter, 2000). Unter anderem deshalb ist es für Therapeut_innen so wichtig, sich selbst bzw. die eigenen Konflikte, Themen und Widerstände etc. zu kennen, um diese möglichst scharf von den Gedanken zu einer Patientin oder einem Patienten trennen, separieren oder in Zusammenhang bringen zu können. Koellreuter (2000) beobachtet zumindest die Einigkeit in der psychoanalytischen Community, »dass Gegenübertragungsphänomene ein komplexes und zu beachtendes Phänomen darstellen« (S. 116). Alizade (2014) merkt hierzu an, dass die Fähigkeit von Analytiker_innen, »mit‹ und »gegen zu fühlen« grundlegend ist, um »verdrängte Affekte auftauchen zu lassen und es zu wagen, in affektive Archaismen (Neid, Eifersucht, Hass, Liebe ...) einzubrechen« (S. 69). Ein weiteres Problem der Gegenübertragung ist, dass die Introspektion der Analytikerin durch eigene Abwehrprozesse, besonders verstärkt durch die Schwangerschaft, so komplex wird, dass vermutlich viele Gegenübertragungen unbewusst bleiben (Steiner, 1993; Imber, 1990).

Da eine Schwangerschaft ein sehr emotionales und für eine Therapie auch nicht alltägliches Ereignis ist, kann man im Allgemeinen davon ausgehen, dass dies spezielle und intensive Übertragungen wie auch Gegenübertragungen auslöst. Die Schwangerschaft einer Therapeutin bedeutet, wie schon erwähnt, zwingende Konsequenzen für beide: Wird eine Frau schwanger, ist es für alle Welt hoch wahrscheinlich, dass dies aus einer gelebten Beziehung mit einem (bestimmten) Mann heraus entstanden ist, d. h. unter anderem wird ihre Beziehung sichtbarer, wie auch ihre Sexualität und ihre Rolle als (werdende) Mutter. Ist sie auch noch Psychoanalytikerin, so tritt sie damit gleichzeitig auch aus einer therapeutischen Zurückgezogenheit heraus und gibt Informationen preis, die über das übliche Setting hinausgehen. In diesem Zustand ist sie vermehrt so etwas wie öffentliches Eigentum (Friedman, 1993), da die Schwangerschaft nicht von ihrer Arbeit fernzuhalten ist, sondern mehr oder weniger Teil davon wird: ein fruchtbarer Boden ist für positive wie negative mütterliche, erotische sowie aggressive Übertragungen und Gegenübertragungen (Raphael-Leff, 2004; Friedman, 1993; Barwinski-Fäh, 1992; Diamond, 1992; Imber, 1990; Bassen, 1988; Fuller, 1987; Fenster, Phillips & Rapoport, 1986; Penn, 1986).

Diese oben besprochene Intensivierung oder Veränderung bedeutet sowohl für die Therapeutin wie auch für die Patientin oder den Patienten einen emotionalen Mehraufwand, der sehr anstrengend sein kann. Die körperlichen wie emotionalen Veränderungen und das damit oft verbundene Gefühl einer größeren Verletzlichkeit werden, nach Penn (1986) mit großer Wahrscheinlichkeit die Konzentrationsfähigkeit der Analytikerin fallweise beeinträchtigen, da ihre Aufmerksamkeit davon in Anspruch genommen wird. So ist es besonders während Schwangerschaften für Analytikerinnen wichtig, sich ihrer Gegenübertragungen bewusst zu sein, wie Imber (1990) betont, da dieses reale Ereignis Einfluss auf die therapeutische Situation nimmt und damit schwieriger zu entscheiden ist, was aus den Übertragungen der Patient_innen entsteht und was durch die veränderte Psychoanalytikerin. Freilich ist es dennoch möglich, dass, besonders zu Beginn einer Schwangerschaft, die Analytikerin unter körperlichen Symptomen wie etwa Übelkeit oder Müdigkeit leidet und dadurch anders kommuniziert. So können Übertragungsreaktionen ausgelöst werden, die allerdings nur sekundär auf die Schwangerschaft selbst zu beziehen sind (Penn, 1986). Insgesamt sind also eine genaue Wahrnehmung und ein Bewusstsein für die ausgelösten Veränderungen sehr wichtig. Imber (1990) betont diesbezüglich, dass eine Schwangerschaft die Analytikerin auch vulnerabler macht – wodurch anzunehmen ist, dass sich durch diese erhöhte Verletzlichkeit eine schwangere Psychoanalytikerin tendenziell regressiver verhält bzw. mehr als sonst in ein primär prozesshaftes Denken gleiten kann. Dies hat Effekte auf die Arbeit in der Praxis. In diesem Zusammenhang schreibt Imber weiterhin, dass es wichtig ist, vermehrt die eigenen blinden Flecken bezüglich ihrer Aggressionen gegenüber den Patient_innen und deren unter Umständen sadistische Reaktionen auf ihre Schwangerschaft wahrzunehmen. Auch Halton (2004) beobachtet, dass es bei Patient_innen mit schwierigen mütterlichen

Introjekten sowohl für die Patient_innen als auch für die Analytikerin eine Herausforderung sein kann, teilweise auch über die Zeit der Schwangerschaft hinaus, einen fruchtbaren Weg zu gehen. Auch hier werden wieder Schuldgefühle und daraus folgende bewusste wie unbewusste aggressive Impulse als Schwierigkeit benannt. Etchegoyen (1993) beobachtet andererseits, dass ihre Arbeitshaltung bezüglich Abstinenz bzw. technischer Neutralität zwar mehr zu beachten war – dass aber ihre Schwangerschaft sich trotz aller Stürme, die diese ausgelöst hat, als positiv für die Patient_innen erwies. Dem schließt sich auch Raphael-Leff (2004) an, indem sie argumentiert, dass in einem psychoanalytischen Prozess die Wahrscheinlichkeit von Wechselwirkungen in der unbewussten Kommunikation steigt, die allerdings üblicherweise verdeckt bleiben – und durch die Irritation in Form der schwangeren Psychoanalytikerin ein Fenster dahin geöffnet werden kann, diesen Fluss genauer und besser zu verstehen. D. h. die Schwangerschaft einer Psychoanalytikerin ermöglicht eher eine Aufhebung der Verdrängung bei Patient_innen und kann so bewirken, mehr oder intensiver mit dem Triebhaften wie dem Sexuellen in Berührung zu kommen (Koellreuter, 2000). Es kann auch sein, dass eine schwangere Psychoanalytikerin sensibler bezüglich Hinweisen in den Übertragungen der Patient_innen wird, ihre sehr früh internalisierten Objektbeziehungen betreffend. Der Zustand einer schwangeren Psychoanalytikerin bedeutet nach Gottlieb (1989) außerdem eine wertvolle Möglichkeit, Aspekte in der Übertragung wie auch Gegenübertragung von infantilen, symbiotischen Fantasien der Patient_innen zu empfangen, die ansonsten verborgen geblieben wären.

Jedoch betont Koellreuter (2000), dass unintegriertes Fremdes, das offenbar wird und nicht oder nur schwer integriert werden kann, mit hoher Wahrscheinlichkeit Irritationen in der Gegenübertragung auslöst:

> »Sie zeigen sich dort, wo die eigene Konflikthaftigkeit unbewusst bleibt und zu Deutungsunvermögen bei der Analytikerin führen kann. […] Die Idee, dass Frauen Frauen besser verstehen können, weil beide Töchter von Müttern sind und folglich *ähnlich-vertraute Geschichte* haben, lässt Fremdes nicht aufkommen. Es ist eine Illusion zu glauben, dass Gleichgeschlechtlichkeit eine Sicherheit bieten könne, sich freier mit Sexualität und Gewalt auseinandersetzen zu können« (S. 111).

Rohde-Dachser et al. (1993) bemerken diesbezüglich, dass sich Psychoanalytikerinnen im Allgemeinen aufgrund ihres Geschlechtes eher als *mütter-*

liche Übertragungsfigur anbieten. In diesem Zusammenhang betonen sie zudem, dass Analytikerinnen Mütter im Vergleich zu ihren Kollegen »eher mit liebevollen als mit aggressiven Gefühlen beschreiben« (S. 623) und weiter, dass sie zumindest mit der »*Möglichkeit* eines positiven Mutterbildes identifiziert seien und dieses [in Verbindung] auch in der Übertragung den Patienten vermitteln. Unbewusst gibt es darüber hinaus ganz sicherlich aber auch eigene Wünsche, Ängste und Sehnsüchte, die die Gegenübertragung beeinflussen« (S. 623).

Zusätzlich scheinen Psychoanalytikerinnen sich zumindest in ihren Beschreibungen ihrer Arbeit mehr auf die »Wünsche der Tochter gegenüber der Mutter« (Rohde-Dachser et al., 1993, S. 624) einzulassen – wie auch auf die daraus entstehenden Enttäuschungen. Rohde-Dachser et al. (1993) gehen außerdem davon aus, dass Psychoanalytikerinnen »ihren Patientinnen in der Übertragung diese Form der Anerkennung zukommen lassen wollen. Hier ist jedoch gleichzeitig von Trauer/Enttäuschung/Depression die Rede, damit könnte dies auch bedeuten, dass Analytikerinnen sich in diesem Zusammenhang oft überfordert und gegenüber ihren Patientinnen auf diesem Hintergrund ebenfalls enttäuscht und depressiv reagieren, ohne sich dieser Enttäuschungsaggression und den dahinter verborgenen eigenen Wünschen stellen zu wollen« (S. 625) – diese Vermutung bestand schon, ohne Schwangerschaft miteinzubeziehen.

2.2.2 Mögliche Reaktionen der Psychoanalytikerin

Ein Grund für die Berufswahl »Psychoanalytiker_in« kann eine Hoffnung auf Wiedergutmachung sein, getrieben von unbewussten infantilen Schuldgefühlen für fantasiertes oder begangenes Unrecht. So mag es sein, dass über den Beruf versucht wird, die Reparation für ödipale Bestrebungen oder Wiedergutmachung von destruktiven Impulsen zu suchen (Imber, 1990). Vor diesem Hintergrund kann auch die von Uyehara et al. (1995) beschriebene Angst einer schwangeren Psychoanalytikerin, von Patient_innen (plötzlich) verlassen zu werden, einschließlich damit verbundener Schuldgefühle, verstanden werden. Liegt diese Dynamik vor, gilt es besonders achtsam zu sein, da Schuldgefühle der Therapeutinnen, wie auch unbewusste Omnipotenzgefühle oder das Bedürfnis, ohne Ambivalenzen lieben zu können, die Regression und Abhängigkeit der Patient_innen fördern kann (Searles, 1979). Sind andererseits Patient_innen regrediert, macht es sie üblicherweise noch wütender, verlassen zu werden. In diesem Zusammenhang betont Turkel (1993) besonders die Tatsache, dass – zumindest für eine Zeit lang – die schwangere Psychoanalytikerin ein Geheimnis vor den Patient_innen hat, dass sie auch betrifft. Gleichzeitig können Schuldgefühle der Analytikerin auch bewirken, dass sie die Preisgabe ihrer Schwangerschaft hinauszögert bzw. nur die realen Aspekte oder die nahende Unterbrechung bespricht (Uyehara et al., 1995; Deben-Mager, 1993).

Es ist weiterhin davon auszugehen, dass üblicherweise (also in Analysen ohne Schwangerschaft der Psychoanalytikerin) z. B. Angst vor Liebesverlust ein häufiges Übertragungsthema zwischen Analytikerin und Patient_in ist (Rohde-Dachser et al., 1993). Darüber hinausgehend muss mit einbezogen werden, mit welch intensiver Angst Patient_innen auf den Kontakt oder die Stimulation von eigenen aggressiven Fantasien reagieren. So scheint nachvollziehbar, dass sich schwangere Psychoanalytikerinnen bei manchen für sie schwierigen Patient_innen z. B. wünschen, dass diese über andere Themen als ihre Gedanken zur Schwangerschaft sprechen oder die Schwangerschaft nicht wichtig (im Sinne von wirksam) im analytischen Arbeiten ist – auch um sich und ihre Schwangerschaft/ihr Baby zu schützen (Linderholm, 2006; Gibb, 2004; Stuart, 1997).

Negative Gegenübertragungen können problematisch sein, besonders dann, wenn die schwangere Psychoanalytikerin, wie Nadelson et al. (1974) zusammenfassen, weniger gewillt ist, aggressive oder feindliche Impulse zu containen – oder gar Angst vor ihnen hat und sie abwehren muss. Eine Schwangerschaft kann zu vermehrter Beschäftigung mit sich führen, um den ungewohnten Zustand verstehen und leben zu lernen. Winnicott (1960) beschreibt dies als »primary maternal peoccupation« (S. 395). Damit sind die erhöhte Aufmerksamkeit und Sensibilität der Frauen sich selbst und ihrem Zustand gegenüber gemeint. Bereits Winnicott erlebt schwangere Frauen als deutlich zurückgezogen und sehr stark von der Schwangerschaft vereinnahmt, was er betont, weil als schwangere Frau der eigenen Körper mit jemandem geteilt wird. Die Flexibilität der Ich-Grenzen aufgrund der Neu- oder Umorganisation der Analytikerin, so Diamond (1992), kann während einer Schwangerschaft intensiviert werden – und damit die bereits erwähnten Konflikte zum Thema Mutter-Haben/Mutter-Sein stärker spürbar werden lassen. Penn (1986) betont diesbezüglich, dass durch die vergrößerte Unklarheit der eigenen Körpergrenzen eine erhöhte Bereitschaft besteht, die symbiotischen Wünsche der Patient_innen wahrzunehmen, die, je nach Situation, abgewehrt werden müssen, um mehr Distanz zu schaffen oder aber zu verstärktem Einfühlen in das Erleben der Patient_innen führen. Die Rekonfigurierung der eigenen weiblichen Identifikationen, speziell mit der eignen Mutter, kann nach Diamond (1992) zu verminderter Abgrenzung bezüglich der Patient_innen fuhren. Dies bedeutet aber auch für die Psychoanalytikerin eine Steigerung der psychodynamischen Ansprüche, die an sie gestellt werden. Durch die inneren Umstrukturierungen während der Monate der Schwangerschaft besteht eine erhöhte Gefahr, schreibt Barwinski-Fäh (1992), dass die Analytikerin nicht mehr so klar unterscheiden kann zwischen den mütterlichen Zuschreibungen und Übertragungen der Patient_innen und sich als Person. So kann in der Psychoanalytikerin Druck entstehen, eigene Ambivalenzen unter den Tisch fallen zu lassen, sowohl privat als auch in ihrer Rolle als Psychoanalytikerin. Wenn sie sich mit dem idealisierten Mutterbild der Patient_innen identifiziert, so wird sie unweigerlich Schuldgefühle entwickeln, da diese idealisierten Bilder nicht erfüllbar sind. Anschließend gerät sie unter Druck, was dazu führen kann, dass sie ihren Patient_innen alle Wünsche erfüllen möchte und keine eigenen Bedürfnisse mehr haben darf. In dieser Dynamik läuft sie nicht nur Gefahr, ihre analytische Position viel zu sehr zu verlassen, sondern auch, sich mit diesem omnipotenten Wunsch zu überfordern.

Eine Analytikerin ist also auf zwei Ebenen gefordert: Einerseits als Frau, die in ihre neue Situation oder Rolle hineinwachsen möchte oder muss; eigene mütterliche Bedürfnisse kommen (noch einmal) massiv hoch und bedeuten eine Destabilisation wie auch Chance für persönliches Wachstum. Andererseits muss sie als Analytikerin ihre Gegenübertragungsreaktionen in diesem Zusammenhang richtig einschätzen können (Deben-Mager, 1993), um arbeitsfähig zu bleiben. Gemäß Chasseguet-Smirgel (1984) bedeutet das Wiedereintauchen in die mütterliche Identifikation ein sich – ob gewollt oder nicht – verstärktes Verfügbar-Machen für mütterliche wie auch erotische Übertragungen im Rahmen ihrer Arbeit. Fenster, Phillips und Rapoport (1986) beschreiben jedoch auch, dass schwangere Therapeutinnen einen inneren Drang spüren können, sich im Vergleich zu ihrer üblichen Arbeitshaltung mehr zu öffnen. Allerdings kann es auch sein, dass die Analytikerin ein größeres Bedürfnis hat, sich mitzuteilen, als es für die Patient_innen adäquat ist. In jedem Fall stellt dies eine signifikante Veränderung im realen Anteil der therapeutischen Beziehung dar. Damit kann es sein, dass die Patient_innen viel über die Bedürfnisse ihrer Analytikerin erfahren, was ansonsten eher selten vorkommt.

Aggressionen zu containen ist im Übertragungs-Gegenübertragungskonstrukt alltäglicher Teil der analytischen Arbeit. Aggressionen sind häufig anstrengend und können der Analytikerin »unter die Haut« gehen – nur »lebt« jetzt dort auch noch jemand anderes als »nur« die Analytikerin selbst. D.h. es kann zu Konflikten kommen, wen oder was sie schützen will: sich, die Patient_innen oder ihr ungeborenes Baby, d.h. über abwehrende Reaktionen einen Spannungsabbau herbeizuführen, um sich bzw. das Ungeborene zu entlasten. Imber (1990) berichtet hierzu u.a., dass sich ihre Gegenübertragungsgefühle teilweise veränderten: Bekannte Übertragungen im Zusammenhang mit den jeweiligen Fallgeschichten trafen sie plötzlich persönlich. Sie fühlte sich bedroht – und konnte nicht mehr reagieren wie üblich, sprich das gehörte und gefühlte Material zu containen oder z.B. zu deuten. Sie betont zudem, dass ihre Schwangerschaft die Interaktion zwischen ihren eigenen (dadurch wiederaufbrechenden) neurotischen Anteilen und den (ebenfalls durch die Schwangerschaft) intensivierten Aggressionen der Patient_innen verstärkte. Man könnte auch sagen, dass sie als schwangere Analytikerin, fasst man ihre genannten Reaktionen zusammen, in Bezug auf die Aggressionen ihrer Patient_innen ängstlich war. Damit ist sie aber nicht allein, viele Autorinnen berichten über ähnliche Schwierigkeiten (Goldberger et al., 2003; Stuart, 1997; Uyehara et al., 1995).

Penn (1986) schreibt dazu, dass es gerade in Zeiten erhöhter Verletzlichkeit für Analytikerinnen wichtig sei, darauf zu achten, ob bzw. wie stark sie auf besonders frühe und intensive Übertragungen der Patient_innen mit Gegenreaktionen wie Verleugnung oder Vermeidung reagieren. Schwangerschaft triggert frühe vorsprachliche Erfahrungen, Erinnerungen oder zumindest Fantasien darüber, wie es gewesen sein könnte, selbst im Mutterbauch gewesen zu sein (Dornes, 1993). Ein Zustand, dem Grenzenlosigkeit, Omnipotenz, aber auch Abhängigkeit oder Enge nachträglich zugeschrieben werden kann. Diese nicht- oder vorsprachlichen Zustände werden durch Affekte in einer Psychoanalyse für Patient_innen wieder erlebbar und bearbeitbar. Jedoch ist auch die Analytikerin mit ihrem Fötus identifiziert und so aller Wahrscheinlichkeit nach mehr in affektiven/verträumten/regressiven Zuständen verhaftet als sonst. So können negative oder aggressive Übertragungen die Analytikerin auch erstaunlich wütend machen (Whyte, 2004) bzw. daraus folgend Schuldgefühle gegenüber dem Baby oder der Patientin_dem Patienten entstehen. Wenn nicht genug Raum für die schwangere Psychoanalytikerin war, die eigene Körper- und

Weiblichkeitsgeschichte durchzuarbeiten, können als Reaktionen von ihr feindliche Deutungen aber auch das unbewusste Einverständnis, wenn bzw. wann eine Patientin_ein Patient die Behandlung abbricht oder agieren der Analytikerin selbst (wie z. B. versäumte Termine etc.) erfolgen (Yakeley, 2013). Andererseits kann es auch vorkommen, dass sich die Analytikerin in ihrer Gegenübertragungsreaktion mit den Patient_innen zu sehr identifiziert, was wiederum auf ihre eigene Mutter- bzw. Geschwisterthematik zeigt, die generell in Schwangerschaften wieder auftauchen (Penn, 1986).

Viele Frauen erleben vor allem im zweiten Trimester einer Schwangerschaft mehr Selbstbestätigung. Übersetzt in die Tätigkeit einer Psychoanalytikerin kann dies eine vermehrte Offenheit gegenüber ihren Patient_innen bedeuten (Balsam, 2012; Penn, 1986). Diese Monate werden im Allgemeinen als angstfreier beschrieben, viele Frauen fühlen sich in dieser Zeit stark und wohl. Durch die, während dieser Phase unter Umständen mehr gelebte weibliche Geschlechtsrolle (Penn, 1986), verhält sich eventuell auch die Therapeutin anders und löst so wiederum Übertragungsstürme aus. Fuller (1987) betont hierzu jedoch, dass Freude und Stolz, schwanger zu sein, während des gesamten Verlaufes ob der sich auftuenden Schwierigkeiten oder Intensivierungen des analytischen Arbeitens eingeschränkt sein können. Weiterhin kann es, je mehr die Schwangerschaft fortschreitet, vornehmlich aber vor der Geburt sein, dass Patient_innen besonders fürsorglich werden (Rollenumkehr) und sich um die (erneut) verletzlich wirkende Psychoanalytikerin kümmern wollen (Penn, 1986).

Einerseits erlebt sich also die Analytikerin während ihrer Schwangerschaft hinter der Couch vulnerabler als gewohnt und merkt idealerweise ihre Widerstände oder verminderte Kapazität, aggressive oder feindliche Impulse auszuhalten, andererseits erlebt sie sich aber auch als jemand, der sich mehr und mehr zu einer mütterlichen, pflegenden und nährenden Person entwickelt (Imber, 1990). Dies stellt einen inneren Widerspruch dar, der besonders für Psychoanalytikerinnen in Ausbildung unter Supervision, wie Uyehara et. al. (1995) betonen, als Erschwernis erlebt werden kann, eine Identität als Analytikerin zu entwickeln. Daraus folgend sollte sich die Psychoanalytikerin mit ihrer erhöhten Verletzlichkeit bzw. (durchaus auch konstruktiven) Verunsicherung, z. B. im Rahmen von Supervisionsstunden, auseinandersetzen. Ihre neuen Bedürfnisse, wie den Fötus zu beschützen oder sich in die (vielleicht neue) mütterliche Rolle zu vertiefen oder auch die Reorganisation ihrer (privaten) Paarbeziehung, braucht im Zusammenhang mit der Rolle als Psychoanalytikerin Zeit und

Raum, um gedacht/gefühlt werden zu können. Nach Raphael-Leff (1993) zeigte sich: Je besser die werdende Mutter diesen Druck annehmen kann, umso mehr kann sie eine »good-enough-mother« werden. Als Ziel in der Praxis bedeutet das, eine Analytikerin sein/bleiben zu können, die ihren Patient_innen eine ausreichende Offenheit, bzw. »genügend gute« Fähigkeiten zu containen anbieten kann. Dafür braucht es sowohl eine Durchlässigkeit ihrer inneren Grenzen, um die Patient_innen wahrnehmen zu können als aber auch genügend Klarheit und Sensibilität bezüglich ihrer inneren Grenzen.

2.2.3 Mögliche Reaktionen von Patient_innen

Ist die Schwangerschaft benannt, ist es wichtig, betont Penn (1986), die Patient_innen zu ermutigen, ihre Gefühle und Fantasien diesbezüglich zu erforschen. Allein den schwangeren Körper einer Psychoanalytikerin zu sehen kann bei Patient_innen auch eine Verschiebung des eigenen Körperbildes bewirken: Mehr hin zu dem Körper, den sie in Realität haben: erwachsen, geschlechtlich, prokreativ. Dies bedeutet oft eine unerwartete wie auch unfreiwillige Herausforderung an die Abwehr der Patient_innen und eröffnet damit – gewollt oder ungewollt – psychischen Raum. Gelingt es im analytischen Prozess diese visuelle Wahrnehmung fruchtbar zu machen und folgend vom externalen Sehen hin zu einem internalen Sehen zu verschieben, so kann dieser neu entstandene Raum nutzbar gemacht werden (Yakeley, 2013). Patient_innen reagieren, wie schon erwähnt, meist intensiv. Sie identifizieren sich, je nach persönlicher Lebensgeschichte, mit dem Vater, oft auch mit dem Ungeborenen oder der Therapeutin selbst. Im Allgemeinen können, fasst Deben-Mager (1993) zusammen, Geschwisterrivalität, Neid, Angst vor dem Verlassenwerden, Identifikation, Idealisierung oder Abwertung der Therapeutin, aber auch Feindseligkeit oder Schuldgefühle aufgrund von aggressiven Gefühlen gegenüber dem Baby Übertragungsthemen sein, wie auch Angst oder Abwehr von weiblicher Sexualität genauso wie Sympathie oder Besorgtheit auftauchen. Besonders (männliche) Patienten, die vielleicht bisher die Weiblichkeit der Psychoanalytikerin verweigert hatten, können auf die Nachricht der Schwangerschaft stark reagieren.

Die Therapeutin wird durch ihre Schwangerschaft verstärkt als Mutterobjekt wahrgenommen. Dies löst z. B. auch starke Konkurrenzgefühle zum Baby aus, wie auch vermehrte Ängste, dass das Baby gegenüber der Patientin_dem Patienten bevorzugt werde. Lange Verdrängtes kommt oft wieder zum Vorschein. So kann bei Erstgeborenen das Gefühl des plötzlichen Verlustes nochmalig durchlebt werden. Alte wie aktuelle Abschieds- oder Grenzerfahrungen können (noch einmal) reaktiviert werden, um oft tiefer und intensiver durchgearbeitet zu werden (Atlas-Koch, 2008). Auch können Fantasien um die Bedürftigkeit des Babys auftauchen – die dann mit der aktuellen Therapiestunde bzw. der eigenen Bedürftigkeit in Konkurrenz stehen. Aber auch Wünsche nach symbiotischer Verschmelzung können besonders leicht bei Patient_innen mit starker Mutterbindung auftauchen und in manchen Fällen die Unterscheidung zwischen der echten Mutter und der Therapeutin erschweren (Friedman, 1993).

Eine häufige Übertragungsreaktion ist das Gefühl des Verlassen-Werdens. Ein psychoanalytisches Setting bietet – wahrscheinlich stärker als andere psychotherapeutische Verfahren – eine Möglichkeit, die Erfahrung machen zu können, mit sich existenziell alleine zu sein und gleichzeitig zu akzeptieren, dass wir andererseits ohne andere nicht leben können, aber nun mal von anderen (körperlich) getrennte Wesen sind. Durch die Schwangerschaft wird diese Thematik verstärkt getriggert, da eine reale Grenze bzw. Verlassen-Werden zumindest für eine Zeitspanne absehbar ist. Die Analytikerin wird nun mehr als ein getrenntes Wesen von einem selbst wahrgenommen und kann somit weniger als fantasierte Erweiterung des eigenen Selbst erlebt werden (Siebold, 2005). Auch wenn es beachtenswerte reale Anteile dieses Gefühls gibt, so betont Penn (1986), dass diese Übertragungen oft überdeterminiert sind und mit realen oder fantasierten Verlusten in der Vergangenheit zusammenhängen. Sie schreibt ferner, dass die Illusion, dass – speziell bei hochfrequenten Analysen – die Analytikerin nur für die Patientin_den Patienten da ist, zerstört wird. Manche Patient_innen erleben so eine existenzielle Einsamkeit, ein intensives Gefühl eines getrenntes Selbst, das zu wichtigen Einsichten führen kann. Eine Erklärung führt Barwinski-Fäh (1992) in Bezug auf lange Schweigephasen an. Sie erklärt lange Schweigephasen oder (scheinbare) Bedürfnislosigkeit von Patient_innen auf den infantilen Wunsch zurück, die Schwangerschaft ungeschehen zu machen z. B., indem man sich selbst an die Stelle des Fötus fantasiert (die eigene Lebensuhr also zurückdreht) und so wieder in den Mutterleib zurückkehrt (»Im Uterus habe ich alles«). Damit sind zwei Dinge in einem geschehen: Sprechen und Begehren erübrigt sich, denn im Uterus gibt es noch keine Worte und alles was benötigt wird, ist vorhanden *und* die/der furchteinflößende Rivalin/Rivale ist verschwunden, indem die Patientin_der Patient sich an ihre/seine Stelle fantasiert.

Eine weitere interessante Erklärung, warum Schwangerschaften oft sehr intensive Reaktionen hervorrufen, bietet Langer (1988). Wie sie beobachtet (sich an der Schule Melanie Kleins orientierend), erwarten oder fantasieren Menschen immer genau das (an Strafe), was sie anderen real oder fantasiert zugefügt haben. Mädchen wie Buben fantasieren oft unbewusst aus Eifersucht auf die Schwangerschaft der Mutter (oder ein jüngeres Geschwisterchen), die Schwangerschaft zu zerstören oder das Geschwisterchen beiseitezuschaffen und zu töten. Dies soll helfen, die Mutter wieder ganz für sich zu haben. In der Folge haben Frauen wie Männer, wenn sie erwachsen geworden sind und diese Gefühle üblicherweise mehr oder weniger verdrängt haben, unbewusst Angst vor der Rache der Mutter. Frauen im Speziellen fürchten also die Rache der bestrafenden Mutter, die in ihrer Fantasie ihr ungeborenes Kind *»stiehlt und frisst«* (S. 91).

Die unterschiedlichen Übertragungsreaktionen ermöglichen oft ein breiteres und tieferes Verständnis der inneren Objektwelt für die Patient_innen. So betonen einige Autorinnen (Whyte, 2004; Stuart, 1997) die Möglichkeit, dass Patient_innen durch die Schwangerschaft der Analytikerin momentan aufgrund von Überforderung so sehr in den Widerstand gehen, dass sie jegliche weitere Wirkung der Therapeutin auf sie negieren müssen – trotzdem können aber zu diesem Zeitpunkt Übertragungsdeutungen die Patient_innen auf die eine oder andere Weise erreichen. Sie meint diesbezüglich, dass Deutungen inmitten oder trotz der chaotischen oder verwirrenden Erlebnisse dennoch sinnstiftend sein können. Jedoch gilt im Bewusstsein zu halten, dass nicht alle Reaktionen der Patientinnen Übertragungs- oder Gegenübertragungsreaktionen sein müssen (Penn, 1986). Einige Autorinnen (Denton, 2012; Atlas-Koch, 2008; Bassen, 1988) berichten, dass Patientinnen die Nachricht der Schwangerschaft so beeindruckte bzw. sie nicht die Stabilität hatten, ihre Gefühle diesbezüglich zu besprechen, dass sie zu agieren begannen, plötzlich heirateten oder selbst (überraschend) schwanger wurden oder zumindest den starken Wunsch nach eigener Schwangerschaft entwickelten. Andererseits beobachtet Penn (1986) auch bei Patient_innen eine größere Distanziertheit gegenüber der Therapeutin bzw. eine Abwehr der therapeutischen Beziehung. Häufig geschehe dies auf Seite der Patient_innen, um eine tiefe Anteilnahme und gefühlte Verletzung zu verstecken. Eine Analytikerin muss sich folglich zusätzlich mit Impulsen auseinandersetzen, des im Sinne des nach Kestenberg

(1976) universellen Konfliktes zwischen sozial sanktionierten Impulsen Schwangere zu schützen/selbst mehr Schutz zu brauchen versus dem sozial mehr verbotenen Schwangere zu verletzen oder zu zerstören/auf sich bezogene sado-masochistische Impulse zu spüren.

Durch die Betonung der Sexualität kann es auch zu einer Intensivierung der erotischen Übertragungen kommen (Diamond 1992; Penn 1986) – bzw. dies für die Patient_innen zum ersten Mal bewusst bzw. besprechbar werden. Je nach Störung bzw. Lebensgeschichte der Patient_innen können diese Übertragungen auch als gefährlich und riskant erlebt werden und zu verstärktem Rückzug bzw. Widerstand führen. Häufig werden bisher latente Einstellungen sichtbar, wie Abscheu oder Ekel, aber auch Idealisierung der Analytikerin, so z. B. wenn die Schwangerschaft der Analytikerin als Beweis einer konfliktfreien sexuellen Identität (Friedman, 1993) – im Gegensatz zur eigenen, oft abgewerteten – verstanden wird. So kann es besonders für homosexuelle Patient_innen zu vermehrten Ambivalenzen oder Verunsicherungen bezüglich ihrer Kinderwünsche kommen, u. a. durch die Unmöglichkeit in gleichgeschlechtlichen Partnerschaften ohne jemanden Dritten schwanger zu werden. Wird die Schwangerschaft der Analytikerin (auch nachdem sie sichtbar geworden ist) von den Patient_innen völlig ignoriert und keine Reaktionen, Gefühle oder Fantasien gezeigt, so deutet dies – ebenso wie das rigide Beibehalten nur einer Reaktion etc. – auf ein Wehren gegen ungewöhnlich starke Übertragungsreaktionen hin (Penn, 1986; Goodwin, 1980).

Diese starken Übertragungsreaktionen und Aggressionen können vonseiten der Patient_innen zum Teil sehr heftig sein und somit das therapeutische Arbeiten deutlich beeinflussen (Denton, 2012). Turkel (1993), neben vielen anderen, betont, dass es bei sehr schwer gestörten Patientinnen oder Patienten auch zu Acting-Out bzw. realen aggressiven Handlungen kommen kann. Ein paranoid-schizophrener Patient hat z. B. in seiner Wut über ihre Schwangerschaft einen Aschenbecher nach ihr geworfen. Weitere beobachtete Widerstände: verspätetes Erscheinen der Patient_innen, überstürztes Beenden der Therapie, unkontrolliertes Weglassen von Verhütungsmitteln, sehr späte Wahrnehmung der Schwangerschaft der Analytikerin, bewusstes Zurückhalten von Antworten, außerdem ein Darauf-Bestehen, dass bestimmte positive oder negative Gefühle zur Schwangerschaft realistisch seien und nicht Thema der Analyse, Verweigerung/Verneinung/Leugnung, dass die Schwangerschaft irgendeine Bedeutung für die Patientin_den Patienten hat, verschiedene Formen und Grade des Acting-Out, manchmal bis hin zu Selbstmordfantasien oder -versuchen (Bassen, 1988; Penn, 1986). Dieses Überschreiten der bisherigen gemeinsamen Vereinbarung von Sprache vor Handlung in den Analysestunden löst üblicherweise Aggressionen oder Ängste und in der Folge Widerstand und Abwehrreaktionen in der Analytikerin aus. Daher kann es, gemäß Imber (1990), vorkommen, dass Analytikerinnen unter Umständen ihren Einsatz in der Praxis verringern, wenn die Verstrickungsgefahr als zu bedrohlich erlebt wird.

Trotz der beschriebenen Herausforderungen beschreiben Fenster, Phillips und Rapoport (1986), viele Patient_innen die Schwangerschaft ihrer Analytikerin, wie auch Analytikerinnen selbst ihren Zustand, durchaus als positiv bzw. konstruktiv, da Themen zum Vorschein kommen, die bisher vermieden wurden, unbewusst geblieben waren oder jetzt aus einem anderen Blickwinkel betrachtet werden können (Denton, 2012; Hjalmarsson, 2005; Siebold, 2005; Raphael-Leff, 2004). So kann man sich in neue Bereiche der Bewusstseinserkundung begeben und weiß als Patient_in auch, dass diese Zeit der Schwangerschaft und Mutterschaftspause eine vorübergehende ist.

2.3 Von eins zu zwei

2.3.1 Die (präödipale) Mutter als Subjekt

> »Calling the early phases of development preoedipal, unfortunately, has turned out to so foreclose and pathologize our knowledge of ›unseparated‹ states with mother that we have been unable to explore progressive maturation within that relation, rather than simply labeling ›mother and child‹ as necessarily regressive, regressed, or pathologically fixated mental states. Misogyny can take many subtle forms!«
>
> *(Balsam, 2015a, S. 572)*

Sich in die Position des Babys begebend, fantasieren Erwachsene rückblickend die intrauterine Zeit meist als ein grenzenloses Eins-Sein im Bauch der Mutter, wohlig und geborgen, dort ist es grenzenlos, ohne Frustration oder Trauer. Es bleibt eine Sehnsucht nach Verwobenheit, es bleibt eine

Fantasie, erhofft oder gefürchtet, dass etwas oder jemand einem unter die Haut geht oder man sich selbst in eine schützende Höhle zurückziehen kann. »Die idealisierte Situation der präödipalen, konfliktfreien Beziehung in der psychoanalytischen Theorie wird fast ausschließlich aus der Position des Kindes heraus argumentiert«, schreibt Parker (2010, S. 43) und betont: »[A]n dieser Schnittstelle wird ein Tabu der Psychoanalyse sichtbar: Das Tabu der Mutter als Subjekt (und nicht nur als Objekt für das Kind)« (S. 43). Hrdy (2000) vertritt nun als Anthropologin die Ansicht, dass Liebe bzw. Bindung zwischen Mutter und Kind letztlich durch die evolutionäre Entwicklung des Stillens entstanden sei. Durch die Weitergabe der mütterlichen Sekrete, aus der sich später dann Muttermilch entwickelte, konnten dem Neugeborenen wichtige Stoffe gegeben werden, die einen Vorteil beim Überleben boten, da sie das Neugeborene stärkten und z.B. vor Erkrankungen schützten. Um diesen Vorteil ausreichend nutzen zu können, musste sich die Mutter länger um das Baby kümmern bis es selbstständig genug wurde, um zu überleben. Um die beiden lange genug beieinander zu halten, brauchte es einen evolutionären Trick, mit dem Mutter und Kind es gut miteinander aushielten: Liebe und Bindung. Liebe und Bindung sind also nicht nur sehr frühe Erfahrungen im Leben eines Menschen, sondern auch evolutionär gesehen sehr alte und tief verankerte Muster.

Sowohl intrauterin als auch nach der Geburt, ist die Mutter als Objekt also Quell für lustvolles Erleben des Babys. Vor der Geburt hat sie bewusst wenig Einfluss darauf, nach der Geburt mehr. Es ist in vielerlei Hinsicht für den Verlauf des weiteren Lebens prägend, wie gut es der Mutter gelingt, über die Intimität ihres Körpers ihr Kind zu stimulieren – ohne es dabei zu überfordern oder mit seinen Empfindungen zu sehr alleine zu lassen (Perelberg, 2009). Yakeley (2013) betont in diesen Zusammenhängen die Verwobenheit der Bedeutsamkeit der Mutter – auch mit ihren Funktionen als Körper – mit der des eigenen Körpers für die Entwicklung eines eigenen, stabilen und konstruktiven Körperbildes. Gelingt es der Mutter, ihrem Kind einen guten Zugang zu seinem eigenen Körper zu ermöglichen, wird die Wahrscheinlichkeit des Überlebens ihres Kindes bis zur Geschlechtsreife erhöht – und damit auch die Wahrscheinlichkeit der Weitergabe ihrer Gene. Nun ist es eher ungewöhnlich, in psychoanalytischen Texten mit Genetik zu argumentieren, aber es scheint im Zusammenhang mit der schwangeren Psychoanalytikerin aka (präödipalen) Mutter als Subjekt relevant zu sein, um die eigene Position, das Begehren etc. hinter der Couch genauer zu verstehen – denn eine Schwangerschaft triggert nicht nur bei Patient_innen archaische Affekte, sondern auch bei den Analytiker_innen. Denn auch wenn Sexualität von Fortpflanzung bei Menschen getrennt gelebt werden kann und meist wird, gab es im Falle einer Schwangerschaft eine (im besten Fall) Vereinigung dieser beiden Grundbedürfnisse. Nachdem bei Frauen die Fortpflanzung körperlich nicht »nur ein Akt« ist, sondern ein Theatermarathon von mindestens neun Monaten Länge, eher mehreren Jahren, scheint die Position/das Verständnis/die Dynamik der präödipalen Mutter als Subjekt im Allgemeinen wichtig zu sein – und im Besonderen für eine schwangere Psychoanalytikerin.

Im Allgemeinen werden die ersten Monate bis Lebensjahre nach der Geburt als präödipale Phase bezeichnet. Bezüglich der psychodynamischen Prozesse während der Zeit im Bauch und in den ersten Monaten danach, gibt es relativ wenig Unterscheidung in der Literatur. Meist ist es ein Verweis, auf die intrauterine Situation des Babys, jeweils tendenziell idealisierend oder als bedrohlich beschrieben, um dann mit der Zeit nach der Geburt und den sich entwickelnden Bindungen fortzufahren (Kristeva, 1982; S. Freud, 1926b). Die Mutter wie auch das Baby haben die Aufgabe, aus der Monade der Schwangerschaft heraus und in eine verbundene wie auch getrennte dyadische Beziehung einzutreten.

Gemäß Mahler (1975), kann die präödipale Phase klassischerweise als bewältigt verstanden werden, wenn eine ausreichende Verankerung der Individualität sowie das sukzessive Einstellen von verinnerlichter Objektkonstanz sich konsolidiert hat. Die Trennungsangst ist dann, Mahler (1975) weiter folgend, nicht mehr so brennend oder bedrohlich, und Vertrauen in die Liebesobjekte konnte gefasst werden. Daraus ergibt sich auch, dass sich der Spalt der getrennten mütterlichen Objektrepräsentanzen von einer »guten« und »bösen« Mutter schließt, diese, wie auch das Kind selbst an Omnipotenz verlieren und ein Gefühl für das eigene Sein, das eigene Selbst gewachsen ist. Für die Erreichung einer Objektkonstanz ist die Internalisierung einer konstanten und positiv besetzten Mutterimago, die es dem Kind möglich macht, getrennt zu funktionieren, unabdingbar. Im weiteren Entwicklungsverlauf kommt es zur weitreichenden Strukturierung des Ich und zur Ausbildung erster Über-Ich-Aspekte (Mahler, 1975). Stern (1985) steht Mahlers Konzept der symbiotischen Verschmolzenheit von Mutter und Kind nach der Geburt kritischer gegenüber und postuliert stattdessen fein nuancierte Wahrnehmungen oder Interaktionen zwischen Kind und Mutter, die in einem Gefühl von einem aktiven Miteinander getragen werden. Gelingt es beiden, eine affektive Übereinstimmung herzustellen, können damit auch wichtige Grenzen im Sinne der Unterscheidung Ich versus Nicht-Ich erfahren werden. Das bedeutet, dass die Fantasien und Beschreibungen dieser vorsprachlichen Zeit aus der Position des Babys im Mutterbauch sich hin zu einem Austausch von Zuständen und Informationen verändern (Stern, 1985). Wie Dornes (1996) für Kinder, die sich tatsächlich in der präödipalen Zeit ihre Lebens befinden, also ein bis zwei Jahre alt sind, formuliert, ist die Entstehung von Ambivalenzen eine von ihnen »entwickelte Strategie des Umgangs mit elterlichem Zwiespalt und daraus folgenden inkonsistenten Beziehungsangeboten« (S. 1013) – Ambivalenz hat also, argumentiert Dornes weiter, interpersonelle Ursprünge.

»Selbst universal vorhandene Ambivalenz bei Eltern führt nur dann zu merklicher und dauerhafter Ambivalenz bei Kindern, wenn sie gewisse ›Schwellenwerte‹ dauerhaft überschreitet und dadurch zu einem wesentlichen Beziehungsthema wird« (S. 1014). Weiterhin betont er:

> »Diese Überlegungen sind mit denen zur Symbiose vergleichbar. Der symbiotische Moment […] mag universal sein, aber das impliziert nicht, daß seine Bewältigung/Verarbeitung die zentrale Aufgabe des Kindes in einer bestimmten Entwicklungsphase ist, denn er kann auch passager und flüchtig sein und wird nur in bestimmten, dafür disponierten Eltern-Kind-Paaren zu einem bedeutsamen Thema, in anderen nicht« (S. 1014).

Jedoch ist die Haut des Fötus und späteren Babys auf erotische Weise durch Berührung mit der Mutter verbunden – als ein Wegbereiter für die gegenseitige Erregung im erwachsenen Alter (Reilly, 2004). Alizande (2014) bringt im Zusammenhang mit weiblicher Sinnlichkeit die Metapher eines Moebius-Bandes um den erogenen Körper zu beschreiben: als ein »Körper in dem innen und außen ohne Unterbrechung aufeinander folgen und beide nicht voneinander unterschieden werden können; er verläuft von der Oberfläche bis in die Tiefe von der Haut bis in die Eingeweide« (S. 21). Erweiternd ist formulierbar, dass der schwangere Körper ein Ort wie auch eine Position ist, an/in denen Verbindung und Berührung hergestellt wird. Der frühe Mutter-Kind-Kontakt mit seinen vermittelnden Flüssigkeiten wie Fruchtwasser oder Muttermilch stellt im Optimalfall das sinnliche Band zwischen Mutter und Kind her und wird so zum Ursprung aller Liebesbeziehungen und Erotik (Wrye, 1993a). Zwar erwähnt Wrye (1993a), dass eben diese Begegnungen wohl problematisch werden können und damit innere Spannungen bei Mutter oder/und Kind auslösen, betont jedoch, dass dies nicht die Norm sei.

Gelingt es der Analytikerin, diesen Einfällen und Zuständen ihrer Patient_innen durch ihre eigene Haltung Raum zu geben, können durch die Anwesenheit eines realen Fötus in der Analyse bei Patient_innen jedoch verstärkt symbiotische Fantasien oder (unbewortete) Erinnerungen über sehr frühe Zustände geweckt werden. Erweiternd formuliert Didier Anzieu (1996) als die wichtigsten psychischen Aufgaben von Haut die Funktion des Umfassens (eines Sackes, vielleicht gar Uterus?), als Grenze und auch als Möglichkeit der Kommunikation mit anderen. Schäfer (1999) hebt hierzu das Erkennen eines Unterschieds zwischen einem Innen (Psyche) und einem Außen (Körpergrenze), wie auch zwischen Wunsch und Wirklichkeit, oder auch zwischen Denken und Handeln, als Fähigkeit hervor, die Zeit und Erfahrungen braucht, um sich zu entwickeln. Konnten sich Patient_innen nicht genügend (eine zweite) psychische Haut zulegen, d. h. sich als ausreichend umschlossen erleben, so können frühe Affekte im Zusammenhang mit symbiotischen Fantasien intensiver und auch sichauflösender, bis hin zu völliger Hilflosigkeit/Ausgeliefertheit empfunden werden, so Bick (1968). Sie interpretiert dies als Hinweis darauf, dass innerhalb der Persönlichkeit noch zu wenige Bindungskräfte zusammenhalten. Diese frühen Zustände, in denen Teile der Persönlichkeit noch nicht unterschieden werden, können von Teilen des Körpers, besonders wenn es um den Themenkreis der Abhängigkeit oder Separation geht, aktiviert werden. Schon Freud (1926a) beschreibt die Hilflosigkeit, die er in Neugeborenen vermutet, als den Ursprung bzw. den Prototypus einer traumatischen Situation – und als Ursprung der Erfahrung von Angst. Freud (1926a) nimmt an, dass dem Neugeborenen bewusst wird, wie sehr es von der als omnipotent erlebten Mutter abhängig ist. Ängste, in denen die Fantasien das Ausmaß von Katastrophen annehmen, werden in diesen Zusammenhängen nicht selten entwickelt (Bick, 1968). So kann die Mutterschaftspause z. B. nicht als Unterbrechung, sondern als völliges und existenzielles Verlassen- und Zurückgewiesen sein erlebt werden. Im Fall einer schwangeren Psychoanalytikerin und von reaktivierten frühen, sich auch im Körperlichen verortenden Fantasien oder Affekten, kann es durch die Verwobenheit gegenseitiger projektiver Identifikation zur Aufrechterhaltung von verflochtenen Räumen kommen (A. Anzieu, 1995) – oder aber, ist sie sich ihrer Auswirkungen ausreichend bewusst, zu einem Hin- oder Durcharbeiten bezüglich dieser Zustände. Lernen, ein Individuum zu sein, geschieht über das Erblicken der Anderen, durch die sich über Identifizierung eine innere Objektwelt etablieren kann. Hierfür braucht es aber in der psychoanalytischen Arbeit ein *(auch sich selbst) ausreichend bezeichnendes* Gegenüber: einen empathischen, aufnehmenden, abgebenden Container, zum Beispiel einen schwangeren Körper in der psychoanalytischen Praxis.

Frühe innere Bilder des Berührt-Werdens können anal-sadistische Regression auf, aber eben auch hinter der Couch auslösen. Wrye und Welles (1989) weisen in diesem Zusammenhang auch darauf hin, dass Patient_innen (und jede_r Analytiker_in war auch einmal Patient_in) zu dieser Regression neigen, die eine analytische Situation durch ihre anal-sadistischen Tendenzen lähmen oder kontrollieren wollen. Andererseits wird vor allem auf der Couch der Patientin_dem Patienten Kontrolle entzogen, was zu inneren Spannungen bzw. Aggressionen führen kann. Auch für die Analytikerin ist mit Taniguchi (2012) anzunehmen, dass die Subjekt-Objekt-Beziehung in Mutter-Kind-Fantasien eine oszillierende ist und damit immer wieder auch die Zuschreibungsebene von Mutter-als-Objekt bzw. Mutter-als-Subjekt verlässt. Wenn eine Mutter die Mutter-Kind-Bindung mit Begehren aufladen kann, dann können sich Fantasien zu ihrer Mutter mit denen zu ihrem Kind überschneiden, so Taniguchi weiter. In diesem Sinne können mütterliche Fantasien auch autoerotisch sein, da die Mutter/Analytikerin sich selbst als begehrtes Objekt erleben kann, aufgrund ihrer eigenen Identifikation als Mutter – wie auch als Tochter einer Mutter. Auch hier bedeutet das für die Praxis eine vermehrte Aufmerksamkeit oder Vorsicht und zeigt, wie wichtig ein ausreichendes Durcharbeiten der früheren Mutter-Tochter-Beziehungen für Analytikerinnen ist.

Wie Wrye und Welles (1989) betonen, ist Gelingen einer »maternal erotic transference« (S. 673) ein für Patient_innen wichtiger Aspekt. Damit kann eine Integration der Mutter als lebendiges, mehrdimensionales und integriertes ganzen Objekt stattfinden. Wenn eine Mutter/schwangere Psychoanalytikerin auch von den Patient_innen als Subjekt verstanden werden kann, entstehen Möglichkeiten eines kreativen, transformativen Prozesses für die Patient_innen. Außerdem beobachten Wrye und Welles (1989), dass bei Aktualisierung dieser Übertragungen die Patient_innen, auch solche, die sonst verbal sehr eloquent und sicher sind, vermehrt zu ursprünglichen, fast greifbaren körperlichen Assoziationen, wie zu z. B. zu Fantasien, dass Fäkalien (Fruchtwasser?) ihre Beine oder auch die der Analytikerin herunterrinnen, neigen.

Nach Kristeva (1982) gibt es starke Ängste gegenüber der präödipalen

Mutter, die sich vor allem als Ängste vor ihrer lebensspendenden/-nehmenden Macht entpuppen. Obgleich die mörderischen Wünsche der Patient_innen bezüglich des Fötus oft »most poweful« (Denton, 2012, S. 107) erlebt werden, sind es gleichzeitig diese Wünsche, die am allermeisten von der schwangeren Analytikerin geleugnet und abgewehrt werden müssen, da sie als zu bedrohlich wahrgenommen werden. Allzu leicht wird der Glaube der werdenden Mutter/schwangeren Analytikerin bezüglich ihrer Fähigkeiten, ihr ungeborenes Kind/ihre_n Patient_in pflegen zu können, von Ängsten bezogen auf ihr Körperinneres attackiert, was für ein Objekt ihr Baby nun für sie repräsentiert und wie es wirksam wird (Gibb, 2004). Folglich pendelt auch die schwangere Psychoanalytikerin zwischen dem Ideal mütterlicher Omnipotenz und dem Erleben von Impotenz und Gefangenschaft. So wird das Symbol der allmächtigen Mutter schnell zum Symbol der ohnmächtigen Mutter (Parker, 2010).

Es kann also angenommen werden, dass, neben persönlichen historischen Dynamiken, sehr wohl auch soziale oder kulturelle Determinanten zur intensiven Entwicklung von Scham und Schuld in schwangeren Psychoanalytikerinnen mitwirken. Was wurde ihnen von ihren Müttern oder Lehranalytiker_innen, Supervisor_innen vermittelt? Was konnte im Rahmen der Psychoanalyse bisher im Zusammenhang mit dem schwangeren weiblichen Körper in individuellen wie auch gesellschaftlichen Dynamiken bewusst gemacht werden? Cournut (1988) betont dazu, dass unbewusste Schuldgefühle über Generationen hinweg übermittelt werden können, und zwar umso mehr, je weniger die Trauerarbeit über das verlorene Objekt geglückt ist. Somit ist manchmal das, was von einer vergangenen Liebesbeziehung geblieben ist, eben nur mehr ein unbewusstes Schuldgefühl (ebd.). Demzufolge ist die schwangere Analytikerin auch mit ihren eigenen primitiven Ängsten, mit sich selbst, ihren inneren Prozessen beschäftigt und auch damit, was das Ergebnis dieser Schwangerschaft sein wird (Kofman & Imber, 2005; Gibb, 2004).

Für die praktische Arbeit bedeutet dies weniger Aufmerksamkeit oder auch Ressourcen nach außen richten zu können und im wahrsten Sinne wie auch übertragen weniger Platz in sich zu haben für andere. Rohde-Dachser et al. (1993) stellen fest, dass Psychoanalytiker_innen im Allgemeinen jedoch ihre (männlichen) Patienten eher auf der Suche nach einer liebevollen Mutterbeziehung erleben und sie sich selbst in dieser Rolle den Patienten anbieten (wobei unklar ist, wer letztendlich wessen Wunsch erfüllt) und folgern weiter, dass Psychoanalytikerinnen bewusst eher präödipal organisierte Gegenübertragungen zulassen, auch um die ödipale Beziehung, die Erotik miteinschließen würde, zu vermeiden. In der Beziehung Psychoanalytikerin-Patientin beobachten Rohde-Dachser et al. (1993) außerdem, dass sich die Analytikerinnen auf die »Wünsche der Tochter gegenüber der Mutter und die daraus resultierenden Enttäuschungen einlassen« (S. 624). Die Autor_innen vermuten, dass das zugrundeliegende Bild das der für die Tochter enttäuschenden Mutter ist: einer Mutter, die die Tochter nicht ausreichend anerkennen konnte, wodurch auch das ersehnte Glück ausblieb. Die Autor_innen gehen davon aus, dass die behandelnden Analytikerinnen ihren Patient_innen im Rahmen der Übertragungs-Gegenübertragungsmechanismen diese Erfahrungen jedoch ermöglichen möchten. Jedoch beobachten sie auch, dass »dabei gleichzeitig von Trauer/Enttäuschung/Depression die Rede ist« (S. 625), was auch bedeuten könnte, dass

> »Analytikerinnen sich in diesem Zusammenhang oft überfordert fühlen und gegenüber ihren Patientinnen vor diesem Hintergrund unbewusst ebenfalls enttäuscht und depressiv reagieren, ohne sich dieser Enttäuschungsaggression und den dahinter verborgenen eigenen Wünschen stellen zu wollen« (S. 625).

Genau diese Dynamiken werden durch eine schwangere Psychoanalytikerin noch einmal verstärkt.

Das Bestreben, von der Mutter unabhängig zu werden, kann für die Tochter oftmals von heftigen Schuldgefühlen und Konflikten sowie dem gleichzeitigen Bedürfnis, die reale oder fantasierte Wut zu besänftigen, begleitet sein (Wrye, 1994). Dieser Trennungsprozess kann intensive Angst, Schmerz und Aggressionen in der Tochter auslösen, ganz alleine zurückzubleiben (ebd.). Auf einer präödipalen Ebene können diese schwierigen, konfliktbeladenen, unangenehmen und negativen frühen Gefühle auch über den eigenen Körper internalisiert werden, der dann als minderwertig, abstoßend, stinkend und wertlos erlebt wird. Außerdem können diese Erfahrungen durch das bewusste wie unbewusste Erleben, wie ihr Vater sich gegenüber Frauen verhält, verstärkt oder abgemildert werden. In jedem Fall besteht bei Frauen, deren Beziehung zu ihren Müttern mit Verlassen-Sein oder Zurückweisung getränkt ist, eine tiefe Sehnsucht, das als schwierig oder fehlend Erlebte zu reparieren oder zu ergänzen (ebd.). Auch das erklärt, warum schwangere Psychoanalytikerinnen zu einer Vermeidungshaltung neigen: Aufgrund von fehlenden Durcharbeitungsmöglichkeiten wollen sie vielleicht den eigenen Schmerz vermeiden/abwehren, bzw. eine nicht-Schmerz-verursachende Mutter/Analytikerin sein.

Enactments, wie z. B. im Extremfall die Schwangerschaft der Patientin als Reaktion auf ihre schwangere Psychoanalytikerin, können mit Aron (2003) wohl als ein Verwoben-Sein der inneren Welten von Psychoanalytikerin und Patientin verstanden werden, welches letztlich die relationale Matrix bildet, die psychoanalytische Arbeit ermöglicht. Besteht eine gleichzeitige Schwangerschaft von Patientin und Psychoanalytikerin, so können, wie Atlas-Koch (2008) betont, besonders intensiv präödipale Themen aktiviert werden. Fantasien oder Sehnsüchte nach völliger Harmonie oder wortlosem Verstehen können in Therapien heftig und unmittelbar auftauchen. Neben dem primären Wunsch nach symbiotischer Fusion zwischen Patientin und Therapeutin, kann auch der Wunsch nach Besänftigung durch die Therapeutin auftauchen. Es kann die Fantasie eines »infantilen Himmels« (S. 260) entstehen, wo es ein wortloses Verstehen, ein Verschmolzen-Sein von Mutter und Kind oder Analytikerin und Patientin gibt. Bions (1962) Begriff der Reverie kann, mit Parker (2010), neben passiven Assoziationen auch als aktive, wenngleich unbewusste Kapazität/Fähigkeit in der Mutter gesehen werden, die in Kontakt mit ihren eigenen inneren Turbulenzen ist.

Wenn Patient_innen, auch ohne den Sonderfall zweier gleichzeitiger Schwangerschaften, Verschmelzungswünsche und Fantasien von Fusion oder Abhängigkeit formulieren, dann lässt sich noch einmal die Frage stellen: Worum geht es da eigentlich? Um Liebe oder Bindung? Um Abhängigkeit oder Individuation? Ein Begriff, der eventuell zur Klärung dieser Fragen beitragen kann, ist das Wort *amae* in seiner Bedeutungskomplexität. *Amae* ist ein japanisches Verb, dass soviel bedeutet wie Vorauszusetzen sich von der Liebe einer anderen wichtigen Person abhängig zu machen bzw. sich in der Hingabe von jemandem anderen zu aalen (Doi, 1989). Als in Japan geborener Psychoanalytiker versucht Doi (1989) den Bedeutungskomplex dieses Wortes, das er als treffend für die als maternal bezeichnete Kultur Japans argumentiert, zu erklären. Dieses Konstrukt passt in die präödipale Zeit: Ein Kind beginnt der *amae* fähig zu werden, wenn es sich seiner Umgebung bewusst wird und nach seiner Mutter sucht. Er (ebd.) führt weiter aus, dass *Amae* eine Mischung aus Liebe und Bindung mit Aspekten von Narzissmus, Identifikation und auch Ambivalenz ist. Jedoch betont er (ebd.) auch, dass dieses Brauchen und Lieben, das in dem Wort *amae* steckt, nicht besprechbar ist. Denn, einmal ausgesprochen, verliert es seine Bedeutung. *Amae* hat eine enge Verbindung zu körperlichen Resonanzen/Aspekten, zu Affekten, zu körperlichem Denken und Spüren (Taniguchi, 2012). Jedoch merkt Taniguchi (2012) kritisch zum Konzept des *amae* an, dass diese große Sehnsucht nach wortlosem, intuitivem, körperlich empfundenem Sich-Verstehen, diese Sehnsucht, unter der Haut von jemandem anderen zu sein – ohne sadistische auffressende Bilder dabei zu evozieren, diese Sehnsucht nach einer archaischen, guten Mutter, eine Illusion ist, eine unerfüllbare Fantasie. Die letztlich regressive Fantasie einer idealisierten, omnipotenten, alles haltenden Mutter macht diese erhaben und gleichzeitig fesselt und hemmt es sie. Darüber hinaus, mit einem Verweis auf die japanische Kultur, die als maternal wie auch gruppenorientiert beschrieben wird, betont Taniguchi (2012), hält zu viel *amae* Individuen in einem infantilen, eingeengten wie auch manipulativen Zustand. *Amae* kann so psychoanalytisch auch als masochistisches Bestreben verstanden werden, die eigene Verletzlichkeit als Plädoyer zu verwenden, um den anderen passiv zu manipulieren.

2.3.2 Neid

Als erste bewusste Reaktion auf eine Schwangerschaft im Allgemeinen, und so auch in der Praxis einer Psychoanalytikerin, wird von vielen (diesfalls Patient_innen) Neid erlebt (Poluda, 2004; Deben-Mager, 1993; Turkel, 1993; Diamond, 1992; Barth, 1990; Penn, 1986). Die eine hat etwas, was die/der andere will. Barth (1990) bemerkt zu einem der herausforderndsten Erlebnisse eines Menschen:

> »[E]twas nicht zu haben, was man haben muß, um zu überleben und das man sich nicht selbst verschaffen kann, ist eine Erfahrung, die sowohl existenziellen Neid wie auch die erste Lebenszeit des Menschen charakterisieren« (S. 67f.).

Damit symbolisiert die schwangere Psychoanalytikerin/Mutter, im Unterschied zu den von ihr im Sinne einer psychoanalytischen Behandlung anhängigen Patient_innen, eine Frau mit Macht und Reichtum. »Die Grundsituation des Menschen ist deshalb nach der Trennung vom Mutterleib diejenige des Neiders«, benennt es Bart (1990, S. 68) treffend. Dass Schwangerschaften einerseits also ganz frühen Neid oder die Sehnsucht auslösen, selbst im Mutterbauch zu sein, wie auch die aktivierte Fruchtbarkeit, eine Mutter mit all ihren Fähigkeiten zu werden, fordert die Patient_innen heraus. Speziell für Frauen kann es aber eine Chance sein, ihre bisher aufgearbeiteten mütterlichen Identifikationen nachzubearbeiten (Diamond, 1992). Auch bei Männern kann es zur Manifestierung von Neid auf den Mutterleib kommen (Whyte, 2004; Penn, 1986).

Das Ziel von tiefem Neid ist aber, den begehrten Zustand zurückzubekommen – oder ihn weiterhin aufrechtzuerhalten bzw. zu verstärken. Eine Möglichkeit, den Neid aushaltbar zu machen, ist die Fantasie, das neidauslösende Objekt zu rauben und zu vernichten, um den Grund des Neides inexistent zu machen und dadurch Erleichterung und weniger innere Spannung zu erleben (Klein, 1957). D. h. Neid kann erst entstehen, wenn zwischen der bestehenden Realität und fantasierter Wunscherfüllung unterschieden werden kann (Barth, 1990). Die Therapeutin hat durch ihre Schwangerschaft in den Augen ihrer Patient_innen scheinbar alles: einen Beruf, Erfolg, Beziehungen, einen Mann und jetzt auch noch ein Baby. Patient_innen erleben sich im Unterschied dazu in diesem Zusammenhang oft als leer, unfähig und einsam bzw. die Analyse selbst »wie Tod« (Whyte, 2004, S. 41). Sie entwickeln gemäß Barwinski-Fäh (1992) oft die Überzeugung, dass die Therapeutin hat, was sie selbst nie und nimmer für sich haben oder erleben können. Turkel (1993) beschreibt, dass vor allem Patientinnen, die von der Schwangerschaft erfahren, nach einer freundlichen Gratulation einen Wutausbruch ob ihres Neides (aber auch des Gefühls von Abhängigkeit etc.) auf der Couch erleben. Whyte (2004) beschreibt auch die Möglichkeit, dass die Patient_innen ihre unangenehmen Gefühle, wie sich von der Analytikerin verletzt oder betrogen zu fühlen, über längere Zeiträume nicht wahrnehmen können – gar nicht selten erst nach der Wiederaufnahme, nach der Mutterschaftspause, besprechbar werden.

Säuglinge sind ihrer Mutter völlig ausgeliefert. Nichts ist selbst entscheidbar, etwas brauchen oder etwas spüren ist möglich – jedoch kann man sich noch nicht helfen. Man kann nichts tun, nicht den Blick richten, nicht die Händchen dorthin strecken wo man gerade hinmöchte, sich nicht umdrehen, etc. Die Mutter ist üblicherweise die Person, die einem alles geben oder auch alles verweigern kann. Damit wird es existenziell, wie sehr sie verstehen und darauf reagieren kann. Dieses Ausgeliefertsein erzeugt strake Ohnmachtsgefühle in einem Säugling und nachträglich, in der Bewertung einer erwachsenen Person, können diese Gefühle mit Überlagerungen all der gemachten Erfahrungen reaktiviert werden. Diese frühen

Erlebnisse des Ausgeliefertseins, des Mangels, lassen Neid entstehen. Babys beginnen, auch diese Befähigungen haben zu wollen: auch entscheiden zu können und handlungsfähig zu sein. Allerdings kann man Neid erst erleben, wenn man das »Du« erkannt hat, also ein Gegenüber als etwas Getrenntes von sich wahrnimmt (Barwinski-Fäh, 1992; Barth, 1990). Allerdings kommt es vor, so Klein (1957), dass die Analytikerin oder auch die Schwangerschaft zumindest eine Zeit lang idealisiert wird und damit dem Neid entgegengewirkt wird. Dies kann unter Umständen einer in der Schwangerschaft eher vermeidenden Analytikerin entgegenkommen, da das weitgehend gute, idealisierte Objekt mit dem Ich viel weniger konflikthaft verwoben ist. Reilly (2004) argumentiert in diesem Zusammenhang, dass Neid moderierter und besser aushaltbar werden kann, wenn eine ausreichend schützende psychische Haut, d. h. Separation vom mütterlichen Körper/Objekt, stattfinden konnte. Wird jedoch Neid als überfordernd erlebt, ist dies als Hinweis darauf zu verstehen, dass der_die Patient_in die Psychoanalytikerin als gutes inneres Objekt noch nicht ausreichend fest aufbauen und bewahren konnte (Klein, 1957). Wenn in der_dem Patient_in oder auch zwischen Patient_in und Analytikerin noch zu wenig belastbare psychische Grenzen bestehen, dann bedeutet Neid für die Patient_innen auch das Reaktivieren von erlebter früher invasiver Aggression, für die es vor allem Affekte und erst wenige Worte gibt. Das erschwert den Patient_innen ihren Neid zu limitieren oder ihn durchzuarbeiten. Diese frühe Form von Neid kann (psychisch wie körperlich) wie Hunger erlebt werden. Allerdings ein Hunger, der nicht eine vorübergehende, zu lösende Spannung bewirkt, sondern als machtvolles Gefühl hereinbricht, das, wenn es einmal aktiviert ist, das noch zarte Selbst und seine Objekte zu überrollen droht und daher intensiv abgewehrt werden muss (Reilly, 2004).

In der erlebten Hilflosigkeit wird dem Kind bewusst, dass es nun als getrenntes Wesen von der Mutter abhängig ist. Das Kind identifiziert sich jedoch mit der Mutter, um wieder in den Zustand einer permanenten Befriedigung zu gelangen, in den Zustand eines immerwährenden Versorgt-Seins. Diese Dynamik wiederholt sich auch in der Praxis zwischen Patient_innen und Psychoananytikerinnen. In der Analyse erleben Patient_innen, dass Psychoanalytikerinnen auch manchmal nicht da sind. Damit werden die Patient_innen an ihre sekundäre phantasmatische Identifikation mit der Analytikerin erinnert. Diese steht plötzlich nicht mehr auf die gewohnte Weise zur Verfügung. Das kann, wie erwähnt, zu Ohnmachtsgefühlen, darüber hinaus zu regressiven Prozessen führen. Je nachdem, wie gut es der

Analytikerin gelingt, Hilfs-Ich für die Patient_innen zu sein, werden die Patient_innen mehr oder weniger intensiv regredieren müssen. Wichtig erscheint hier, dass sich die Berichte von progressiven Auswirkungen mehren, wenn die Analytikerin in der Lage ist, sich von den Schuldgefühlen zu befreien und ihre Veränderungen zu akzeptieren (Atlas-Koch, 2008; Hjalmarsson, 2005; Siebold, 2005; Raphael-Leff, 2004).

Der Punkt, an dem sich die Rolle der Psychoanalytikerin und die der werdenden Mutter treffen, kann durchaus Spannungen erzeugen. So beobachtete die Forscher_innengruppe rund um Fenster (1988), dass die Funktion als Rollenmodell besonders für Psychoanalytikerinnen mit starken Ambivalenzen im Zusammenhang mit Schwangerschaft, Geburt und Mutter-Werden nicht zu unterschätzen ist. Im Allgemeinen scheint es so zu sein, dass schwangere Psychoanalytikerinnen bevorzugen, von weiblichen Analytikerinnen supervidiert zu werden oder von Analytikern, die selbst Kinder haben und eine aktive Vaterrolle eingenommen haben (Kofman & Imber, 2005). Die neuen Herausforderungen speziell an Psychoanalytikerinnen in Ausbildung unter Supervision implizieren eine intensive Begleitung, wie u. a. Fuller (1987) besonders betont, weil die Supervisorin – eventuell selbst Mutter und Therapeutin – sich so als Objekt für positive Identifikation zur Verfügung stellt.

2.4 Von Zwei zu Drei

Der übliche dyadische Modus einer Beziehung während einer Psychoanalyse, also die Zweisamkeit von Patient_in und Therapeutin, muss durch die Schwangerschaft der Psychoanalytikerin ein Stück weit aufgegeben werden. In dieser Zeit drängt der sich verändernde Körper in die Dyade der Therapie und bewirkt so eine unleugbare wachsende Distanz zwischen Patient_in und Analytikerin. Der Ödipuskomplex wird klassischer Weise verstanden als eine

> »Organisierte Gesamtheit von liebes- und feindseligen Wünschen, die das Kind seinen Eltern gegenüber empfindet. In seiner sogenannten positiven Form besteht ein Todeswunsch gegenüber dem Rivalen als Person gleichen Geschlechtes und ein sexueller Wunsch gegenüber der Person des entgegengesetzten Geschlechtes (vgl. Ödipus-Sage). In seiner negativen Form stellt er sich umgekehrt dar: Liebe für den gleichgeschlechtlichen Elternteil und

eifersüchtiger Hass für den Gegengeschlechtlichen. In Wirklichkeit finden sich beide Formen in unterschiedlichen Graden im sog. Vollständigen Ödipuskomplex« (Laplanche & Pontalis, 1975, S. 351).

Das bedeutet, dass ein Kind in dieser Zeit u. a. auch von einer dyadischen Dynamik (Mutter-Kind) zu einer Triadischen (Mutter-Vater-Kind) – der Vater wird als relevant wahrgenommen – übergeht. Diesbezüglich merkt Balsam (2015a) kritisch an:

> »Nowadays, ›the Oedipus‹ is perhaps less frequently encountered as a noun with the definite article and an uppercase ›O‹ – but it has not disappeared entirely. The lowercase adjective oedipal likely signals politically well-intentioned but sometimes befuddling attempts to use the concept equitably, as in one size fits all« (S. 561).

Sie stellt zudem fest:

> »Freud could have told Oedipus as the story of an adopted young man's paranoid delusions leading to the horrific, random murder of a man, with added chaos in his having sex with the man's widow, his perpetration internally influenced by identification with birth parents who were child murderers – now, in a tragic circle of fate, the self-same couple whom he finally destroys. But Freud did not tell the story this way. Any ›negatives‹ were viewed as secondary or reactive for males. Not so with the theories we choose to tell about females, in which we traditionally begin with the negatives« (Balsam, 2015a, S. 576).

Im Entwicklungsverlauf eines Kindes, im Falle eines Buben (mit ca. ein bis eineinhalb Jahren), gibt es den Moment, in dem die dringende, auch bittere Notwendigkeit präsent ist, sich von der Mutter zu lösen – dies kann bekanntermaßen erreicht werden, indem das Begehren auf den Vater verlagert wird – idealerweise mit einem Vater, der die Mutter liebt, ohne deshalb schwach oder machtlos zu sein. Ferner betont Barth (1990) die Wahrscheinlichkeit, dass in den Augen des Buben letztlich auch der Vater ein von der Mutter abhängiges Wesen ist – denn auch dieser besitzt keine nährenden Brüste und muss damit eine Kooperation mit der einzigen Ernährerin eingehen oder sie kontrollieren, um sie nicht zu verlieren. Dies bedeutet aber eine Identifikation mit dem Vater, die eigentlich davor schützen soll, die Mutter nicht zu verlieren. Dieser Prozess wird häufig mit einer frühen Triangulierung verwechselt, der der sogenannten echten Triangulierung jedoch entgegensteht (ebd.).

> »Die Identifikation mit dem Vater, aus Gründen der Bekämpfung von Verlustangst und Neid, findet lediglich statt, um dem Kinde die Wiedervereinigung mit der Mutter zu ermöglichen« (Barth, 1990, S. 70).

Bei Bot und Courbasson (1998) und vielen anderen besteht mittlerweile Einigkeit darüber, dass der Ödipuskomplex für Mädchen und Buben unterschiedliche Entwicklungsdynamiken und -aufgaben bedeutet. Kulish und Holtzman (2008) verstehen die trianguläre Situation eines Mädchens im Sinne eine Balance von Beziehung und Loyalität. Wrye und Welles (1989) folgend, besteht ein oszillierender Zirkel zwischen den Vorteilen und Rückzügen vom ödipalen, galanten Werben um die Mutter/Analytikerin als geliebtes Objekt hin zur Furcht einer ödipalen Niederlage (die trotzdem auch begehrt sein kann), des Hingezogen-Seins zur Baby-Mutter-Nähe. Diese Position wird gleichzeitig auch spezifisch von Männern gefürchtet, da sie (wie vorhin bereits angeführt) den Verlust von Männlichkeit bedeutet, da der Bub dann mit der präödipalen Mutter verbunden bleibt und somit das präödipale Werben von Neuem beginnt. Interessant an der Mythe des Ödipus ist in diesem Zusammenhang auch, dass Ödipus nicht erblindet,

> »weil er mit seiner Mutter das Inzesttabu durchbrochen hat, sondern weil er blind ist, erkennt er seine Mutter nicht. […] Die Blindheit, mit der Ödipus geschlagen wird, bezieht sich auf das Bewußtsein seiner Sterblichkeit, seiner Geschlechtlichkeit, auf sein ich: Er verwechselt die Beziehung zur ›Frau‹, dem ›anderen Geschlecht‹, mit der Beziehung zur ›Mutter‹ zur Symbiose, die keine Sexualität zulässt« (Braun, 2009, S. 94).

Das heißt, es stellt sich für männliche Patienten mit einer schwangeren Analytikerin wahrscheinlich vermehrt die Frage nach ihrer eigenen Potenz, nach ihrer individuellen Fähigkeit zu existieren, ohne diese mütterlichen Fähigkeiten jemals in ihrer Gänze erlangen zu können. Hier kann in der Übertragung von männlichen Patienten eine sogenannte ›phallische Mutter‹ aktiviert werden (Barth, 1990). Dies würde aber die Idee des Phallus als Ganzheit stützen, um den aufsteigenden Neid auf die prokreativen

Fähigkeiten der Frau/Mutter/Analytikerin abzuwehren und durch dessen Unterdrückung auch körperliche Identifikation mit der Analytikerin zu erleichtern (ebd.).

Balsam (2015a) argumentiert, dass es Ödipus – also ein Mann – war, der seinen Vater töten musste, um seine Mutter zu »besitzen«. Sie aber beobachtet, dass viele Patientinnen Fantasien benennen, in denen der Vater wie ein Scheich in einem kompetitiven Harem ist, in dem die Mutter nach wie vor vorhanden ist, aber die Position der Ersten an die Tochter verloren hat.

> »Females can want to kill off their mothers, but this wish is often followed by remorseful reunions – only for the pattern to resume again. Diminishment of the mother, but without frank loss, is the general path taken by most girls« (Balsam, 2015a, S. 579).

Der Ödipuskomplex, wie er ursprünglich angedacht wurde, passt gut für heterosexuelle Männer, aber nicht für Frauen, Menschen mit lesbischer oder schwuler Identität bzw. solche, die sich im Transspektrum leben.

> »I believe that the gradualness of female psychic rhythms is attuned to the long physical developmental trajectory of females, in which they may need to use the mother psychologically in an ongoing, internalizing way – through their own childbirth experience and beyond« (Balsam, 2015a, S. 567).

Der wachsende Bauch der Psychoanalytikerin kann als Ausdruck der Existenz des elterlichen Paares verstanden werden (Linderholm, 2006). Die Schwangerschaft einer Therapeutin bewirkt üblicherweise (für die Therapeutin/Mutter sowie für ihre Patientinnen) die Wiederbelebung und Reaktivierung der Zeit, in der das Kleinkind die Mutter erstmals als von sich getrennt erlebt. Mit der folgenden schmerzenden Erfahrung, dass Mutter und Vater eine Beziehung hatten, bevor man selbst war. Ein Gefühl des Ausgeschlossenseins wird erfahren. Dies kann nicht nur für die Patient_innen schwierig sein, sondern bedeutet auch eine Herausforderung für Therapeutinnen, da auch sie diese Veränderung zum Beispiel als Verzicht oder gar als Tod der Dyade erleben (ebd.). Unabhängig vom Geschlecht sind wir alle kastriert und Mangelwesen: Immer haben wir etwas und haben etwas dadurch auch nicht (Barron, 2016). Fuller (1987) empfiehlt in diesem Zusammenhang die Verschiebung von einer dyadischen zu einer triadischen Dynamik (Patient_in/Analytikerin/Baby) nicht nur bei den Patient_innen, sondern auch bei der (oder als) Analytikerin selbst genau zu beobachten.

Es ist wichtig, dass eine Analytikerin/Mutter Autonomie und Differenz in sich verankert hat, um dies auch ihren Patient_innen im bewussten wie unbewussten Dialog zu vermitteln. Diese Fähigkeit ermöglicht es nämlich der Patientin_dem Patienten, für sich erfahrbar zu machen, dass mehr als ein Ich in einer Beziehung existieren kann (Benjamin, 1990). Bei einer schwangeren Psychoanalytikerin spielt zusätzlich die Möglichkeit, den Körper, konkret den weiblichen Körper, auch inwendig positiv zu besetzen (Flaake, 1993). Denn wenn, mit Benjamin (1993) gedacht, der Ödipuskomplex bzw. das triadische Prinzip auch so verstanden werden kann, dass das Dritte die Beziehung zwischen Analysand_in und Analytikerin ist, dann rücken wiederum die Bedingungen, bzw. die Veränderungen der Bedingungen im Falle einer Schwangerschaft hinter der Couch, für diese Beziehung in den Vordergrund.

Alle Menschen, also auch Analytiker_innen, haben Geburtsfantasien sowohl zu ihrer psychischen als auch zu ihrer realen Geburt. Diese Fantasien, die die analytischen Eltern wie auch die realen Eltern oder auch Familienmitglieder einschließen, verorten sich schließlich über Narrative oder die Entwicklung von theoretischen Konzepten. Diese inneren Bilder, Narrative wie Theorien wiederum verweben sich mit den Fantasien der Patient_innen. Dies lässt ein relationales Unbewusstes entstehen, das genau aus diesen gemeinsamen Fantasien entsteht: nämlich neu geboren zu werden, wiedergeboren zu werden – oder zu entbinden (Aron, 2014). Wechselwirkungen von Subjekt und Intersubjektivität, die gegenseitige Abhängigkeit von Subjekt und Objekt in der Psychoanalyse und auch das analytische Dritte verorten sich sowohl in Analysand_in wie auch in Analytiker_in unterschiedlich und bedeuten für die schwangere Analytikerin eine erhöhte Achtsamkeit wie auch die Notwendigkeit des Vertrauens und der Genauigkeit bezüglich innerer Wahrnehmungen bzw. aufsteigender innerer Bilder (Ogden, 1994). Erste Beziehungserfahrungen im Leben jedes Menschen werden über den Körper gemacht – im Intrauterinen, noch vorsprachlich. Durch die Schwangerschaft werden sowohl körperliche Assoziationen ausgelöst, die meist schwer zu fassen oder zu versprachlichen sind und mäandrierend über private Assoziationen bzw. das Herstellen des analytischen Dritten in der Analytikerin und oft erst nachträglich verständlich werden (Ogden, 1994). Dies ist sowohl für die Analytikerin als auch für ihre Patient_innen zu beachten, da diese (Re-)Aktivierungen zu verstärkten körperlichen Reaktionen wie Affekten, aber auch erlebtem Schmerz führen können. Menschen existieren in einer kontinuierlichen Vor- und Zurück-Bewegung zwischen ihren Bedürfnissen von Trennung und Nähe, sie brauchen beides (Bot & Courbasson, 1998). Daher ist es sowohl für die Psychoanalytikerin als Person wie auch in ihrer Aufgabe in der Praxis wichtig, Diffundierungsbewegungen durch diese verinnerlichten Grenzen ausreichend wahrnehmen, containen aber auch aufzeigen und schärfen zu können, obwohl (oder eben weil) diese Dynamiken auch gleichzeitig bei der schwangeren Psychoanalytikerin aktiviert sein können bzw. sind.

Gemäß Perelberg (2009) aber auch Wrye (1994) oder Benjamin (1993) kann argumentiert werden, dass im Ödipuskomplex nicht ausschließlich Prozesse oder Dynamiken der Zurückweisung verarbeitet werden, sondern es eigentlich um das Anerkennen des Verzichtes auf Sexualität geht, also um den Verzicht auf das Bedürfnis nach symbiotischer Nähe, wie es Babys im Mutterleib erfahren (in der Fantasie der Erwachsenen) oder geschlechtsreife Menschen im Orgasmus bzw. orgiastischem Erleben wieder erfahren können. Zusätzlich argumentiert Rohde-Dachser (2001), dass durch die Erfahrung, geboren worden zu sein und damit den als ultimativ versorgend fantasierten Mutterbauch zu verlieren, menschliche Aggressionen ursächlich ausgelöst werden. So geht es daher immer um den Kampf diesen Zustand, diese Art der Existenz zurückzubekommen. Alles, was dies verhindert, wird zu zerstören versucht, auch die Mutter bzw. ihren Körper selbst, da ja auch sie die Rückkehr in ihren Körper verweigert. Wird der Richtungsvektor umgepolt, kann die gleiche Aggression aber auch dazu da sein, ein eigenständiges Individuum zu werden (Rohde-Dachser, 2001). Bot und Courbasson (1998) weisen jedoch darauf hin, dass im Rahmen von relationalen psychoanalytischen Ansätzen (»self-in-relation theory«) argumentiert wird, dass sich speziell weibliche Identität verstärkt durch bzw. in Beziehung entwickelt und weniger durch Separation, wie in klassischen Theorien argumentiert. Sie weisen in diesem Zusammenhang wohl auch auf die Gefahr der Idealisierung von Frauen/Müttern hin, empathisch und haltend zu sein, somit auch auf die übersteigerte Sehnsucht, einen grenzenlosen Zustand wiederzuerlangen, und auf die damit verbundene Gefahr, wichtige Gefühle/Affekte wie Aggression zu negieren. Wenn es einer schwangeren Psychoanalytikerin gelingt, ihr Getrenntsein zu akzeptieren, ohne dabei vernichtend agieren zu müssen, so kann dies eine große Chance für die Patient_innen sein (Balsam, 2015a; Yakeley, 2013; Siebold, 2005; Raphael-Leff, 2004).

Psychoanalytische Prozesse brauchen, bedingt durch ihre Komplexität, jedoch Zeit. Paradoxerweise kann für eine schwangere Therapeutin ihre Schwangerschaft einen Entwicklungsvorteil bedeuten, da sie nun all ihre präödipalen und ödipalen Kinderwunschfantasien integrieren und synthetisieren kann. Für ihre Patient_innen kann es jedoch das Entziehen der infantilen Vorläufer dieser Wünsche bedeuten (Diamond, 1992). Eine Schwangerschaft dauert in der Praxis nur wenige intensive Monate – was bedeutet, dass es für die Patient_innen eine erhöhte Herausforderung darstellt, die überlagerten Übertragungen (mütterlich, väterlich und auch geschwisterlich) zu erkennen oder das Fehlen einer zweiten Person – eines Vaters – auszuhalten. Eine Möglichkeit, mit dieser einerseits zu großen Nähe und dem gleichzeitig drohendem Verlust eben dieser Nähe umzugehen, ist es dementsprechend, die Mutter/Analytikerin plötzlich als »von außen als ganzes *fremdes* Objekt« (Barth, 1990, S. 72, Kursivstellung GH) wahrzunehmen. Dadurch wird sie wieder beschreibbar, verstehbar und am wichtigsten: einnehmbar. Die Essenz dieser Dynamik bedeutet dann gemäß Barth (1990) speziell für (männliche) Patienten:

> »Je leidenschaftlicher der kleine Liebhaber sich erlebt, desto unwahrscheinlicher, daß er mit der Mutter verschmolzen sein könnte. Die Sexualität tritt hier u. a. in den Dienst der Neidabwehr, um die männliche Identität zu sichern und gleichzeitig die Mutteridentifikation im Unbewußten aufrechtzuerhalten« (S. 72).

Dies bedeutet für die Praxis, dass Sexualität mit diesem unbewussten weißen Rauschen angereichert in die jeweilige Analyse hineinfließt und sowohl in der Analytikerin als auch im Patienten verstanden sein will.

Für Männer könnte eine schwangere Psychoanalytikerin also bedeuten, dass aufnahmebereite, befruchtende Fantasien eine präödipale wie ödipale Rivalität evozieren. Je schwerer die Störung, umso intensiver die Reaktionen – so auch der Wunsch nach Symbiose als Überbleibsel der ungelösten Identifikation mit der Mutter. Wenn nach Benjamin (1990) der Phallusneid eigentlich der Neid auf Subjektivität, Getrenntheit und Wirksamkeit ist, dann ist der Fruchtbarkeitsneid Barth (1990) oder Balsam (2012) folgend ein Neid auf die Fähigkeit Leben entstehen zu lassen, Nähe zu haben und auch zu nähren – beide großen Themenkreise oder Dynamiken können durch eine Schwangerschaft verstärkt ins Vor- wie Bewusstsein aufsteigen.

Für Patientinnen/Mädchen inkludiert die erotische maternale Übertragung (Wrye & Welles, 1989) eine ödipale Enttäuschung. Der Tod der Fantasie, Kind und Mutter gleichzeitig sein zu können, zwingt das Mädchen, wie Kestenberg (1980) ausführlich beschrieben hat, in den sogenannten negativen Ödipuskomplex: Dies bedeutet die Sehnsucht der Tochter nach der Mutter und rivalisiert mit dem Vater. In der Übertragung manifestiert sich dies als Sehnsucht nach dem und Verteidigung gegen den tatsächlichen sinnlichen physischen Kontakt (Wrye & Welles, 1989). Wie Loewald (1981) betont, hängt die Überwindung des Ödipuskomplexes von dem Ausmaß ab, in dem die Verschiebung von der primären (ursprünglichen) Identifizierung mit der symbiotischen Mutter zur sekundären Identifizierung mit der realen Mutter gelingt. Das Schicksal der Kinderwünsche, und ob sie gelebt und umgesetzt werden können, ist speziell für Frauen gefärbt von der Art und Weise, wie sie als Kinder die ödipale Phase verhandelten. Hier ist die Auflösung der Rivalität mit der Mutter und die Verinnerlichung der mütterlichen Funktionen zu einem Teil des weiblichen Ich-Ideals von speziellem Interesse (Diamond, 1992). Der Zugang zur eigenen Prokreativität und Fruchtbarkeit bei Frauen kann durch ungelöste Separations-Individuations-Aspekte mit Konflikten aufgeladen oder sogar unterdrückt werden, wenn dysfunktionales Begehren der Mutter sich zu tief mit der Identität der Tochter verwoben hat (Bergman, 1987). Was bleibt, ist ein Verzicht auf weibliche Potenz, eingegangen aus der erlebten Bedrohung, die mütterliche Liebe existenziell zu verlieren und nicht die verinnerlichte Mutter-Imago bzw. das eigene Begehren danach verneinen/transformieren zu können (ebd.).

Andererseits liegt, so Balsam (2015a), eine große Chance der Öffnung im psychoanalytischen Diskurs in der Zurückweisung des Nutzens des Ödipuskomplexes für Frauen hin zu den interessanten und rätselhaften Dynamiken, wo er eben nicht passt: in den oft lebenslangen, nahen Beziehungen zwischen Mutter und Tochter, die nicht erstickend und beengend erlebt werden oder ihre Heterosexualität »ruinieren«. Der Entwicklungsverlauf, das Ankommen im eigenen weiblichen Körper bis hin zu Schwangerschaft und Geburt dauert, verglichen mit der erwachsenen männlichen sexuellen Entwicklung, so lange, dass

> »the close tie between daughter and mother (or mother- or older-sister-substitute assistants, female friends, aunts, grandmothers, doulas, and nannies) may be developmentally desirable as the single woman grows into sexual adulthood and chooses (or not) motherhood« (Balsam, 2015a, S. 583f.).

Ist es der Therapeutin allerdings durch die wiederaufbrechenden Konflikte aufgrund ihrer Schwangerschaft zu wenig möglich, ödipale Getrenntheit zu erleben (also zu dritt in der Therapiestunde zu sitzen), muss das Dritte über Entwertung ferngehalten oder ausgeschalten werden (Mäenpää-Reenkola, 1996; Imber, 1995, 1990). Die Vorstellung, dass das ungeborene Kind und die Patientin_der Patient nebeneinander existieren könnten, kann schwerfallen, da es als schwierig erlebt wird, die Bedürfnisse von beiden gleichzeitig zu erfüllen (Goldberger et al., 2003). Die Intensivierung der ödipalen Themen bei den Patient_innen, im speziellen primitive sadistische Impulse und infantile Regression, können Schuldgefühle in der schwangeren Analytikerin auslösen, das Baby nicht genug zu schützen (um weiterhin in der Praxis bleiben zu können). So wird sie sich eventuell auch anders verhalten und den Fötus zu schützen versuchen.

Die Analytikerin stellt die fantasierten Eigenschaften als »gute Mutter« ihrem Kind und nicht den Patient_innen zur Verfügung (Barwinski-Fäh, 1992). Aufgrund des Bedürfnisses einer werdenden Mutter ihr Kind zu schützen, gibt es ein Verbot, dem Ungeborenen Schaden zuzufügen – dies allein kann Raphael-Leff (2001) zufolge die Analytikerin/Mutter in komplexe Dynamiken katapultieren. Somit besteht eine Notwendigkeit, auch die Bearbeitung der geschwisterlichen Dynamiken verinnerlicht zu haben. Es braucht nicht nur eine horizontale Auseinandersetzung (also Mutter-Kind), sondern auch eine vertikale – was hier bedeutet: Patient/Ungeborenes-Baby-der-Analytikerin und die Analytikerin bzw. ihr Blick/ihre Bedeutungsgebung hinsichtlich der beiden »Geschwister« (Mitchell, 2013a).

»Schade deiner Schwester oder deinem Bruder nicht« ist eine der ersten und stärksten Regeln, die Kinder mit Geschwistern durch ihre Mütter lernen. Patient_innen müssen letztlich akzeptieren, dass es das Ungeborene gibt – wie auch ihre realen oder symbolischen Geschwister (ebd.). Üblicherweise werden geschwisterliche Übertragungen eher in Gruppentherapien oder in Therapien mit Kindern beobachtet, im Falle einer schwangeren Psychoanalytikerin sind diese Dynamiken wahrscheinlich unvermeidlich. Eine Schwester oder einen Bruder zu haben, ist das traumatische Erleben, dass jemand unbekannter, psychisch unbesitzbarer in das eigene Leben einbricht und es grundsätzlich verändert (Mitchell, 2013b).

Oft empfinden Patient_innen das Ungeborene als »Lauscher« oder als Störenfried und können sich in der Auseinandersetzung mit ihren Erfahrungen gestört fühlen – oder sich selbst als störend erleben. Andererseits kann das ungeborene Kind, gemäß Linderholm (2006), ödipale Illusionen bei Patient_innen, denen der trianguläre Raum (noch) fehlt, hervorrufen oder verstärken (z. B. Fantasien, bei der Geburt anwesend zu sein). Diesen Patient_innen kann es durch die Schwangerschaft der Analytikerin gelingen, die für den ödipalen Konflikt notwendigen »Tatsachen des Lebens« (die Existenz des Vaters sowie die Anerkennung der Urszene, Existenz von Geschwistern) durchzuarbeiten. Eifersucht, im Unterschied zu Neid, braucht immer drei, mit dem Ziel, die als rivalisierend erlebte Person auszuschließen, um das begehrte Liebesobjekt für sich zu gewinnen. Sind Patientinnen eifersüchtig auf die Schwangerschaft, betont Barwinski-Fäh (1992), so wollen sie die störenden dritte (Bezugs-)Person loswerden, um wieder die dyadische Mutter-Kind- oder Therapeutin-Patient_in-Symbiose herstellen zu können. Eine weitere häufige ödipale Fantasie oder Erinnerung, die bei Patientinnen oder Patienten durch die schwangere Analytikerin ausgelöst wird, ist die *»Mutter als Verräterin«* (S. 207), die einen Rivalen in sich erzeugt, aus sich gebiert und auch noch mit ihrer Aufmerksamkeit und Liebe versorgt. In ihrer Einzigartigkeit infrage gestellt, entwickeln Patient_innen oft Wut und Hass, begleitet von der Eifersucht auf das jüngere vielbeachtete Geschwisterchen (Barwinski-Fäh, 1992). Eine andere Variante der Eifersucht ist die *»Mutter als Rivalin«* (S. 208), die eine Liebesbeziehung zu jemand anderem eingeht, von der die Patientin oder der Patient als Kind in Bezug auf ihre Mutter und nun im Zusammenhang mit der Schwangerschaft ihrer Therapeutin ausgeschlossen ist. Mit der Eifersucht erwacht auch gleichzeitig die Angst, die Liebe der Mutter oder wie in diesem Fall, die Liebe der Therapeutin zu verlieren (Langer, 1988). Der so entstehende Wunsch, anstelle des ungeborenen Babys (oder klassischerweise dessen Vater) wieder der Mittelpunkt der Welt der Mutter bzw. der Psychoanalytikerin zu werden, wird bedrohlich erlebt, da, – so wird fantasiert –, die Mutter oder die Therapeutin ihr oder ihm die Liebe entziehen würde, wenn sie um die Inhalte der Wünsche des Kindes bzw. des_der Patient_in wüsste. Hier ist für die Patient_innen wichtig, ob erlebt werden kann, dass die Mutter und aktuell die Analytikerin aushalten kann, wenn sich der_die Patient_in abwendet (Barwinski-Fäh, 1992). Für die Patient_innen bedeutet die Abwendung einen Gewinn an Autonomie insofern, als dass sie nicht zurückgestoßen werden, sondern sich selbst zurückziehen. Andererseits kann diese Form der Eifersucht auch dazu führen, dass die Aggression gegen die eigene Person gerichtet wird und sich in Selbstwertproblemen zeigt (nicht interessant genug sein, nicht wichtig genug sein etc.). Dies scheint ein schwieriger Punkt in der Beziehung zwischen Patient_in und Psychoanalytikerin zu sein, da das für die Patient_innen erhöhte Bedürfnis nach Containment und Halt dem schon erwähnten Bedürfnis der Analytikerin widersprechen kann, sich und ihr Kind zu schützen.

Hjalmarsson (2005) wie auch Siebold (2005) zeigen allerdings in diesem Zusammenhang auch, dass eine Schwangerschaft in der Praxis progressive Dynamiken unterstützt: Durch die Schwangerschaft kann die Analytikerin von den Patient_innen als realer erspürt und dadurch weniger bedrohlich erlebt werden. Irritationen sind Teil des Lebens, mit Halberstadt-Freud (1998) erweiternd gesprochen: »The inner relationship with the maternal image can foster a woman's development, serve as a source of strength, or be a well of pathology« (S. 41).

2.5 Organisatorisches

Nach wie vor aktuell ist die Feststellung von Raphael-Leff, dass eine Psychoanalytikerin, wie jede andere Mutter auch, zumeist schon in der Schwangerschaft wie auch nach der Geburt vor wichtigen konkreten Entscheidungen sowie neuen Aufgaben steht: Sie muss lernen, wie viel an (Arbeits-)Belastung sie tragen kann und auch, wie sie mit der größeren Vulnerabilität während der Schwangerschaft umgeht, oder wie die neu entstehende Doppelbelastung lebbar ist (Raphael-Leff, 1993). So bedeutet eine Schwangerschaft bzw. ihre Folgen den zumindest vorübergehenden Verlust von beruflichem und sozialem Status und oft vermehrte finanzielle Abhängigkeiten. Dies kann ein weiterer wichtiger sozialökonomischer Aspekt sein, der Scham auslöst und damit verhindert, dass Psychoanalytiker_innen mehr über Schwangerschaft bzw. weibliche Potenz schreiben/denken/austauschen. Zusätzlich intensivieren sich häufig Beziehungen mit Patient_innen, Kolleg_innen, Freund_innen oder Verwandten. Schließlich sind die Arbeitserwartungen (an sich selbst wie von anderen) während einer Schwangerschaft ein Beispiel des Drucks, den Frauen erleben, sich trotz ihrer veränderten Situation in Arbeitssituationen an die Standards anzupassen. Berufe, die Involviert-Sein, Beziehungsarbeit, sich Kümmern etc. erfordern, werden hierbei als besonders ermüdend erlebt (Fenster, Phillips & Rapoport, 1986).

2.5.1 Mitteilung der Schwangerschaft

Augenscheinlich ist, dass eine Schwangerschaft der Analytikerin organisatorischen Aufwand und Veränderungen bedeutet. Die Mitteilung der Schwangerschaft selbst kann nach Uyehara et al. (1995) bei Patient_innen Gefühle eines Kontrollverlustes oder »Überfahren-Seins« von der Analytikerin auslösen. Als weitere Folgen geben sie und auch andere (Denton, 2012; Gibb, 2004; Whyte, 2004), narzisstische Verletzungen an wie auch Ängste vor dem Abbruch der Therapie oder erhöhte, schwierig zu besprechende Widerstände bei (noch) nicht gut etabliertem Arbeitsbündnis. In Institutionen kann es sinnvoll sein, die Schwangerschaft so früh als möglich anzusprechen, damit sich (bei Teams) alle an die veränderte Situation gewöhnen können (Benedek, 1973). Ebenso ist zu empfehlen, Patient_innen, die während einer Schwangerschaft der Therapeutin eine Therapie beginnen wollen, sofort aufzuklären, da schon nach wenigen Monaten eine lange Abwesenheit der Therapeutin zu erwarten ist (Denton, 2012; Uyehara et al., 1995; Fenster, Phillips & Rapoport, 1986).

Bezüglich der Frage, wann die Schwangerschaft den Patient_innen mitgeteilt werden soll, lautet die gängige Empfehlung, mit dem beginnenden zweiten Trimester bis spätestens zum sechsten Monat (Atlas-Koch, 2008; Linderholm, 2006; Gibb, 2004; Halton, 2004; Goldberger et al., 2003; Deben-Mager, 1993). Damit haben die Patient_innen noch ein wenig Zeit, sich mit der neuen Situation zurechtzufinden, so sie nicht schon vorher zum Thema wurde. Für die Analytikerin bedeutet das zweite Trimester meist eine entspanntere Phase der Schwangerschaft, da die erste unsichere Zeit vorbei ist und die meisten Frauen sich in dieser Zeit besonders wohlfühlen. Noch bis in die 1980er Jahre hinein war eine gängige Empfehlung für die Praxis, mit der Bekanntgabe der Schwangerschaft zu warten, bis es die Patient_innen bemerken und direkt ansprechen oder unbewusst via Acting-Out (verpasste Stunden, erhöhter Widerstand, verspätete Zahlungen ...), Träume (z. B. Kinder zu haben, Träume über Mütter oder die Patientin_der Patient träumt sich als Schwester_Bruder eines Kindes der Therapeutin ...) etc. ihr Wissen zeigen (Fenster, Phillips & Rapoport, 1986). Dies hat den (kleineren) Vorteil, dass die Patient_innen ein Stück weit selbst mitentscheiden, wann das Thema manifest wird (Penn, 1986), was ein größeres Maß an (Selbst-)Kontrolle in einer Zeit des Kontrollverlustes für die Patient_innen bedeutet. Auch für die Analytikerin scheint es vorteilhaft zu sein, da sie ein wenig antizipieren kann, welche Themen und Konflikte für die jeweiligen Patient_innen relevant werden können. Wie sich gezeigt hat, brachte dieser Zugang jedoch in Summe mehr Nachteile, da er häufig intensive Übertragungsstürme auslöste. Bei manchen Patient_innen wurde beschrieben, dass sie die Wahrnehmung der Schwangerschaft verweigerten (eher Männer als Frauen) oder sich um Zeit und Information betrogen fühlten, wenn es zu spät thematisiert wurde, und sich folglich die Dynamik in der Analyse deutlich verschärfte – bis hin zu Therapieabbrüchen (Halton, 2004; Whyte, 2004; Goldberger et al., 2003; Stuart, 1997). Uyehara et al. (1995) gingen so weit, zu empfehlen, die Mitteilung der Schwangerschaft in Abhängigkeit von der Störungsintensität der Patient_innen vorzunehmen, da sie der Meinung waren, dass sehr schwer gestörte Patient_innen später informiert werden sollten, da sie sich betrogen fühlen könnten und das ohnehin schwer herzustellende oder zu haltende Arbeitsbündnis dadurch erschüttert werden könnte. Aus heutiger Sicht scheint dies eher dem Widerstand der Therapeutinnen zu entsprechen. Als Gegenargument hierfür scheint doch, dass schwerer gestörte Patient_innen eher mehr Zeit (als weniger) benötigen, um sich mit der neuen Situation auseinandersetzen zu können (Denton, 2012; Gibb, 2004; Halton, 2004; Whyte, 2004). Weiterhin gilt zu bedenken, dass es allerdings auch im Leben der Patient_innen historische und aktuelle Umstände geben kann, die eine möglichst frühe Mitteilung (also, bevor es bewusst oder unbewusst wahrgenommen wird) sinnvoll erscheinen lassen (Uyehara et al., 1995). Bassen (1988) regt schließlich noch an, die Mitteilung der Schwangerschaft und die Besprechung der Unterbrechung getrennt vorzunehmen, um den Patient_innen mehr Zeit zu geben, zu erforschen, was die Schwangerschaft für sie bedeutet. Sinnvoll erscheint es, ein Datum festzulegen, ab wann die Praxis geschlossen ist. Für die Therapeutin ist es ratsam, das Datum so zu wählen, dass sie dann noch Zeit hat, sich auf die Geburt etc. einzustellen bzw. die Praxis abzuschließen. Auch für die Patient_innen ist dies hilfreich, die sich so gemäß Penn (1986) weniger mit der Angst auseinandersetzen müssen, während einer Analysestunde Wehen etc. der Therapeutin zu erleben, sondern sich auf ein Datum einstellen können. Es war scheinbar in den USA bis in die 1980er Jahre durchaus üblich, bis sehr kurz vor der Geburt oder sogar »bis zur Geburt« zu arbeiten – was in Fällen, in denen die Psychoanalytikerinnen noch Kandidatinnen waren, sicherlich auch dem Druck der Ausbildungsinstitutionen geschuldet war (Goldberger et al., 2003; Turkel, 1993).

2.5.2 Mutterschaftspause und Rückkehr

In den USA war bis in die 1980er hinein die Mutterschaftspause aus österreichischer Sicht noch sehr kurz: beschrieben werden wenige Wochen bis zu drei Monaten (Bassen, 1988; Fuller, 1987). Danach wird für die Dauer der Mutterschaftspause eine Zeitspanne von sechs Wochen bis zu drei Monaten beschrieben (Atlas-Koch, 2008; Gibb, 2004; Halton, 2004; Goldberger et al., 2003; Imber, 1995; Deben-Mager, 1993; Friedman, 1993), mit wenigen Ausnahmen, die bis zu ca. einem halben Jahr dauerten (Whyte, 2004; Etchegoyen, 1993). Für Österreich liegen hier keine spezifischen Informationen von Psychoanalytikerinnen vor; jedoch gibt es einige mündliche Mitteilungen von Kolleginnen, deren Mutterschaftspausen auf die Praxis bezogen sich in etwa an diesen Daten anlehnen (wie auch die der Autorin).

Allerdings wird auch berichtet, dass es für die Analytikerinnen nicht leicht war, sich so schnell wieder von ihren Babys zu trennen. Mit dieser kurzen Pause scheint es vor allem den Patient_innen leichter zu fallen, ohne angebotene vertretende Psychoanalytikerin die Zeit zu überbrücken und wieder in den Prozess einzusteigen (Fuller, 1987; Fenster, Phillips & Rapoport, 1986). Noch in den 1980er Jahren gab es Vorfälle, in denen Psychoanalytikerinnen, die schwanger wurden, Vorwürfe zu hören bekamen bzw. erfuhren sie Benachteiligungen (als Kandidatinnen), berichtet Turkel (1993). Außerdem wird von der Angst von Psychoanalytikerinnen berichtet, dass Patient_innen ihre Therapie abbrechen, wenn die Pause zu lang dauert (Goldberger et al., 2003). In der Literatur finden sich jedoch die meisten Abbrüche nicht in der Mutterschaftspause, sondern in der Phase in der Praxis während der Schwangerschaft, wenn es nicht gelingt, in einen progressiven Modus zu gelangen (Stuart, 1997; Uyehara et al., 1995). In der Pause bieten manche Analytikerinnen an, per Telefon für die Patient_innen erreichbar zu bleiben (Goldberger et al., 2003). Im Zusammenhang mit der Verfügbarkeit in der Mutterschaftspause erwähnen auch Fenster et al. (1986), dass die meisten Therapeutinnen ihrer Studie auf die eine oder andere Art für ihre Patient_innen erreichbar waren – manche sogar mit wöchentlichen Telefonaten. Sie führen dies auch auf das Schuldgefühl der Therapeutinnen zurück, ihre Patient_innen willentlich verlassen zu haben. Dauert die Pause länger, scheint auch ein_e Ersatztherapeut_in eine sinnvolle Möglichkeit zu sein. Mccarty, Schneider-Braus und Goodman (1986) beobachteten im Rahmen einer Supervisionsgruppe für schwangere Therapeutinnen einen unerwarteten Vorteil für schwangere Psychoanalytikerinnen, da sie sich nicht nur gegenseitig vertreten konnten, sondern sich auch austauschten über ihren Zustand, ihre Gefühle etc. Aber auch für die Patient_innen wurden positive Effekte bemerkt: Zum einen konnten sie weiterhin in Therapie gehen, ohne eine Stunde zu verlieren, zum anderen erlebten sie den Therapeuten oder die nicht schwangere Therapeutin als stärker und weniger verletzlich. Zusätzlich fühlten sie sich von den intensiven und schmerzhaften Übertragungen, ausgelöst durch die Schwangerschaft, erleichtert. Bei der Rückkehr in die Praxis haben Fenster et al. (1986) gute Erfahrungen mit einem kurzen informativen Brief/E-Mail an die Patient_innen gemacht, in denen ein erster Termin bestätigt oder vorgeschlagen wird, zu dem dann der weitere Settingsplan vereinbart werden kann. Eine andere Möglichkeit, die auch sinnvoll erscheint, ist, eine SMS zu schicken oder persönlich anzurufen.

Häufig sind schwangere Psychoanalytikerinnen selbst noch Kandidatinnen, das heißt sie brauchen mehr Unterstützung, Rat und Rückversicherungen, bzw. suchen sie vermehrt nach Rollenvorbildern (Goldberger et al., 2003). In diesem Zusammenhang wird berichtet, dass es durchaus Supervisor_innen gibt, die sich einer schwangeren Supervisandin gegenüber unwohl fühlen oder die Schwangerschaft sogar als unangenehme Störung bezeichnen oder Vorurteile wie auch Bewertungen bezüglich Weiblichkeit und Arbeit haben.

Andererseits bedeutet ein zu großes Eingehen auf die Mutterrolle eine Erschwernis, bestimmte Übertragungen den Supervisandinnen bewusst zu machen. Ein anderer Konflikt, in den Supervisor_innen kommen können, ist die Frage, ob sie eher behandeln oder lehren sollen, da die Situation für die Kandidatin meist neu ist (Goldberger et al., 2003). Bis in die 2000er Jahre scheint es wenig Bewusstsein für die Unterschiede des Geschlechts bei Psychoanalytiker_innen wie auch ihren Supervisor_innen gegeben zu haben (ebd.). Themen wie Menstruation, Blut, Schwangerschaft und weiblicher Körper wurden wenig besprochen (Zachary, 2018; Balsam, 2012; Goldberger et al., 2003).

Der Verlust einer Schwangerschaft – vor allem, wenn diese schon weiter fortgeschritten war – ist auf einer persönlichen Ebene schmerzhaft und schwierig. Als Psychoanalytikerin in der Praxis sind die eigene Verletzlichkeit und Trauer mit im Behandlungsraum. Gerson (1994) berichtet diesbezüglich, dass die Situation für sie schwierig war, da sie im Umgang mit Patient_innen keine Chance hatte, sich zu verstecken oder sich zu behüten.

Ihre Selbst-Offenbarung war dann am größten, beschreibt sie eindringlich, wenn sie eine Grenze zog und Fragen nicht beantwortete: »In struggeling with unavoidable realities, the nature of our relationships emerged with clarity« (Gerson, 1994, S. 8).

Im Allgemeinen aber ist eine Schwangerschaft hinter der Couch ein Ereignis, das meist mehr Fragen bei Patient_innen auslöst, und im Sinne des therapeutischen Prozesses ist es auch sinnvoll, diese zu beantworten. Häufig bringen Patient_innen das Thema Schwangerschaft ein, noch bevor die Psychoanalytikerin dazu bereit ist (Goldberger et al., 2003). Patient_innen erleben bewusst wie auch unbewusst mehr in der intrapsychischen Welt ihrer Psychoanalytikerin. Eine Schwangerschaft, schreibt Raphael-Leff (2004), öffnet ein Fenster hin zu vermehrter unbewusster wie auch bewusster Kommunikation. Manche Analytikerinnen argumentieren, dass sie Fragen je nach Schwere der Störung beantworten (Siebold, 2005; Barbanel, 1980). Werden gar keine Fragen beantwortet (zur Schwangerschaft einer Therapeutin), ist dies meist mehr dem Widerstand der Analytikerin zuzuschreiben, denn eine hilfreiche Haltung in einer Therapie (Denton, 2012). Hjalmarsson (2005) beschreibt z.B. mehr Offenheit in der Schwangerschaft sowie deren positive Effekte, da sich die Beziehung zu Patient_innen dadurch verbessern kann. Können sich Patient_innen durch ausreichende, zeitgerechte Information sowie Raum für Fragen und ausreichende Antworten einen haltenden Rahmen für diese Zeit erarbeiten, erleben sie eine Schwangerschaft weniger eindringlich und es fällt ihnen leichter, ihre Übertragungen zu erforschen. Siebold (2005) beobachtete in diesem Zusammenhang, dass es auf ein stimmiges Maß an Offenheit je Patient_in ankam, ob die Reaktionen progressiv oder regressiv verliefen. Auch wenn in einer Analyse oder Therapie üblicherweise keine Geschenke angenommen werden, zumindest nicht unhinterfragt im Sinne der Patient_innen, so beobachteten Fenster et al. (1986), dass das Ablehnen von Geschenken im Zusammenhang mit einer Schwangerschaft für die Patienten eher ein verwirrendes Doublebinding bedeutete als Klarheit in der Therapie. Sie führen dies darauf zurück, dass die Patient_innen ungewollt Teil des Prozesses im Leben der Analytikerin geworden sind. Sie betonen auch, dass Geschenke oft nach der Rückkehr ausführlich besprochen werden wie auch erhellendes Material im Sinne der Patient_innen zutage bringen.

Auch beobachteten Fenster et al. (1986) ein Phänomen bei Patient_innen, dass sie den »Verlust, das Baby nicht zu sehen«, benannten. Gemeint ist damit, dass die Patient_innen das Baby (indirekt) wachsen sehen und auch am Prozess der Schwangerschaft teilhaben, nach der Geburt aber wieder aus dem Privatleben der Analytikerin ausgeschlossen werden. Hier gilt es wiederum, einen individuell stimmigen Umgang damit zu finden. Deben-Mager (1993) zeigt z. B. die Möglichkeit auf, eine Geburtsanzeige auch an die Patient_innen zu verschicken. Auch Yakely (2013) betont in diesem Zusammenhang die Bedeutsamkeit der Möglichkeit, Themen, die während der Schwangerschaft bei den Patient_innen hochkamen, und Dynamiken, die sich zwischen Patient_in und Psychoanalytikerin versponnen haben, nach der Mutterschaftspause zu bearbeiten. Manchmal schließen Patient_innen nahtlos an, manches braucht jedoch sehr lange, bis es wieder hochkommt.

3. Fallbeispiel: Frau A.

3.1 Hinführung

Die Fallgeschichte liegt einige Jahre zurück und ist ein Auszug aus einem längeren Prozess. Der verdichtete Text, der in die Teile dieses Prozesses einen Einblick geben soll, in denen ich als schwangere Psychoanalytikerin tätig war, basiert hauptsächlich auf anonymisierten Auszügen meiner Stundenprotokolle; darüber hinaus habe ich persönliche Notizen, Erinnerungen, Assoziationen und Interpretationen eingearbeitet. Diese vielfältigen Quellen machen den Text zu einem umfassenden (jedoch sicherlich nicht vollständigen) Bericht, der zum Ziel hat, die Ausführungen zum Thema Schwangerschaft und Psychoanalyse in der Praxis, bzw. die Besonderheit einer schwangeren Psychoanalytikerin für Patient_innen, verständlich und Schlussfolgerungen möglich zu machen.

Diese Fallgeschichte erscheint mir geeignet, da Schwangerschaft und die ihr zugeschriebenen (un-)bewussten Bedeutungen engstens mit der Psychodynamik der Patientin verwoben waren und mir besonders intensiv erschienen. Dass eine Schwangerschaft der Psychoanalytikerin bei Patient_innen spezifische Reaktionen auslöst, ist allerdings etwas, das ich als erwartbar bezeichnen würde, da es eine intensive Veränderung im Rahmen des Settings bedeutet. Dies wurde mir auch von schwangeren Kolleginnen in meinem Umfeld bestätigt und findet sich auch durchgehend in der vorliegenden Literatur wieder (Raphael-Leff, 2015; Yakeley, 2013; Atlas-Koch, 2008; Etchegoyen, 1993; Fenster, Phillips & Rapoport, 1986).

Nachdem diese Arbeit sich mit der schwangeren Psychoanalytikerin auseinandersetzt und es im deutschsprachigen Bereich auffallend wenige Publikationen zu diesem Thema gibt, werde ich in diesem Text mehr von mir preisgeben als in Fallgeschichten meines Wissens üblich. Dies scheint mir notwendig, um die Bedeutungen oder Einflüsse einer Schwangerschaft für eine Psychoanalytikerin in der Praxis und in der Folge auch für ihre Patient_innen zu verdeutlichen.

Die Wiedergabe der Stunden ist meist zweispaltig angeordnet. In der ersten Spalte findet sich der klassische Teil: situative Beschreibungen, Gesprächsverläufe und Überlegungen zur Patientin. In der zweiten Spalte, im kursiven Teil, finden sich Assoziationen wieder, die persönlicher sind als in Fallvignetten meines Wissens üblich. Diese Assoziationen sind in den ursprünglichen Stundenprotokollen als Notizen zu finden und wurden zum Teil mit zeitlicher Distanz umfassender ausformuliert.

In diesem Text wird das Präsens verwendet, um die Unmittelbarkeit und Gegenwärtigkeit zu verdeutlichen. Mein Ziel ist es, die Leser_innen über die Ebene des Textes möglichst »nah« aus der Perspektive einer schwangeren Psychoanalytikerin den Verlauf einer Psychoanalyse in diesen Monaten miterleben zu lassen.

Gaitanidis (2011) folgend, hat die Art und Weise, wie ein Text geschrieben ist, großen Einfluss darauf, was ausdrückbar und zwischen den Zeilen lesbar wird, und was in den Leser_innen ausgelöst wird. Hier ergibt sich das Problem, dass psychoanalytische Arbeit, Arbeit mit Unbewusstem der Patient_in wie auch dem der Psychaoanalytikerin bedeutet, was per se auch etwas Unerklärliches – wie z. B. etwas Drittes – in sich trägt. Diese Unmöglichkeit so scharf zu formulieren, wie es in anderen Wissenschaften wohl möglich ist, bedeutet für die Psychoanalyse bzw. beim psychoanalytischen Schreibprozess, in der aktuellen wissenschaftlichen Community eine Einschränkung – aber auch eine Freiheit, kreativ zu denken und zu formulieren. Diese Freiheit habe ich mir zunutze gemacht, z. B. durch das Verwenden von Metaphern oder die Verwendung des Wortes »ich« in den psychoanalytischen Reflexionen, anstelle des üblichen und (scheinbar) neutraleren »die Therapeutin«.

Zudem ist diese Fallvignette ein mittlerweile unüblich langer Auszug aus einer Psychoanalyse. Ich habe mich für die Ausführlichkeit entschieden, da sie sich, wie oben erwähnt, mit einem neuen [sic!] Feld in der Psychoanalyse (im deutschen Sprachraum) auseinandersetzt und schließe mich damit einer alten psychoanalytischen Tradition an: Schon Sigmund Freud (1918, 1909a, 1909b, 1908, 1905, 1895), oder auch Winnicott (1996, 1971), um nur zwei der großen Namen zu nennen, haben lange Fallvignetten im Bestreben präsentiert, das bisher mehr oder weniger Ungedachte sichtbar, nachvollziehbar und vor allem zugänglich zu machen (manche davon werden bis heute heftig diskutiert).

Um die Patientin zu schützen, habe ich einige Auslassungen in ihrer Geschichte bzw. Veränderungen vorgenommen. Meiner Einschätzung nach sind die psychodynamischen Aspekte (möglichst) unberührt geblieben und können so interessante Einblicke in den Ablauf einer Psychoanalyse mit einer schwangeren Therapeutin geben.

Im Anschluss an ein Stundenprotokoll folgt jeweils eine psychoanalytische Reflexion. In diesen Reflexionen versuche ich zu verstehen, zu argumentieren bzw. zu ergänzen, was sich in den Stunden ereignet hat bzw. welche Bedeutungen, Konsequenzen etc. sich daraus ergeben, unter besonderer Berücksichtigung meiner Schwangerschaft und auch meiner persönlichen Assoziationen. Hierzu benenne ich unterschiedliche Aspekte dessen, was sich verbal wie nonverbal (soweit mir zugänglich) ereignet hat und versuche meine Erkenntnisse aufgrund von bereits vorliegenden psychoanalytischen Texten zu untermauern.

3.2 Frau A. wird aufgenommen

Als wir uns zum ersten Mal begegnen, sitzt Frau A. in einer von mir geleiteten stationären Gruppenpsychotherapie zwischen einem jungen Mann mit verbundenen Handgelenken und einer wütenden Frau, die unfreiwillig zu uns in die Psychiatrie gekommen ist, versteckt. Sie sitzt ein wenig weiter hinten und lächelt mich die ganze Zeit hindurch schüchtern, aber neugierig an. Beide, sowohl der junge Mann als auch die Frau, scheinen Frau A. zu behüten, zu verstecken, zu verdecken. Was davon, ist mir nicht so klar.

Als Frau A. dann während der Gruppenpsychotherapie leise und verschämt zu sprechen beginnt, gelingt es ihr, sich Gehör zu verschaffen. Dies kommt mir durchaus beachtlich vor, da sich die Gruppe am ehesten in einem Kampf-Flucht-Modus befindet, die meisten Menschen kennen sich noch wenig und viele sind verunsichert. Der junge Mann und die wütende Frau flankieren ihr Sprechen und motivieren sie zu erzählen. Sie ist zu Beginn in ihrer Haltung still und zuhörend und wirkt mehr wie ein kleines Mädchen als eine erwachsene junge Frau. Dieser Eindruck bleibt erhalten, als sie spricht. Sieht man Frau A. aber an, erblickt man auch eine Frau Mitte 20.

Ihr wichtigstes Thema in der Gruppentherapie ist, sich wie ein kleines Mädchen zu fühlen, so als wäre sie drei oder vier Jahre alt, sowie eine eigene Familie gründen zu wollen. Während sie in dieser ersten Gruppeneinheit spricht, sieht sie mich durchgehend an und nachdem sie ihre Geschichte schließt, endet sie, zu mir gewandt, mit den Worten: »Sie haben mich gesehen – wow!«

Ich antworte: »Nicht nur ich habe ihnen zugehört. Wie es scheint haben sie es geschafft, sich die Aufmerksamkeit der Gruppe zu holen«, da ich sie darauf aufmerksam machen will, dass auch viele andere Gruppenmitglieder interessiert zugehört haben. Ich wundere mich über die Intensität ihres Abschlusssatzes, er begleitet mich und wirkt nach: Gesehen werden, wahrgenommen werden, jemand sein und einen Platz haben sind also wichtige Themen für sie. Auch beeindruckt mich, mit welcher Schnelligkeit sie sich Unterstützung und Zuneigung anderer Mitpatient_innen organisiert hat, um sicher genug sprechen zu können – schließlich ist sie erst seit dem Vortag bei uns auf der Station.

Frau A. wird wegen einer wütenden Selbstmordfantasie (sich selbst Luft zu injizieren) aufgenommen, die so konkret und glaubwürdig klingt, dass die Ärzt_innen sie nicht wegschicken können. Wir erfahren nun auch folgende Vorgeschichte: Bereits in der Schule wird sie sehr oft gehänselt und auch später stehen für sie Zurückweisungen an der Tagesordnung. Nach der Hauptschule entscheidet sie sich, Kindergärtnerin zu werden und mag ihren Beruf – nur »die Menschen machen Schwierigkeiten«, wie sie sagt. Die meiste Zeit ihres Lebens hat sie zwar eine beste Freundin oder einen besten Freund, mit der oder dem sie sich gegen die anderen ein wenig verbünden kann, gegen die Schlechtigkeit der anderen, wie sie sagt, nun aber hat sie sich in die Leiterin des Kindergartens heiß und innig verliebt, die sie jedoch (für Frau A. auf sehr verletzende Weise) zurückgewiesen hat. Diese Zurückweisung und auch das daraus folgende Verlieren des Arbeitsplatzes, sind in einer langen Reihe von Kränkungen nun zu viel geworden.

Im Spital erholt sie sich, ob der umfassenden und doch manchmal recht harschen Fürsorge, die solche Orte an sich haben, was ihr aber zuträglich zu sein scheint. So kann sie wieder Lebensmut – zumindest ein wenig – fassen und ebenso Grenzen oder Zurückweisungen im Alltag ertragen. Frau A. verlässt schließlich die Station mit einer Empfehlung eine Psychotherapie bzw. Psychoanalyse anzustreben, um ihre neu gewonnene Sicherheit zu festigen sowie zur weiteren persönlichen Reifung. Kurz nach ihrer Entlassung ruft sie mich an und will einen Termin. Nach einigen Monaten im Sitzen wechselt sie schließlich auf die Couch und kommt viermal die Woche zu mir in die Praxis.

Psychoanalytische Reflexion

Die Sprache der Medizin und die der Psychoanalyse finden sich manchmal in ihren Bezeichnungen, aber nicht immer. Frau A. wurde mit einer Einschätzung in Richtung des manisch-depressiven Formenkreises aus dem Spital entlassen. Im Denken der Psychoanalyse leidet sie aber am stärksten an dem, was sie nicht ist und nicht hat. Dies ist ein starker Verweis zur Hysterie (Braun, 2009). In den folgenden Reflexionen werde ich mich auf die psychoanalytische Denkweise (allerdings nicht auf eine Schule innerhalb der Psychoanalyse) beschränken und die medizinische/biologistische Sichtweise, so hilfreich diese für andere Kontexte ist, zurückstellen.

Brenman (1990) bezeichnet die Melancholie als einen »Moment der Wahrheit« (S. 1074) für Hysteriker_innen, da sie nun ihre »Schulden gegenüber dem strengen Überich« (S. 1074) unerträglich klar erkennen – besonders wenn das bisher benutzte lebendige Objekt fort und der_die Hysteriker_in alleine dem Überich ausgeliefert ist. Im Fall von Frau A. bedeutet die Zurückweisung und damit verbunden der Verlust der begehrten Frau (Kindergartenleiterin) den Verlust des eben beschriebenen Objektes. Damit bricht Frau A.s »hysterische Lüge« (Brenman, 1990, S. 1074) zusammen und sie versinkt in Depression. Im Versuch sich zu retten und ihre Qualen zu meiden, spricht sie ihre Suiziddrohung aus, um, im Sinne von Brenman (1990), andere zu aktivieren, sie zu entlasten, das heißt: Schuld zu übernehmen. Denn die Aufnahme ins Krankenhaus bedeutet, ein Stück weit Verantwortung für das Eigene abzugeben und anderen das Kümmern zu überlassen. Da diese Selbstmordfantasie gleichzeitig, aber so konkret und drängend von ihr beschrieben wird, wird sie, aufgrund des Risikos der weiteren Regression (vgl. Glover, 1950), stationär aufgenommen.

Frau A. selbst bezeichnet sich in der oben beschriebenen Gruppeneinheit als kleines Mädchen. Mitchell (2009) bemerkt, dass Hysteriker_innen genau das oft sein wollen: ein Kind. Frau A. meint damit: selbst zu sein. Allerdings, folgt man Mitchell (2009) weiter, glauben Hysteriker_innen dies nur erreichen zu können, wenn niemand sonst Aufmerksamkeit einfordert. Diese ungeteilte Aufmerksamkeit hat sich Frau A. über weite Strecken in dieser Gruppe geholt und bekommen.

Die Gruppe kann in der Übertragung der einzelnen Gruppenmitglieder auch als »mütterliches Objekt« (Lobe, 2003, S. 173) verstanden werden – und genau danach sehnt sich Frau A., wie sich während ihrer späteren Analyse herausstellt: nach Mutterraum und gehalten-sein. Aber sie braucht mehr. Laut Lobe (2003) erhält der_die Therapeut_in meist eine »quasivaterähnliche« (S. 174) Funktion. Frau A. betont, wie wichtig es ihr ist, von der Gruppenleitung gesehen zu werden. In der Übertragung kann dies als Wahrnehmung »vom Vater, vom väterlichen Prinzip« (letztlich um es irgendwann ausreichend verinnerlichen zu können) verstanden werden.

Ihre Fantasie, sich selbst mit Luft zu befüllen, bedeutet so auch den resignierenden Versuch, die gespürte innere Leere, das Fehlen, den Nicht-Mutterraum und den Nicht-Phallus, real machen. Zusätzlich hat sie sich zwischen zwei – in der Übertragung – Geschwister gesetzt, die sie behüten, verstecken oder verdecken (siehe oben). Zumindest das Versteckt- und Verdeckt-Sein sind Zuschreibungen, die, wie sich im späteren Verlauf zeigen wird, für Frau A. stimmen.

Frau A. sitzt in der Mitte, bildlich gesprochen. Sie ist die, die dazwischen sitzt: nicht die eine, noch der andere – aber doch in der Mitte zwischen zweien, die sie, zumindest in dieser Gruppeneinheit, stärken. Um »Mitte«, auch um »Zwischen« bzw. um Übergänge »Von-Zu«, geht es immer wieder für Frau A. – besonders in der Zeit, während ich als schwangere Psychoanalytikerin hinter ihr sitze. Die Mitte/das Dazwischen festzumachen, ihre Grenzen finden, ihre Identität, sind Themen, die in dieser ersten Gruppeneinheit und später im Verlauf ihrer Analyse oft präsent sind. Was es ihr bedeutet, Frau zu sein, wen sie lieben kann, wer sie lieben kann – wie sie mit ihrer Aggression, Hilflosigkeit und Angst, wie sie gesehen werden und mit Begehren umgehen kann – wie sie es ertragen kann. All dies ist, nun rückblickend, in dieser Szene gleich zu Beginn dargestellt.

3.3 In der Praxis

Frau A. und ich arbeiten bereits seit Längerem miteinander, die letzten sechs Monate kommt sie viermal pro Woche liegend, d.h. auf die Couch, als ich zum ersten Mal schwanger werde. Seit unserer ersten Begegnung ist der Wunsch nach einer Schwangerschaft bzw. ein Kinderwunsch bei der Patientin ein leises, aber stetes, Thema. Lauter jedoch ist der ambivalente Wunsch nach einem eigenständigen Leben, mit einer eigenen Identität, einer gesunden Abgrenzung, wie auch die große Angst vor dem Abnabeln von der Mutter, von der Fantasie eines mütterlichen, nährenden Beutels, in den sie sich immer wieder hineinsehnt, hineinträumt und den sie durchaus mit Kraft und Vehemenz lange Zeit als fantasierten inneren Ort behält.

Die Eltern von Frau A. betreiben ein kleines Handwerks-Unternehmen in einer Stadt nicht weit von der österreichisch-slowenischen Grenze. Es scheint, als hätten sie damit alle Hände voll zu tun und für ihre Jüngste nicht oft Zeit übrig. Ihre Eltern arbeiten immer und sie ist als Kind und Jugendliche viel allein, muss sich viel mit sich selbst beschäftigen und spielt mit sich, oder gegen sich, Brettspiele, nach den Regeln, wie sie immer wieder betont. Dieses Gefühl des Alleinseins ist ein Grundton, den Frau A. immer hört, manchmal dröhnend laut. Dabei ist das oft von ihr beschriebene Bild des Grundtones kein Zufall. Frau A. spielt selbst mehrere Instrumente und singt sehr gerne. Ob sie singt, ist und war für sie immer schon Kennung, ob es ihr gut geht. Ihre Stimme zu nutzen bedeutet, sich stark (genug) zu fühlen. In Umkehrung ist auch das Hören (was sie hören kann, was sie hören will oder soll) immer wieder Thema in unseren Sitzungen.

Frau A. ist das letzte Kind ihrer Eltern. Ihre drei älteren Geschwister, eine Schwester (sechs Jahre älter), zwei Brüder (zehn und 14 Jahre älter) werden »in der Zeit geboren«, wie sie es nennt. Sie jedoch glaubt »zu spät auf die Welt« gekommen zu sein.

»Da war alles schon vorbei. Die aufregenden Dinge waren passiert, die gute Musik war schon gespielt.« Die Schwester und der mittlere Bruder sind für die Eltern, wie Frau A. glaubt, perfekt: Beide sind verheiratet und haben Kinder. Frau A. wäre gerne wie ihre Schwester, aber noch lieber wäre sie wie ihr ältester Bruder: Der darf die Firma des Vaters übernehmen. Und das will doch eigentlich sie. Aber sie kommt nie infrage. Ihr Vater bleibt in den Monaten vor meiner Schwangerschaft lange Zeit ein Schatten, sie spricht wenig über ihn – das Einzige, was wiederholend wichtig scheint, ist sein Alter. Es wirkt fast methusalemisch alt, wenn er in ihren Einfällen auftaucht.

Psychoanalytische Reflexion

Die gemeinsamen Stunden auf und hinter der Couch sind oft voll von unausgesprochener Aggression von Frau A. darüber, nicht zu genügen – nicht sich, nicht den anderen und schon gar nicht ihrer Mutter. Sie spricht viel über ihre Angst nicht genug Geld zu haben: nicht genug, um ihre kleine Wohnung herzurichten, nicht genug für ihre Tiere, nicht genug für die Psychoanalyse. Und auch für mich als ihre Therapeutin fühlt sie sich nicht gut genug und hat große Angst davor, dass ich mich mit ihr langweile. Über all das spricht sie mit leisem, klagendem, verzweifeltem, bedürftigem, mäandrierendem Schmerz und Wut in der Stimme.

Diese stille, aber bohrende Aggression macht mich von Beginn unserer

Zusammenarbeit an immer wieder müde. Besonders schwierig wird es in der ersten Zeit meiner Schwangerschaft, als ich selbst noch nicht weiß, dass ich schwanger bin und in den Stunden kämpfen muss, um wach zu bleiben und mich natürlich frage, was los ist – warum sich meine Gegenübertragungsreaktion so intensiviert, ohne deutliche Veränderungen von Frau A. Einmal schlafe ich ein. Aber auch noch vor der Schwangerschaft verpuffen meine Versuche, Aggression oder Müdigkeit zu deuten, damals, irgendwo zwischen ihr und mir – und kommen nicht an. Frau A. geht nicht darauf ein. Vielleicht finde ich nicht die richtigen Worte, vielleicht kann sie es nicht hören – es geht nicht und mir scheint, wir stehen diesbezüglich in der Zeit still. Gleichzeitig wird sie aber nicht müde, zu betonen, wie sehr sie mich braucht, um »ihre Mitte« zu finden und zu mögen, aber auch um gesehen zu werden.

Die Analyse ist ihr sehr wichtig und auch wenn es ihr, wie sie erzählt, oft schwerfällt sich aufzuraffen und hinzukommen, verpasst sie keine Stunde. Oft beklagt sie ihr Unvermögen darüber, etwas, das sie »die Mitte« nennt, zu finden oder zu halten. Aber auch ihr Desinteresse an dem, was sie Mitte nennt: »Dort sein, in der Mitte, ist im Nichts sein, in der Masse. In der Mitte sein heißt nicht mehr gesehen werden«, sagt sie oft.

Das Suchen ihrer Mitte hat unterschiedliche Bedeutungen. Die Mitte ist ein Ort, an dem sie sich vorstellt zu sein, mehr noch, den sie sich vorstellt *zu sein*, wenn sie gefestigt und stark ist und weiß, was sie will. Auch will sie *in* eine Mitte, in ein Zentrum; an einen Ort, der sie umgibt, sie einhüllt und völlig in Schutz nimmt, wie auch von der Außenwelt abschließt – in der Masse/im Fleisch der Mutter. In der Mitte der Masse verstehe ich aber auch in dem Sinn, ungesehen zwischen den anderen (Geschwistern) nach Zuwendung zu hungern.

Der nährende Mutterbauch, der versorgende Mutterbauch, der geschützte Raum – daran mangelt es ihr. Nicht Eine sein, sondern sich in Symbiose verlieren, nah sein, verschmolzen und unklar, wo sie beginnt oder endet, aber vertrauensvoll versorgt sein, ist ihr Sehnen. Hingegen ist sie nach ihrer Geburt in eine Familie geworfen worden, in der sie viel zu wenig gesehen wird, alleine spielt und versucht, die Welt/die Mutter in ihren rätselhaften Gebärden und ihrem Wollen zu verstehen. Gleichzeitig ist sie zwischen ihren älteren Geschwistern, die etwas wollen können (wie sie an vielen Beispielen aufzuzählen weiß), unsichtbar. Ihre Geschwister erlebt sie als willensstark und sich durchsetzend. Frau A. aber sucht Begehrt-Werden und Begehren.

In den Monaten vor meiner Schwangerschaft oszilliert Frau A. zwischen Fantasien zu Innen (Nahrung und Schutz, aber auch Enge und Willenlosigkeit) und Außen (Einsamkeit und Bedeutungslosigkeit, aber auch Abenteuer und Neuem). Ich fühle, ich bin die Grenze, der Stoff, durch den sie versucht, zu erkunden: jene Bedingtheiten, die diese Zustände bedeuten, zu verstehen und zu vereinen.

Es scheint, dass die Grenze selbst der faszinierende Ort war. Nicht Innen, nicht Außen, sondern das Dazwischen, der Moment des Überganges, auch der Entscheidung. Kann Frau A. diese Art von Grenze während unserer gemeinsamen Stunden erkunden? Kann sie sie auch für sich selbst mehr und mehr finden und für sich leben? Die Einsamkeit ihrer Kindheit kommt immer wieder durch – es ist schwer, fast unmöglich, ohne ausreichend stimmige Rückmeldungen innere Grenzen, oder auch Durchlässigkeit auszubilden. Durch unsere gemeinsame Arbeit beginnt sie zaghaft manchmal Unvorherschbares, Unverständliches mehr als in ein Gefüge passend einzuordnen.

Sie wolle so gerne »jemand sein« wie sie oft sagt, sie wolle gesehen werden in der Masse/Menge. Frau A.s Sein hängt an der Wahrnehmung der Anderen, an mir. Ich sehe sie, so kann sie sich selbst mehr sehen; sehe ich sie nicht mehr, so ist alles, was dann noch von ihr bleibt, ein ängstliches Forschen. Gleichzeitig erlebt sie Nähe als anspruchsvoll, fordernd und verschlingend bzw. bedrohlich. Das geht so weit, dass allein schon Fragen von Menschen aus ihrem Umfeld für sie eine existenzielle Bewertung ihrer selbst bedeuteten. Es gibt nur ein ganz grundsätzliches In-Frage-gestellt-Werden, das sie letztendlich vor die existenziellste aller Fragen stellt: Darf sie sein? Die Verminderung dieser daraus folgenden Angst, einem unerträglichen Schmerz ausgesetzt zu werden, wie auch die Verminderung der Angst, sich zu verlieren (paranoide Desintegration), ist verständlicherweise enorm wichtig für sie. So ist es für sie, im Sinne von Steiner (1993), lebensnotwendig, Sicherheit und Regeneration durch die Herstellung eines möglichst stabilen psychischen Gleichgewichtes zu erlangen. Die Analyse soll ihr diese Stabilität ermöglichen.

3.4 Ich werde schwanger

Die ersten Wochen der Schwangerschaft sind auch bei mir, wie in den meisten Fällen, im Dunklen, unklar ob der gerade passierenden inneren

Veränderungen. In der Praxis bleibt alles (scheinbar) im gewohnten Rhythmus: Die Patient_innen kommen und gehen, die Tage verstreichen. Meine vermehrte Müdigkeit bemerke ich, bringe sie aber nicht in Zusammenhang mit einer Schwangerschaft. Frau A. ist im Krankenstand, sie beschreibt ihre Stimmungen als deutlich und schnell wechselnd, oft innerhalb eines Tages, von Getriebensein zu hoffnungslos und lethargisch den Tag im Bett verbringend. An diesen Tagen, sagt sie, träumt sie sich in eine Fantasiewelt, in der sie eine Prinzessin ist, die von allen geliebt wird und niemals von jemandem überfordert wird. Öffnet sie an diesen Tagen doch noch ihre Augen, schafft sie es kaum, Wäsche zu waschen. Ist sie aktiv, berichtet sie von Versuchen Arbeit zu finden, kümmert sich um ihre Tiere oder besucht Freunde.

Psychoanalytische Reflexion

Ich bin vor allem müde. Müdigkeit ist etwas, das zumindest Frauen, die schon einmal schwanger waren, schnell besonders mit den ersten Wochen einer Schwangerschaft verbinden. Jenseits meiner Schwangerschaft sind Frau A.s Begehren, ihre archaischen Objektbeziehungsangebote und -wünsche, ihre Wut und ihr Sehnen auf und nach ihrer Mutter in ihrem Alltag und uns betreffend, in ihrer Übertagung auf mich immer wieder so intensiv, dass ich abwehrend in die Müdigkeit gehe. Trotzdem wundere ich mich, warum ich scheinbar plötzlich so viel mehr mit meiner Müdigkeit zu kämpfen habe, ohne wichtige Veränderungen in Frau A.s Verhalten bzw. ihrer Psychoanalyse zu bemerken. Der Schwangerschaftstest hatte hierzu Aufklärung gebracht. Es ist jetzt also so, dass ich etwas Reales weiß, dass signifikant für mein Leben ist – und auch, nur in ganz anderer Hinsicht, für ihres.

Die hormonellen Veränderungen, wie z. B. die intensive Blutbildung der ersten Wochen, strengen meinen Körper an und fordern Ruhezeiten ein. Wahrscheinlich alle Psychoanalytiker_innen kennen die eine oder andere Form von Müdigkeit als Gegenübertragung auf eine_n Patient_in. Wenn das Zuhören wie in Watte gepackt ist und die Worte der Sprechenden nicht mehr ganz ankommen bei, oder vielleicht genauer, in uns. Wenn der Fluss zwischen Identifikation und Distanzierung, wenn diese pendelnde Spannung (in der Beziehung) zwischen Analysand_in und Psychoanalytikerin, sich scheinbar erschöpft und die Psychoanalytikerin in ihrem Sessel versinkt, dem Schlaf entgegen – zumindest kurz, dann gilt dies als wichtiger Hinweis darauf, dass sich latente, aber intensive psychodynamische Prozesse in der Patientin oder dem Patienten oder auch im Dazwischen von Patient_in und Psychoanalytikerin, oder aber in der Psychoanalytikerin selbst abspielen (Zwiebel, 2010). Im speziellen Fall einer schwangeren Psychoanalytikerin aber gilt es, genauer zwischen Müdigkeit aufgrund des Zustandes per se und den dadurch neu ausgelösten Konflikten, Dynamiken oder Widerständen, oder bereits bekannten Müdigkeitsreaktionen zu unterscheiden. Dies ist nicht immer einfach, wie sich im Folgenden zeigen wird, da Schwangerschaft ein Zustand ist, in dem u. a. Subjekt und Objekt nicht mehr klar zu unterscheiden sind, da der Zustand eines wachsenden Lebens in einer Frau die als selbstverständlich angenommene Dualität des Lebens (Innen/Außen, voll/leer, Mann/Frau[3] etc.) fundamental infrage stellt (Mazzoni, 2002).

3.5 Ich weiß es und sie nicht (121h/Ssw 5)[4]

Kurz nachdem ich erfahren habe, dass ich schwanger bin, bekomme ich Fieber und muss zwei Stunden mit Frau A. recht kurzfristig absagen. Diese Zeit fällt in das Ende eines kalten Winters. In der ersten Stunde nach meiner fiebrigen Erkrankung trägt Frau A. einen auffallend dicken Pullover und zusätzliche Wollsocken.

Frau A.: »Mir ist kalt.«

3 Soweit mir bekannt, gibt es auch in der Diskussion um Trans-/Intergeschlechtlichkeit keine Texte, die sich mit dem Zustand beschäftigen, zweimal das gleiche Geschlecht zu haben bzw. mit der Bedeutung, zwei eigenständige Geschlechter zu haben: eine Frau zu sein und ein männliches Baby auszutragen. Wohl gibt es aber z. B. einen Artikel mit dem Titel »Pregenital Aspects of Pregnancy Fantasies« von Gilbert Rose (1961), der sich mit dem Wunsch es haben zu wollen, genauer mit hermaphroditischen Wünschen/Fantasien von männlichen Patienten im Zusammenhang mit Schwangerschaftsfantasien, auseinandersetzt.

4 »121h« bezeichnet die 121. Stunde der psychotherapeutischen/psychoanalytischen Behandlung, »Ssw 5« bezeichnet die 5. Schwangerschaftswoche.

Ohne Pause redet sie weiter, noch im Stehen. In ihrer Wohnung gibt es nur einen alten Holzbrikettofen, den sie einheizen muss, und oft wird es kalt. Dann kuschelt sie sich auch zu Hause unter die Decken und das Aufstehen ist schwer und unangenehm. »In Ihrer Praxis ist jetzt aber das Hinlegen schwer«, sagt sie.

Grenzüberschreitungen. Sie weiß es (nicht). Ich weiß es.

Bevor sie sich auf der Couch einrollt, nimmt sie sich, obwohl es in meinem Raum gut warm war, eine Decke aus ihrem Rucksack, um sich zuzudecken. Sie schweigt. Dann nach einer Weile spricht sie über ihre Sehnsucht wieder in den Bauch ihrer Mutter zurückzukehren und sich dort zu verkriechen und alles andere zu vergessen.

Ich habe ein Geheimnis. Ich wünschte mir ein Kind. Schon eine Weile und jetzt ist es angekommen, in mir. Ich weiß es seit Kurzem, wann nur sage ich es ihr? Sind wir schon drei? Aber hier bin ich Psychoanalytikerin, hier bin ich eine andere, dieselbe und doch eine Andere. Ich habe ein Geheimnis.

GH: »Einsamkeit macht auch manchmal frieren.«

Sie will einen Bauch? Meiner ist voll!

Bis dahin bin ich für Frau A. zu den vereinbarten Terminen immer verfügbar gewesen. Dann bin ich plötzlich weg gewesen. Meine überraschende Absage bedeutet ihr Liebesentzug und befürchtete Bestätigung ihres Unwertes.

Oder ist er leer, wartend auf das, was da ist.

Frau A.: »Ja, das stimmt. Oder umgekehrt. Mein Ofen geht nicht gut, in der Nacht muss ich oft nachlegen und wenn ich es

Der Ofen. Seine Hitze. Ihre Hitze. Ihre Sexualität. Ihr Begehren. Sich

verschlafe, dann ist es in der Früh wirklich kalt. Sind Sie wieder gesund? Manchmal ist es gar nicht so schlecht, wenn es kalt ist, soll ja gesund sein.« Dann, nach einer Pause: »Ich mag es nicht.«

Den Rest der Stunde spricht sie weiter von ihrem Ofen, der nicht gut heizt, und von ihrer Wohnung, in der noch so viel hergerichtet werden muss. Sie braucht jemanden, der ihren Ofen einheizt. Sie glaubt, wenn die Wohnung passt, passt sie auch.

selbst Haut sein. Sich selbst Grenze sein, sich berühren, behüten können und nähren. Die Wohnung als dritte Haut. Mir fällt auf: Ich bin auch Wohnung.

Psychoanalytische Reflexion

Als sie mit Pullover, Socken und eigener, also vorab mitgenommener, Decke auf der Couch liegt, als bräuchte sie zusätzliche Schichten/Häute, um sich warmhalten zu können, kommt sie mir vor wie ein Neugeborenes, fest mit Tüchern umwickelt. Ich glaube, Frau A. hat sich durch meine Absage hinausgeworfen gefühlt aus ihrer Höhle und wünscht sich, noch sprachlos, sich selbst wärmen zu können. Es ist, als wäre ihr die Enttäuschung unter die Haut geschrieben. Die Psychoanalyse als Lebens*mittel*punkt findet nicht statt und Frau A. hat (noch) keine Worte (aber Decken).

Bin ich ihr Ofen? Der Ofen als Ort ihres Begehrens und als Brutkasten für Neues, für das Kind, das sie sich wünscht zu sein/haben und das in meinem Bauch wächst und das sie ist und auch nicht ist. Was sich zwischen ihr und ihrer Mutter, als erstes wichtiges Liebesobjekt, abgespielt hat, wiederholt sich hier zwischen uns Frauen (vgl. Koellreuter etc.): Sie will Subjekt werden. Sie sucht den verlorenen Faden ihres Begehrens wieder aufzunehmen, um über ihr Objekt-Sein hinauszukommen, und sich von dem verinnerlichten Befehl zu befreien, das weibliche Objekt sein zu sollen, anstatt es haben zu wollen (Poluda, 2004; Koellreuter, 2000).

Als schwangere Psychoanalytikerin hat indes das Sexuelle, das Triebhafte eine veränderte bzw. zusätzliche Bedeutung. Gelebte Sexualität wird von Woche zu Woche sichtbarer, verformt mich und führt dazu, dass ich die Praxis für eine Weile verlassen muss (zumindest für eine längere Zeit als ein Urlaub). Begehren hat sich materialisiert, denn es ist da und schwimmt in der Blase, wenn auch der Embryo selbst noch winzig klein ist. *Es* wirkt sich aus.

Für die Arbeit in der Praxis bedeutet dies, dass sich die Gegenübertragungsanalyse verändert: Unbewusstes in Bewusstes umzuwandeln wird oft als ein Arbeiten *an* einer Übertragung verstanden – nun aber merke ich schnell, dass das Arbeiten *in* den Übertragungen mehr in den Vordergrund tritt. »›An‹ der Übertragung läßt sich über Sexualität verhandeln«, wie Koellreuter (2000, S. 135) hierzu treffend bemerkt, aber »›in‹ der Übertragung macht sich das Sexuelle breit, das bei unbewußter Triebabwehr zu Irritationen und Sprachlosigkeit im Analyseprozeß führen kann.« Dies stellt sicherlich eine ernstzunehmende Herausforderung für schwangere Psychoanalytikerinnen dar – so auch für mich.

3.6 Ein Monat vergeht

Bis sie die abgesagten Stunden wieder anspricht, dauert es fast einen Monat. Als sie es versucht, scheint vor allem wichtig, den Vorwurf in meinen Raum stellen zu dürfen. »Sie waren plötzlich nicht da!« Wenn ich versuche, darauf etwas zu sagen, unterbricht sie mich und wechselt schnell das Thema. Ich soll scheinbar nichts dazu sagen, es nur hören.

Die Zeit mit ihr dehnt sich aus. Es kommt mir manchmal vor, als würde sich zwischen zwei Minuten noch eine drängen. Hineindrängen, einnisten und sich ausdehnen. Ich versuche es zu akzeptieren.

Trotzdem:

Auch während der nächsten Wochen versucht sie weiter, das entstandene Misstrauen in meine Verlässlichkeit nicht wahrzuhaben. Aber es taucht in ihren Sorgen auf, ob ich wirklich gesund bin oder ob ich vielleicht einen spontanen Urlaub plane. Wenig anderes hat Raum.

Der Vorwurf. Dort steht er, fast wie eine Skulptur, so greifbar und doch nicht direkt ausgesprochen, zu betrachten, aber nicht zu berühren: Ich gleite ab. Ich akzeptiere es? Analysieren heißt auch warten können. Aber hier ist es ein Abwarten, bis ich bereit bin, ihr meins zu sagen. Ich muss es ihr sagen, die Verun-

sicherung wird mehr werden, ihre wie meine. Was wird kommen? Mehr Wut? Mehr Vorwürfe? Mehr Angst? Meine Schuld. Sie will mich und ich will jemanden anderen. Klassisch. Trotzdem fehlen mir die Worte. Ich suche.

Psychoanalytische Reflexion

Die ersten Risse als Ankündigung der neuen Rollenverteilung tun also ihre Wirkung.

Frau A. sucht nach Gründen, die ihr die Schuld an meinem Fernbleiben der beiden Analysestunden zuschieben, um so ihre Angst »eigentlich nicht ertragbar zu sein« unbewusst zu bestätigen. Mein Mangel (an Gesundheit) scheint für sie nicht tragbar zu sein. So sind diese Wochen geprägt von Frau A.s Verlustängsten, den Versuchen ihre Ohnmachtsgefühle, die sie immer wieder zu überschwemmen drohen, einzudämmen und abzuwehren.

Ich, hinter der Couch, ringe nun aber auch um mein Geheimnis. Üblicherweise haben Patient_innen Geheimnisse, die sie mit sich tragen, bis sie in der Therapie davon erzählen. Für Frau A. ist meine Schwangerschaft aber eine Erschütterung ihres Containers, dessen bin ich mir sicher, eine Störung ihrer Psychoanalyse. Zwiebel (2010) betont, dass »die Arbeit mit der Störbarkeit« (S. 39) in einer Psychoanalyse keine Randerscheinung ist, sondern »einen ganz zentralen und wesentlichen Teil« (ebd.) bedeutet. Allerdings bezieht er dies vorrangig auf die Analysandin_den Analysanden. Und daraus folgend hat die Analytikerin die Aufgabe, damit im Sinne des_der Patient_in konstruktiv umgehen zu können. Hier verhält es sich umgekehrt: Ich als Psychoanalytikerin bringe die Störung ein und Frau A. reagiert darauf. Ich trete hinter dem Vorhang der Abstinenz hervor, zeige mich als Frau und öffne Raum für konkretere Fantasien über meine Sexualität, Beziehungen, Wünsche, mehr als bisher, oder mehr als üblich ist. Nicht nur die Fantasien bekommen Nahrung – Frau A. wird ein Stück weit aktiv in mein privates Leben miteinbezogen, denn ich kann meine Schwangerschaft und die Konsequenzen ja schlecht verheimlichen. Meine ersten Überlegungen diesbezüglich gehen ins Organisatorische, also weg vom Spüren: Wie würde ich es ihr sagen, wie meine Mutterschaftspause organisieren, wer könnte mich vertreten, wann komme ich zurück oder wie teile ich meinen Patient_innen, somit auch ihr, mit, wann ich wieder verfügbar bin?

3.7 Ich sage es ihr: Sie weiß es, ich weiß es (154h/ssw 15)

Oft betritt sie meinen Raum, betont langsam, ein bisschen wie in Zeitlupe. Heute aber, an dem Tag, als ich ihr meine Schwangerschaft mitteilen möchte, ist sie schnell, das Betreten des Raumes und sich auf die Couch legen passiert in einer fließenden Bewegung.

Ich habe in Bibliotheken nach Theorie gesucht, was die Schwangerschaft einer Psychoanalytikerin für ihre Arbeit in der Praxis bedeutet, aber nur wenig gefunden.

Ich bin versucht, mich auf die organisatorischen Veränderungen zu konzentrieren, jetzt, im Nachhinein gesehen, wohl auch, um meine eigene Verwirrung in meiner Rolle als schwangere Psychoanalytikerin zu verdecken. Immerhin sind wir, und das werde ich jetzt deutlich machen, indem ich es ausspreche, zu dritt in der Stunde. Ich breche unsere Vereinbarung und bringe nicht nur jemanden mit, sondern werde auch noch das Ende/eine Pause in der Behandlung damit erzwingen.

GH: »Heute beginne ich zu sprechen, ich möchte Ihnen etwas sagen. Es hat sich etwas verändert: Ich bin schwanger.«

Mein Geheimnis preisgegeben.

In mir ist alles aufmerksam, worauf reagieren?

Sie liegt auf der Couch, reglos und sagt nichts. Nach einer Weile seufzt sie, mehr stöhnt sie auf.

»Ich möchte Sie mit nach Hause nehmen. Und jetzt sind Sie schwanger. Ich habe Schmerzen. Ich glaube, ich kann nicht mehr aufstehen.« Sie schweigt kurz. »Und ich will nicht sprechen. Gratuliere.«

Zuviel in einem Satz. Meine Worte stapeln sich und die inneren Bilder purzeln durcheinander, überlagern sich. Ich bin angespannt und versuche sie zu hören. Das Gesprochene wie das Unausgesprochene.

Stille.

Gestapelte Worte lassen mich nicht sprechen.

Sie antwortet weiter, schnell, in abgehackten Sätzen: »Ja, so ist es immer. Nie krieg ich das, was ich will. Endlich habe ich Sie gefunden, aber kann nicht. Es geht nicht, ich will in ... Nein! ... mit Ihnen sein. Ich will mit Ihnen ins Kaffeehaus gehen. Ich möchte Ihnen meine Tiere zeigen, meine Wohnung. Ich möchte, dass Sie mit mir mitkommen.«

Sie versucht den Raum auszufüllen, die Zeit mit sich. Wie ein Baby, das wächst in einem Bauch, meinem Raum. Mir wird es eng. Sie will so viel. Halten. Sie halten. Was ich geben kann, reicht nicht aus. Zu wenig Platz für uns drei. Wer muss gehen? Wir alle. Dann wird es leer sein, hier. Schon wieder: Ich mag sie nicht, meine Schuldgefühle. Aber ich bin es nun mal, die geht. Ich gehe und ziehe jemanden anderen (her-)vor.

Den Rest der Stunde wälzt sie sich ächzend stöhnend hin und her. Sie zählt die Schmerzen auf, die sie hat: in den Beinen, Armen, Kopf und Rücken, unter der Haut, in den Händen. Überall sticht es sie und zieht es sie. Stechend, hell, laut und quälend, sagt sie. In dieser Stunde spricht sie nur mehr wenig, wenn, dann beklagt sie sich, dass niemand ihren Schmerz sieht oder sie ernst nimmt.

GH: »Ihren Schmerz höre und sehe ich. Es sind alte Schmerzen von alten Verletzungen, aber auch neue Schmerzen von neuer Wut.«

Nach meinen Worten liegt sie für den verbleibenden Rest der Stunde ein wenig ruhiger.

Psychoanalytische Reflexion

Frau A. beschreibt sich oft als Kind in einer leeren Welt: Weder ihre Mutter noch ihr Vater konnten damals offenbar viel inneren oder äußeren Raum anbieten. Sie schildert beide Eltern, besonders aber die Mutter, als physisch wenig anwesend. Psychisch jedoch erlebt Frau A. ihre Mutter seit ihren frühesten Erinnerungen mehr oder weniger unerreichbar für sie.

Meine angekündigte Mutterschaft – und damit auch der Rückzug aus der Praxis – bedeutet für Frau A. ein Wiedererleben von etwas, das sie schon kennt und fürchtet: eine Mutter, die sich von ihr abwendet. Bedroht durch das Gefühl mit einem inneren Loch (!), einer Leere, einer Ohnmacht – wieder einmal – zurückzubleiben, triggert es diesen alten Schmerz und löst in der Folge tiefe Ängste aus: Frau A.s Erfahrung einer abwesenden oder kalten Mutter erinnert an Greens (1993) Beschreibung einer speziellen Übertragungssituation, bei der die Babys eine Mutter oder Bezugsperson erleben, die aufgrund eigener Belastungen völlig in Anspruch genommen ist und deshalb die affektive Besetzung ihres Babys zurücknimmt und so von den Kleinen plötzlich nicht mehr liebevoll und warm, sondern wie tot und kalt erlebt wird. Diese Rücknahme wird vom Kind verständlicherweise als Katastrophe empfunden – da es neben den zum Scheitern verurteilten Versuchen des Babys/Kindes, die Mutter wieder zum Leben zu erwecken, sie also wieder als emotional erreichbar zu erleben, eine tiefe narzisstische Verwundung darstellt. An diese Wunde rührt meine Schwangerschaft.

Durch das veränderte psychoanalytische Setting wird Frau A. vor die Herausforderung gestellt, nicht nur mit den veränderten Grenzen, sondern auch erneut mit diesem eben beschriebenen Liebesentzug umzugehen. Aus ihrer Fantasie ist mehr Gewissheit geworden: Sie wird wieder verlassen werden. Wieder taucht in ihr die Frage nach dem Sinn auf, dem eigentlichen Grund, weshalb ich sie verlassen würde. Um diesen als bedrohlich erlebten drohenden Verlust bzw. Kontrollverlust irgendwie aushalten zu können, fragt sie sich wieder, in einer Art umgekehrter Omnipotenzfantasie, u. a. ob nicht letztendlich sie die Verantwortung für meine Schwangerschaft hatte: Ich bin schwanger geworden, weil sie mir nicht genügt hat und ich nicht mehr mit ihr habe arbeiten wollen. Die Konsequenzen meiner Schwangerschaft bestätigen damit ihre tiefe Angst: Sie darf eigentlich nicht sein, ist nicht gewollt. Green (1993) beschreibt die in einem solchen Prozess entstehenden psychodynamischen Folgen sehr eindrücklich:

> »Im Zustand des psychischen Schmerzes ist es unmöglich zu hassen und zu lieben, unmöglich zu genießen, nicht einmal auf masochistische Weise, unmöglich zu denken. Da ist nur das Gefühl einer Gefangenschaft, die das Ich seines Selbst beraubt und in eine unvorstellbare Figur entfremdet« (S. 218).

Ein Gefühl der Gefangenschaft bedeutet, auf *einer* Seite einer Grenze zu sein. Frau A. hat die Wahl, draußen zu sein oder nach innen zu gehen. Nach draußen zu gehen (aktiv anderen Menschen zu begegnen bzw. sie für wahr zu nehmen) ist aber gleichbedeutend mit sich aufzulösen, sich zu verlieren ob der eigenen Unklarheit, wer sie ist und ihres Bedürfnisses nach Identifikation. Nach innen gehen, Innenschau halten, bedeutet jedoch, mit den eigenen Gefühlen mehr in Kontakt zu kommen, und so auch mit dem Schmerz, der Wut und auch dem Hass auf die verinnerlichte »tote Mutter«: Es ist für sie also eine unmöglich zu treffende Wahl: Nach innen meint, »in ihre Mitte« zu kommen. Und in ihrer Mitte zu sein, bedeutet für sie gleichzeitig in einem erschreckenden Zustand des Nicht-Seins angekommen zu sein: So fantasiert, eher schon sucht, sie Schuld (Bedeutung/Wirksamkeit) bei sich, um mich schützen zu können (Identifikation mit dem Aggressor). Gleichzeitig gelingt es ihr aber nicht, mich gewissermaßen in ihre innere Objektwelt aufzunehmen, zu verinnerlichen. Sie kann nicht auf mich verzichten, wenngleich ich auch als unintrojizierbares Objekt erscheine.

Dieser tiefe Konflikt besteht, wie erwähnt, schon länger – aber die veränderten Umstände befeuern ihn deutlich – nicht nur für sie. Auch ich erlebe ihn existenzieller, viel näher, intimer, auch schutzloser in dieser Stunde. Meine Dünnhäutigkeit bzw. intensivere Wahrnehmung der Übertragungs- und Gegenübertragungsgefühle bzw. die Verwobenheit unserer analytischen Situation strengen mich deutlich mehr an als mein bisheriger Praxis- und Spitalsalltag. Ich weiß aber, dass ich sehr aufmerksam sein muss: Der Grund unseres Kennenlernens, ihr angedrohter Selbstmordversuch, liegt erst wenig mehr als ein Jahr zurück und ich bin mir nicht sicher, wie es ihr möglich sein wird, weiterhin Worte (anstelle von Taten) zu finden.

3.8 Die nächste Stunde

Sie eröffnet mit: »Ich könnte essen. Einfach essen. Ich hasse mich dafür, aber ich könnte essen.«

GH: »Sich anders spüren, … weniger Leere wäre schön.«

Sie berichtet daraufhin detailliert und lange von Körperpflegeerfahrungen (meist mit Flüssigkeiten verbunden: Schwitzen, ihre Menarche bzw. ihre Menstruation etc.). Oder dem Fehlen. Mehr ist es ein Klagen: Ihre Mutter habe ihr nie etwas gezeigt. Nicht wie man sich auch während der unreinen Tage »appetitlich hält« (sie erkannte erst sehr spät, wozu es Deos gab – oder Tampons. Nach ihren Angaben war sie da schon fast 20 Jahre alt gewesen). Oder das Rasieren, der Achseln, der Beine, zwischen den Beinen. Oder, oder, oder. Sie beschreibt genau und lange. Dann:

Ekel.

Glatte Haut. Alles soll glatt sein für sie. Glatt, glänzend und außen wie innen. Mein kleines purzelbaumschlagendes Etwas in mir, ich hab's gesehen im Ultraschall, versucht meine Wände in mir hochzugehen, ist abgerutscht. So hat es ausgesehen: als würde dieser kleine Jemand die Wände in mir hochgehen, und abrutschen. Lachen im Untersuchungszimmer. Wechsel. Praxis: Ich hier nicht lachend, ich bleibe ruhig und höre zu? Innen wie außen. Wie sie. Ihre oder meine Sehnsucht. Ich werde wütend und will es nicht sein. Wegen meinem In-Mir, weil ich es beschützen möchte. Ihre Wut. Wohin nur damit, wortlos und glatt. Gemeinsames Vermeiden-Wollen.

Frau A.: »Immer werde ich verlassen. Sie werden mich verlassen. Wieso machst du das? … Können wir per du sein? Das will ich schon lange fragen. Ich hab' mich bisher nicht getraut. Aber jetzt ist doch eh alles egal. Ich bin allein. Immer bin ich allein.«

Müdigkeit stülpt mich unwidersprochen ein. Wie eine Decke, ich

GH: »Hierherzukommen ist Ihnen wichtig. Hier sind Sie nicht alleine. Sie sind nicht mehr alleine mit mir.«

brauche Luft! Ich soll für sie da sein, ich soll für sie da sein, ich soll für sie da sein.
Ekel.
Sie betet und fordert – ich muss es hören. Beichtmutter sein dafür? Sie will ich sein oder mein Kind, ich soll es richtig machen. Ich soll es ihr richtig machen. Was soll ich nur machen? Nichts, zuhören. So viel Wut, die weggegessen werden muss. Immer wieder Essen. Etwas aufnehmen. Hier und da etwas wegbeißen. Hier und da. Bitte nur hier und da. Mach mich wach.

Frau A.: »Ich sollte Ihnen gratulieren. Ich will, weil ich mich freuen soll. Ich will nicht, weil ich Sie nicht verlieren will.« Und dann, nach einer Weile: »Ich habe Angst, dass Sie mich wegschicken. Sie schicken mich weg und ich habe Angst davor.«

Abhängigkeit. Ihr Wunsch und ihre Angst, Ohnmacht und sich dagegen wehren und sich hingeben.

GH: »Endlich haben Sie einen Platz gefunden, den Sie Ihren nennen und jetzt erzwinge ich eine Pause. Das macht wütend, denke ich mir.«

Nebeneinander, Durcheinander, Ineinander.

Es ist still.

GH: »Sie wollen schwanger sein und mich verlassen. Sie wollen erfüllt, ausgefüllt sein …«

Darum darf, soll es aber nicht gehen. Schon gar nicht ums Ineinander-Sein.
Sie dort, ich da. Arbeit. Im gleichen Moment: Es fühlt sich an, als ob sie zerfließt, tropft, unbedacht von meiner Couch, fließt über den Fußboden und füllt mein ganzes Arbeitszimmer an mit Wut, Liebe, Neid, Hunger. Ich bleibe so müde, meine Augen wollen nicht offenbleiben, um mich am Zuhören besser festhalten zu können. Ich will's ja gar nicht greifen, diese wütenden, langsam in mich hineinkriechen wollenden Vorwürfe. In mir ist Ruh'.

Frau A.: »Alles ist so ganz intensiv und absolut. … Sie wollen schwanger werden, werden schwanger und verlassen mich. Sie machen die Regeln. Sie entscheiden. Sie haben Ihr Leben im Griff, sicher auch einen Mann, der Sie liebt. Und Freunde. Nur ich nicht, ich bin … allein. Weil mich keiner mag, weil ich so bin wie ich bin.«

GH: »Sie sind allein, aber nicht mit mir allein.«

Frau A.: »Sie verstehen mich, deswegen komme ich zu Ihnen. Sie verlassen mich – wie alle. Und Sie haben ein Leben. Ich nicht. Ich wollte schwanger werden. Nicht Sie. Sie sollen für mich da sein!«

Bitte bitte sprich mit mir, nicht gegen ... mein Kind? Deine Baustelle, meine Baustelle. Du betriffst mich. Mein Container ist voll. Mist. Nein! Zwei Höhlen trag ich mit mir, einen für mein Kind und einen für sie gerade. Schön wär's. Schön separiert, aber ich bin eine.

GH: »Sie wollen mich verlassen können.«

Frau. A.: »Ja!« Ein wenig später: »Nein.«

Sie spricht. Mit mir, etwas Tiefes kommt aus ihr. Etwas Echtes. Das macht mich wach, aber: Hin- und hergerissen, ich bin verwirrt: Wem wende ich mich zu? Was lass ich ein? Absolute Frage. Mein Kind. Mein Kind! (Frau A.)

Aushalten. Die Wut und die Vorwürfe und den Neid aushalten. Bauchgefühl. Die Schärfe der Stimme, den Druck hören. Nicht hart werden. Nicht zumachen. Ich merke, ihr Sprechen, ihr Wollen geht in meinen Bauch. Mein Bauch wird hart. Meine Muskeln spannen an und es beginnt zu schmerzen. Nicht viel, aber so, dass ich es bemerke. Mein Bauch arbeitet mit.

Psychoanalytische Reflexion

Frau A. will mehr werden und isst. Wenn (noch) nicht die Sprache im Mund, im Bauch, in ihren Höhlen, zu halten ist, so füllt Frau A. diese zumindest mit Essen. Wenn zu wenig Mutter in ihr zu finden ist, wenn sie in einen Zustand gerät, in dem niemand sie hält und stützt, niemand, der ihr zeigt, wer sie ist, da ist, und wenn sie dies zu überwältigen droht, dann isst sie eben Lebensmittel. Damit das, was an Kontrolle über sich möglich ist, bleibt. Frau A. versucht etwas aufzunehmen, damit die Psychoanalyse bzw. meine Person (ihre Nahrung), genauer: das befürchtete Fehlen, nicht wird. Lieber zerkaut und zerstückelt etwas im Bauch als Verlust und Leere mit sich zu tragen.

Die Überschneidung und Gleichzeitigkeit ihres eigenen Schwangerschaftswunsches mit meiner Schwangerschaft sowie ihre Identifizierung mit der präödipalen Mutter (Wunsch nach Symbiose) verstärkten diesen Hunger nach mehr. Ihr imaginäres körperleeres Inneres muss dringend versorgt werden. Der doppelte Besetzungsabzug (mein Mich-von-ihr-Abwenden bzw. die anstehende Tatsache, dass ich – real – bald nicht mehr da sein würde) verstärkt aber auch ihre Bezogenheit zu mir. Die Realität des Verlustes ist nur schwer für sie zu ertragen, etwas muss in Frau A. anstelle dieses Fehlens hinein (Kristeva, 1994). Der Drang sich zu befüllen, einen zu diesem Zeitpunkt unstillbaren Hunger stillen, sitzt wie ein Stachel im Fleisch, schmerzvoll und Raum nehmend.

Andererseits wird durch ihr Essen auch ihre tiefe (präödipale) Sehnsucht nach einem intakten (Körper-)Inneren manifest und agiert, wie auch ihre tiefe Not nach Nähe oder Intimität (Quindeau, 2008; Welldon, 2006). Um ihr Phantasma zu mir/über mich aufrechterhalten zu können (wie es war vor der Schwangerschaft), war es wichtig, einen vermeintlich ähnlich befüllten Zustand wie meiner war, herzustellen. Die Symmetrie des Befülltseins verstand ich als ihren unbewussten Versuch nicht *wie* (Identifikation) ich, sondern ihr Phantasma über mich *zu sein* (wieder: die Grenzen aufzulösen), und so wird sie in ihrer Fantasie einmal mehr zum Objekt (vgl. Green, 1993).

Als ich daraufhin die gefüllte/gefühlte Leere in ihr betone, spricht sie weiter von ihrem Körper – und dem Fehlen ihrer Mutter, die ihn hätte besprechen sollen, belegen mit Worten, um Außen mit Innen zu verknüpfen (wie es auch in der Stunde geschah): Frau A. hatte, mit Kestenberg (1968) gedacht, durch die fehlenden Erklärungen ihrer Mutter weder in ihrer Kindheit noch Adoleszenz Möglichkeit, ihre innergenitalen Empfindungen ausreichend wahrzunehmen oder gar zu verstehen. Dies stellt ein Hindernis für sie dar, nach wie vor, an ihre Weiblichkeit (Gender) heranzukommen und sie zu nehmen.

Verändert hat sich nun, im Unterschied zu ihrem Eröffnungssatz in dieser Stunde, dass sie nicht mehr vom Aufnehmen, sondern von einer weiteren, anderen Leere spricht: vom Nicht-Wissen, was dieser fremde, eigene Körper alles produzieren, abgeben, ausfließen lassen kann: vorerst von Schweiß und Blut. Frau A. beschreibt intensiv, bildhaft, ausströmend, stinkend, rau. Ich ekle mich und werde mit meinen Grenzen des Erträglichen konfrontiert – und verstehe so, wieder, wie schwer es für Frau A. sein muss, durch meinen Zustand auf diese Art an ihre Grenzen ihres phantasmatischen Mutterbauches, in dem sie schwimmt, zu stoßen. Annie Anzieu (1995) betont hierzu passend, dass »die Reaktivierung der sexuellen Triebe in der Adoleszenz sehr eng an körperliche Empfindungen gebunden [sind]« (S. 898) und dadurch »die Beziehungen zwischen Oralität und Sexualität in ihrer somatischen Materialität wieder in Frage gestellt werden« (S. 898). In diesen Zusammenhängen sieht Anzieu (1995) den »durch den mütterlichen Körper verursachte[n] Ekel« (S. 898f.) erklärt.

Was zwischen uns ist, *sollte*, ja *musste*, ekelhaft werden: Aus heutiger Sicht verstehe ich ihr damaliges Sprechen als einen weiteren Versuch von ihr, Distanz zu schaffen. Frau A. kämpft, sich nicht mehr überwiegend als Abgestoßene zu fühlen, in Anlehnung an Kristeva (1982) als Abjekt, sondern darum, selbst Subjekt zu werden.

Zuerst spricht sie vom Schweiß, vielleicht auch von Aggression, davon, sich anzustrengen, den eigenen Körper zu nutzen. Dann von Blut, ihrem monatlichen Blut, dass sie daran erinnert, Mutter werden zu können – und in dieser konkreten Stunde sie wahrscheinlich auch daran erinnert, noch nicht Mutter zu sein, wie sie es sich wünscht. Sie spricht aber auch von Schmutz – nicht von dem ehrenhaften Schmutz nach einem gewonnenen Krieg (den führen meist Männer), sondern von dem beschämenden Schmutz der Frauen, den Zeugnissen ihrer Fruchtbarkeit oder Lust: ihrer Aktivitäten (Alizade, 2014). Die Verknotungen zwischen der Tabuisierung der Bedeutungen von (weiblichen) Körperflüssigkeiten, im Speziellen der Menstruation, und die damit verbundene bzw. folgende Einstellung zu Sexualität und Gender sowie Fruchtbarkeit und Schwangerschaft, setzen Frau A. zu und verwirren sie. Wie soll eine lebendige Weiblichkeit – oder, noch weiter gegriffen, Identität – entstehen können, wenn über zentrale Vorgänge in ihr/aus ihr nicht gesprochen werden konnte?

Frau A. fühlt sich leer, weil zu wenig in sie hineingekommen war. Es gab aber auch ihre andere Leere, weil ständig etwas aus ihr herausfließt, das sie nicht versteht. Ich bin auch voll und leer. Meine Leere ist aber eine lebendige, pulsierende verwachsene Höhle, die kommuniziert und die gleichzeitig, zumindest auf bestimmte Weisen, auch ihr Bewohner ist. Frau A. verbindet in ihrem Sprechen zu dieser Zeit ihr Vermissen einer warmen, klärenden Mutter mit Flüssigkeiten, mit Blut und Schweiß und benennt zusätzlich nicht nur das Fehlen der (verinnerlichten) Mutter, sondern auch der (eigenen) Sprache. Hier wird meines Erachtens sehr deutlich, was Kristeva (1982) eindringlich beschrieben hat: Die Instabilität der symbolischen Funktion, bedingt wie erhalten durch das weit verbreitete Verbot, den schwangeren bzw. mütterlichen Körper in seiner Bedeutsamkeit zu benennen, zu denken und miteinzubeziehen. Es heißt Mutter-Sprache, aber Frau A.s Mutter hatte keine Worte für Schleim, für Blut, für Begehren, für Fruchtbarkeit/Potenz. So bleibt Frau A. hungrig. Nach Worten wie Essen.

Um einen relevanten Dreiklang der Themen dieser Stunde (was kommt hinein, was kommt heraus, Einsamkeit) zu vervollständigen: Mein Zustand des Alleine-Seins und auch Nicht-alleine-Seins trifft sie und trifft auch auf sie zu. Jemanden und mich ineinander verschlungen zu erleben und ihren Platz in dieser Dreiecksbeziehung zu finden, fällt ihr (und auch mir) nicht leicht. Die dadurch hervorgerufenen Gefühle zu spüren, ist keine leichte Aufgabe für sie, und auch für mich ist das Wahrnehmen/Hören komplex und vielschichtig. Frau A. ist es, nicht im angenehmen und schon gar nicht im gleichgültigen Sinne, gewohnt, unerträglich einsam zu sein. Alleine sein im Beisein einer ihr wohlwollenden Person (Winnicott, 1958) scheint ihr etwas Fremdes. War sie alleine, war da niemand anderer gewesen, nicht in ihren früheren Beschreibungen und noch weniger in ihrem dargestellten Erleben. Gleichzeitig glaube ich, dass Frau A. mit ihrer wiedererlebten Einsamkeit sich (und mich) in dieser Stunde vor den Gefahren eines Kontrollverlustes ihrer aggressiven Impulse meiner Person (als gewünschtem idealem Objekt) gegenüber schützen will (Richards & Spira, 2003), wiederum mäandriert sie zwischen möglicher Nähe und (fantasierter) notwendiger Distanz.

In dieser Stunde benenne ich wohl die Wut von Frau A. Auch nehme ich Liebe, Angst und Trauer wahr – aber benenne diese nicht. Meine Sprachlosigkeit diesbezüglich verstehe ich heute als Zeichen meiner Verwicklung mit Frau A., unter anderem durch zum Teil unbewusste (Gegen-)Übertragungen von mir, bezogen auf Frau A. Auch ich bin dabei, meine weibliche Identität neu zu konfigurieren. Mutter sein und Mutter werden, selbst auch eine Mutter haben, Themen, die mich beschäftigen und mit jenen von Frau A. zusammenpassen, sich verhaken.

Frau A.s »regressive Inkorporationswünsche« (Green, 1993, S. 216) sind für mich schwer auszuhalten bzw. aufzunehmen. Ich bin in einem Konflikt: Einerseits bemerke ich meine Reaktionen deutlicher – auch körperlich – und mache mir folglich auch Gedanken, wie sich dies auf mein Baby auswirken könnte und ob ich es schützen müsse oder könne. Andererseits will ich meine Rolle als Analytikerin auch gut ausfüllen bzw. zur Verfügung stellen.

Meine inneren Bilder zum Glatt-Sein oder es glatt haben, verstehe ich dadurch einerseits als Abwehr von mir (im Sinne von abrutschen, metaphorisch soll Unangenehmes abrutschen von mir), aber auch als bildhaften Wunsch, gut in mich hineinhorchen zu können, einen glatten (einfachen, möglichen) Weg in mein Inneres, in meinen Mutterbauch zu behalten (in Anlehnung an Chasseguet-Smirgel, 1988).

3.9 Die folgenden Stunden

Die folgenden Stunden sagt sie oft ab, ruft dann immer wieder noch einmal an, um wieder zuzusagen, aber manchmal trotzdem nicht zu kommen. Kommt sie nicht, ist sie im Anschluss daran in der nächsten Stunde wütend auf sich, weil sie Stunden verpasst und »mich noch weniger sieht«, sich noch weniger holen kann. Wenn sie kommt, leidet sie. Oder sie ist verzweifelt, weil sie die Welt, oder ihr Leben, nicht im Griff hat, wie sie es nennt. Immer wieder beschreibt sie ihre sexuellen Fantasien oder auch Körperpflegeerfahrungen genau und bilderreich, dann wieder von Erfahrungen, die sie in der Kirche mit anderen in der Messe hat. Zurückweisungen, Wiederannäherungen, Sehnsüchte. Vor allem aber wechselt sie schnell von einem Thema, einem Einfall zum anderen.

Ein schneller Rhythmus und meistens geht's ums Kommen. Nicht ums Bleiben. Rein raus kommen.

Sie hält mich weg. Nicht: Sie hält uns weg. Sie will mich nah. Nicht: Sie will uns nah. Unerreichbar sein. Ihr beide: Frau A. und mein Baby. Mal kommt sie mir so nahe, als krieche sie durch mein Ohr in mich hinein, und dann wieder scheint sie so weit weg zu sein, dass ich sie kaum noch höre. Es ist anstrengend: Wir drei im gleichen Raum.

Psychoanalytische Reflexion

Etwas, das Frau A. schon lange kennt und so auch fürchtet, ist Einsamkeit und Ohnmacht. Um sich gegen diesen umfassenden Zustand zu wehren, gegen dieses Loch, in dem sie mit Leib und Leben zu versinken droht, verwendet sie altbekanntes Tun: impulsives Handeln, sich nicht zu Atem oder

Gedanken kommen zu lassen. Ich habe den Eindruck, sie in ihrer Blase (Fantasien), in ihrem Kampf (Widerstand) wenig zu erreichen. Sie ist auf der Flucht. Hin und wieder gelingt mehr Kontakt, Bezogenheit aufeinander, aber sie dreht sich in ihrem Sprechen, in ihren Gedanken während der Stunden, um sich, um uns. Das bedeutet, dass sie zwar redet, aber so, als wäre sie alleine. Wenn ich etwas sage, nimmt sie scheinbar wenig Bezug darauf, oder sie wertet es ab bzw. überhöht im gleichen Moment von mir Gesagtes. Ich habe Schuldgefühle ob meiner Schwangerschaft in Bezug auf ihre Analyse, kann nur da sein, soll nur da sein. Ich weiß doch, dass ihre Verzweiflung in ihr Sinn und Zusammenhänge erzeugen könnte und suche jedoch auch nach einem Schild, hinter dem ich mich vor ihren Aggressionen verstecken kann. Analysandin und Analytikerin verstrickt in Widerständen.

3.10 Pippi Langstrumpf wird gebraucht (163h/Ssw 17)

Frau A. beginnt diese Stunde mit den Worten: »Ich bin so vielseitig, dass mich niemand versteht. Ich mach' etwas falsch. Ich möchte helfen und mache etwas kaputt.«

Es auf mich nehmen. Es auf mich nehmen, damit sie loslassen kann.

Ich werde schwerer. Mein Körper breitet sich aus. Wie viel wiegt, es richtig zu machen?

GH: »Ich hab' Ihnen Ihre Analyse kaputt gemacht?«

Frau A.: »Ich kann so schwer damit umgehen, wenn jemand wütend ist. Es macht mir so große Angst. Ich kann es nicht einschätzen. Wenn jemand unzufrieden oder wütend auf mich ist – ich kann es nicht einschätzen, also, es kann immer alles passieren. Auch das Schlimmste.« Sie schweigt eine Zeit lang und dann sagt sie: »Meine Mutter … Niemand darf mit mir zufrieden

Haut an Haut mit der Vernichtung. Anders: Haut an Haut mit ihr. Sie mit sich und ich mit ihr. Kein Blatt dazwischen, aber ein Blatt vor den Mund nehmen. Die ganze Zeit. Sprechen wie Blätter im Wind, zerzaust mal oben mal unten. Rein raus kommen. Zu viel. Drei, zwei. Eins. Ich kann nicht mehr gut denken, zu wenig Platz. Brauche

sein. Niemand darf etwas! Ich auch nicht!«

etwas, um mich aus der Verwirrung zu holen und sie zu erreichen … ich rutsche ab: Kinderlieder fallen mir ein.

GH: »Zwei mal drei macht vier widdewiddewitt und drei macht neune – wäre es schön, manchmal Pippi Langstrumpf zu sein?«

Sie lacht, zum ersten Mal seit Langem, von Herzen, wie mir vorkommt. Anschließend überlegt sie sich ausführlich, was sie alles tun würde oder anders tun würde, wäre sie Pippi Langstrumpf: »Als Pippi würde ich nur mehr mit meinen Tieren leben und viel im Garten der Villa Kunterbunt machen, Gemüse und Obst haben. Ich hätte kein schlechtes Gewissen wegen dem langen Krankenstand. Pippi geht nicht in Krankenstand. Und ich hätte Freundschaften – richtige. Das wär' schön. Nicht so gemeine Nachbarn wie ich welche habe, sondern echte Freunde. Niemand könnte mir mehr Angst machen und ich würde mich wehren und die anderen Kinder würden mich bewundern. … Erwachsene.«

Schweigen.

Frau A.: »Meine Eltern haben mich nie gebraucht, … gebracht. Ich meine in die Schule. Die anderen [Kinder] wurden schon gebracht. In die Schule meine ich.«

Ich sage nichts, und es ist möglich, gemeinsam still zu sein.

Schließlich sagt Frau A.: »Ich hasse mich selbst. Weil ich nicht funktioniere. Meine Mutter ist so dominant, meine Mutter ist alles. Ich glaube, erwachsen sein heißt nur, sich an Termine zu halten und zu funktionieren.«

Dann schweigt sie wieder für eine längere Zeit.

Schließlich endet diese Stunde mit diesem Satz von Frau A: »Die vier Mal in der Woche hier zu sein reicht nicht, ich möchte fünfmal in der Woche kommen.«

Ihre Wünsche nach Nähe, nach Verschmelzung sind mir schwer zu tragen. Ich möchte mich entziehen und mehr Platz zwischen uns spüren. Ich will nicht von ihr verschlungen werden. Ich brauche selbst mehr und mehr Raum. Wir kämpfen um Raum. Panta rhei. Alles (zer-)fließt. Ich brauche Grenzen. Wo ist ihr Vater? Wo sind die anderen?

In den folgenden Stunden versucht sie intensiv, mich zu einer realen Person werden zu lassen. Sie sucht Informationen über mich im Internet, recherchiert, was möglich ist und beschäftigt sich lange mit dem, was sie findet, zu Hause, wie sie erzählt, und in den gemeinsamen Analysestunden. Sie spricht in dieser Zeit nur über sich und mich.

Psychoanalytische Reflexion

Das ausreichende Erleben von Vertrautheit und Nähe in den ersten Lebensjahren ermöglicht Erwachsenen, Einsamkeit als etwas Erstrebenswertes und nicht unbedingt Bedrohliches zu erleben. Frau A.s Sehnen nach einem möglicherweise für sie existierenden (lebendigen, singulären) Du war ein weiteres Mal, wie schon beschrieben, erschüttert. Frau A.s Erfahrungen von Einsamkeit und Unmöglichkeit, gefunden zu werden (oder: verstanden zu werden, zu verstehen), waren für sie unausweichlich und vorherrschend – und verweisen unter anderem durch ihre Intensität auf den Mangel des ursprünglichen Erlebens von Nähe und Intimität. Ihre Einsamkeit breitet sich in ihr aus wie eine aufgehende Lücke, ein Spalt, ein Muttermund, der verhindert, dass Menschen um sie herum, bzw. die Bezüge zu diesen Menschen, für sie echt und nachvollziehbar, oder gar substanziell, sind.

Mit Ehrlich (1998) gedacht, wird durch diesen undifferenzierten Selbst- und Objektstatus das bislang Unvorstellbare und Angstmachende befeuert: zu sein und zu existieren – da auch die geliebten Objekte nicht als seiend und verbindend erlebt werden. Auch wenn ich da bin, hinter der Couch, in ihrem Phantasma ist sie allein und die Welt um sie herum, wie auch sie selbst, ist ein Rätsel.

Fromm-Reichmann (1990) hält die Begriffe der Separations-Angst (anxiety) wie auch der Angst (fear) vor Einsamkeit für austauschbar und führt weiter aus, dass Angst (anxiety) weit überwiegend etwas mit dem befürchteten oder tatsächlichen Verlust von Liebe und/oder wichtigen Menschen zu tun hat. Andere sind es aber, die uns in Bedeutung wiegen. Fürchtet sich Frau A. vor Bedeutungslosigkeit (»ich bin so vielseitig – ich bin niemand«), so fürchtet sie sich auch davor, dass es vielleicht gar keine Bedeutung, Anliegen oder Bedenken geben kann.

So ist es für sie schwer, an die Sprache zu glauben, bzw. daran, dass das, was ich sage, wirklich etwas mit ihr zu tun hat, etwas in ihr verändern könnte. Gleichzeitig ist aber die Interferenz von Frau A.s Ängsten vor Einsamkeit und meinen Ängsten durch meinen veränderten Zustand verstärkt. Fromm-Reichmann (1990) folgend, verhinderte dies Verstehen: Ich reagiere mit meiner ersten Intervention in dieser Stunde auf meine Schuldgefühle und versuche, Frau A. (und mich) zu entlasten (und zu überraschen). Frau A. erlebte aber, denke ich, eine Verstärkung ihrer Zweifel an Sprache und Bedeutsamkeit. Wessen sie sich aber sicherer ist, ist ihre Wut, Verzweiflung und Sehnsucht. Sie erscheint mir mehr am Affekt gebunden zu sein, als zu bemerken, welche Bindung (Bedeutung) zwischen uns besteht (Kristeva, 1994).

Ihren verzweifelten (omnipotenten) Ausruf »niemand *darf* mit mir zufrieden sein« verstehe ich auch als (niedergeschlagenes) »niemand *kann* mit mir zufrieden sein« bzw. als (sehnsüchtiges) »*alle* dürfen mit mir zufrieden sein«, aber auch als Wunsch nach Abnabelung von der Mutter. Ihre Mutter: die Andere als der Vater (der bisher fast nicht vorkommt), aber auch (mütterlich stellvertretend in der Übertragung und real) ich, bedeuten für sie die Verkörperung der Kastration (Kristeva, 1994). Mütter als abscheuliche, abschneidende Wesen (ob Penis oder Nabelschnur, Phallus oder Umbilicus) tauchen hier als (unausgesprochenes) Phantasma auf, denen sich Frau A. nicht unterwerfen will, aber unterwerfen muss, »um sie zu einem begehrenswerten, verabscheuungswürdigen, widerwärtigen Double zu machen« (Kristeva, 1994).

Dies eben erwähnte (unausgesprochene) Phantasma führt mich, rückblickend, zu meiner nächsten Intervention. Meine verschobenen Fähigkeiten zu containen (meine dünnere psychische Haut) rufen Pippi Langstrumpf herbei. Im ersten Moment, um mich selbst mit ihr zu identifizieren und mich stärker zu fühlen – aber auch um mich vom mütterlichen bzw. der zugeschriebenen Bewandtnis zu befreien. »Pippi braucht keine Mutter, die sie versorgt«, schreibt Düring (2006, S. 160) und führt weiter aus, dass diese tote Mutter aus der Sicht der Mutter auch für den Wunsch steht, das Kind verlassen zu können, um »Ruhe für eigene Tätigkeiten zu finden« (S. 161). Diese Intervention dient also auch mir. Frau A. nimmt aber die Textzeile freudig auf und spinnt den Faden weiter: Was wäre, wäre sie Pippi. Damit fantasiert sie lustvoll das Sich-freigegeben-Fühlen von mütterlichem Belangen. Frau A.s Mutter belegte sie im Unterschied dazu mit ihrer Aufopferung und Frau A. fühlte sich oft erpresst.

3.11 Schlucken (172h/Ssw 20)

Ungefähr drei Wochen später beginnt Frau A. die Stunde mit atemlosem Sprechen: »Wenn es mir gut geht, dann muss ich die Therapie beenden und das will ich nicht.« Nach kurzem Zögern: »Dann bin ich nichts mehr Besonders. Hier in der Therapie bin ich es. Es geht nur um mich, ich werde gesehen und ernst genommen.«

Höhle sein und Höhle werden. In der Höhle sein. In der Hölle sein. Was fällt mir ein?

Sie spricht weiter – scheinbar ohne Atem zu holen. Sie erwähnt einen Traum, in dem es um Hasenbabys, manche davon tot, geht. Sie versucht, einen Käfig für diese Tiere zu bauen. Wieder geht es gehetzt weiter. Nun beginnt sie über ihre Traurigkeit zu sprechen, über die Ausweglosigkeit und ihre Angst, es nicht mehr in ein »normales« Leben zurückzuschaffen. Sie fragt sich, ob sie überhaupt schon einmal dort war oder ob es erreichbar ist für sie. Ich komme nicht dazu, nach dem Traum zu fragen.

Spricht sie zu Beginn ohne Pause, so werden die Sätze, je länger sie wegspricht, kürzer und stockender. Dann bricht sie ab und schweigt.

Trauer liegt in der Luft.

Ich hole nach einer Weile Luft, um etwas in diese Stille zu sagen, da setzt sie sich plötzlich auf, greift in ihre Tasche neben der Couch und will eine Tablette (Trittico) nehmen. Ich komme gerade noch dazu zu fragen, ob es möglich ist, das Einnehmen ein wenig zu verschieben, die Tablette ein wenig später zu schlucken.

Sie sagt: »Nein. Das muss sein. Ich will sie jetzt nehmen.«

Dann schluckt sie sie einfach so hinunter. Danach liegt sie wieder schweigend auf der Couch, die Hände am Bauch verschränkt, scheinbar ruhig.

Schließlich sagt sie leise: »Jetzt habe ich auch etwas Kleines im Bauch, das müde macht.«

Mir steigt das Wasser bis zum Herzen. Direkt und ungebremst – welche Wucht. Wir tauchen in ihrem Meer, nun hoffe ich. Für einen Moment zeitlos. Alles scheint intensiv und verloren. So viel Einsamkeit, Schmerz und Sehnsucht in diesen Worten. So viel Einsamkeit. Wohin nimmst du mich mit? Atmen. Ein Aus. ... Ich tauche auf. Ich muss sprechen, etwas stimmt nicht. Muttermund spricht.

GH: »Sie wären auch gerne schwanger.«

Sie beginnt zu weinen. Ihre Tränen kann ich sehen und ich hoffe, dass mein Summen oder Hmmen sie genug alleine lässt im Vielen wie im Wenigen. So vergeht der Rest der Stunde. Etwas hat sich aber verändert – Traurigkeit ist dazu gekommen. Erst als die Tür ins Schloss fällt und ich sie durch mein Fenster beim Weggehen beobachte, beginne ich Wut zu spüren. Die Wut holt mich ein und ich muss sie schreiben, um sie abzustreifen. Die Wut, die Aggression, der Neid, die Eifersucht.

Untergehen im Meer, in ihrem Mehr. Ich bin der Leuchtturm, Ich bin die Höhle, ich bin hier. In ihrem Sturm.

Psychoanalytische Reflexion

Was macht es für Frau A. aus, ein Jemand zu sein? Einen Platz zu haben, die innere Leere zu füllen? Eine Leere die sich beißend anfühlt, an ihren Worten hängt, hinaus durch ihren Mund in die Leere ihres Universums? Sie muss genügen, sie möchte wichtig sein, jemand, der bemerkt wird, möchte sie sein, mit Bedeutung beschrieben, über und über, erstickend, so kam es mir manchmal vor. Wieder wird ihre Sehnsucht nach einem Alltag, nach gefüllter Zeit, mit Sinn und Nähe, ausreichend und sättigend, ausgesprochen. Die Nabelschnur, als nährende Verbindung von und zu anderen, versorgt nicht gut. Sie hat Hunger.

Frau A. will oft das »gute Mädchen« sein. Ihre Fantasie, die Therapie beenden zu müssen, wenn es ihr gut geht, war eine, die sie immer wieder quälte. In früheren Stunden, vor meiner Schwangerschaft, hadert das »gute Mädchen«, wie sie sich manchmal nannte, mit sich, ob sie so viel Geld ausgeben durfte für sich (für ihre Psychoanalyse).

»Gute Mädchen« durften (klassischerweise) für Frau A. nicht widerständig oder gar für sich einstehend auffallen. Eine ichsyntone (Gender-) Identität zu haben und Selbstwert hängt bei Frauen, wie Turkel (2000) betont, stark zusammen – wichtig hierbei ist der Umgang und die Akzeptanz des eigenen Körpers bzw. Körperbildes. Wie sich zeigen wird, sind dies Themen, die Frau A. noch vor Rätsel stellen, von denen zu diesem Zeitpunkt wahrscheinlich gar nicht klar ist, dass es sie gibt.

Wer aber ist das »besondere Mädchen«, von dem sie in dieser Stunde spricht? Ich schreibe hier von »Mädchen« und nicht von »Frau«, da sie sich selbst als solches wahrnimmt, auch wenn sie schon an Lebensjahren erwachsen ist, und verstehe es als einen Hinweis (auch als meine Gegenübertragung), um ihre vielschichtigen Übertragungen entwirren zu können.

Rückblickend kommen mit ihren Worten – und später in dieser Stunde durch ihr Handeln – erstmals Dritte herein nach einer langen Zeit, in der es fast ausschließlich nur uns beide gab für sie. Frau A.s Wunsch besonders zu sein, eine spezielle Position zu haben oder zu finden, verweist nicht nur auf Konflikte mit ihren Eltern im Sinne der Triangulationen, sondern auch auf ihre Geschwister bzw. auf die Identifikationen innerhalb oder zwischen der Geschwisterreihe. Denn auch hier geht es um ein Sich-Unterscheiden in einer (Geschwister-)Masse. Juliet Mitchell (2003) verweist stark auf die psychodynamische Bedeutung der Längs-Achse von Übertragungsmöglichkeiten. Damit meint sie Übertragungen, die sich auf Geschwister beziehen, die ihrer Meinung nach nicht eine Verschiebung von vertikalen (also mütterlichen oder väterlichen) Übertragungen darstellen, sondern etwas Eigenes sind. Frau A. lässt ihre ältere Schwester selten, fast nie in ihren Beschreibungen auftauchten – und wenn, dann idealisiert und unerreichbar. Aber es ist mir bekannt, dass ihre Schwester verheiratet ist, Kinder hat und auch beruflich zufrieden von Frau A. beschrieben wird. Für Frau A. noch unerreichte Wünsche. Ihre Brüder dagegen mussten von den Eltern aus den Beruf erlernen, den sich Frau A. für sich wünscht: den des Vaters. Die beiden haben auch den väterlichen Betrieb übernommen: ebenfalls ein unerfüllter Wunsch von Frau A. Wenn sie nicht das »gute Mädchen« sein konnte, wie sie ihre Schwester fantasierte und auch davon überzeugt war, nicht wie ihre Brüder, sich vom Vater unterscheiden bzw. ihm nacheifern zu können, was dann? Sie war überzeugt »zur falschen Zeit geboren worden zu sein, zu spät«, so als gäbe es nur die Rollen, die ihre Geschwister, in ihrer Fantasie vollständig und alles ausfüllend, einnehmen. Für sie wäre nichts mehr übrig. Was ist ihre Existenz zwischen oder nach diesen anderen?

Wir sind zu dritt in dieser Zeit, immer trianguliert und doch auch nicht, denn das Baby in mir war real und auch nicht, da nur indirekt sichtbar. Nachdem wir gewohnt sind, in linearen Zuständen zu denken, ist diese verdoppelte Wirklichkeit verwirrend und schwierig für Frau A. (und auch mich). So kann sie in ihren Übertragungen auf mich weder ein (ungeborenes, einzigartiges) Baby bleiben, weil in meinem realen Bauch schon jemand ist. Noch traut sie sich die Wunscherfüllung einer eigenen Schwangerschaft zu und selbst einen »vollen Bauch«, einen mütterlichen Körper, zu haben, um so in ihren Phantasmen neben ihrer Mutter/Schwester zu bestehen. Natürlich ist sie weit mehr als die Dualität schwanger/nicht schwanger, aber nichtsdestotrotz bedeutet für sie unsere Situation eine Neupositionierung, eine Existenzfindung, auch jenseits von Mütterlichkeit, und führt sie im weiteren Verlauf zu der so unausweichlich gewordenen Frage, was sie selbst ist.

Der Fötus in mir bedeutet in ihren Übertragungen in dieser Stunde mindestens dreierlei: das, was sie ist (sich wünscht zu sein), isst und auch vermisst. Nicht nur um das Behalten des Mutterbauches, in den sie sich – fantasiert – verkriechen kann, kämpft sie in dieser Stunde, sondern auch um ihre Position in der Geschwisterreihe bzw. darum, das Ungeborene auch selbst zu sein. Ungeborene Babys bedeuten das Leben selbst, Entwicklung, die Unendlichkeit, sie stehen dafür, dass es weitergeht. Der Körper rundherum (aber auch generell Körperliches) wird jedoch oftmals mit der Abwesenheit des Denkens, der Lust und von Tod assoziiert (vgl. Chasseguet-Smirgel, 1990; S. Freud, 1920). Es müssen wohl in ihren Phantasmen diesbezüglich Überschneidungen aufgetaucht sein. Sie identifiziert sich sowohl mit ihrer schwangeren Psychoanalytikerin als auch mit dem Ungeborenen, und erlebt sich auch als getrennt und isoliert von der mütterlichen Dyade. Wie ein Kippbild, das jeweils etwas Unterschiedliches zeigt, je nachdem aus welchem Winkel es betrachtet wird, so wechselten die inneren Bilder bzw. Zustände: Leben und Tod, Werden und Sein, jung und alt, Leere und Fülle. Vor allem durch die geschwisterliche Übertragung (Mitchell, 2003) auf das Baby in mir bricht aber die binäre Logik, die der Triangulation (Kind-Mutter/Kind-Vater) des Ödipus-Komplexes zugrunde liegt, auf und verwirrt, wirbelt auf, fordert Frau A. heraus, überfordert sie.

Zusätzlich ist da auch ihr Traum, in dem sie für ihre Hasenbabys (manche davon tot) versucht, einen Käfig zu bauen, also etwas Mütterliches, Elterliches zu tun: zu schützen. Da ich ihren Traum leider nicht nachfrage, bleiben mir zur tieferen Bedeutung nur Spekulationen im Zusammenhang mit dem, was sie noch spricht an diesem Tag. Ich glaube jedoch, dass ihr Traum unter anderem den Wunsch nach einem klareren Innen/Außen (also bezogen auf die Analyse weniger intensive, weniger überlagernde Übertragungen) zum Ausdruck bringt. In ihrem Traum nimmt sie hierfür eine mütterliche, elterliche Position ein: Sie ist es, die versucht, den Käfig zu bauen.

Frau A. konnte in ihrem Moment des Schluckens nicht mehr ertragen, dass sie »nichts Warmes im Bauch hat, das sie müde macht«, sie konnte nicht mehr ertragen, alleine zu sein. Unter diesen Umständen allein zu sein, setzt eine Vertrautheit mit ihrer erotischen Entwicklung voraus, eine genitale Potenz. Es setzt die Möglichkeit der Verschmelzung ihrer aggressiven wie erotischen Impulse voraus, und dass Ambivalenz von ihr ausgehalten und akzeptiert werden kann. Gleichzeitig würde natürlich, nach Winnicott (1958), dazu gehören, dass sich Frau A. zu identifizieren vermag, sowohl mit beiden Elternteilen als auch mit ihren Geschwistern.

Weder erlebt sie sich stark genug, um auf die Fantasie des Mutterbauches/Containers verzichten zu können, noch kann sie ihren Körper und das, was sie über ihn empfindet, als ausreichend oder sicher verstehen. Hier wird meiner Meinung nach auch die Verschränkung von (primären) körperlichen Zuständen und (sekundären) psychodynamischen Zuständen sehr deutlich. Die frühesten Zustände im Zusammenhang mit Psyche sind gemäß Chasseguet-Smirgel (1990) Zustände der Erregung oder der Entlastung, die erst mit der Zeit und durch Erfahrung, wie auch Finden sowie Verstehen von Worten, sich in psychische Konflikte umwandeln. Chasseguet-Smirgel (1990) sieht hinter Acting-Out eine fundamentale (weil aus einer Zeit, in der es noch zu wenige oder keine Worte gab, um verstehen zu können) aggressive Fantasie und betont zudem, dass für sie diese Fantasien immer damit verbunden sind, den mütterlichen Körper befreit von seinen Hindernissen wiederfinden zu wollen (ebd.). So sehe ich Frau A.s Schlucken und den Versuch, sich zur Mutter zu machen, im Zusammenhang mit dem Traum als tiefe, traurige, wütende Sehnsucht nach einem sicheren inneren Ort/Körper, der sie so gern geworden wäre.

Gleichzeitig ist auch die eine Triangulierung Analytikerin-Fötus-Patientin nicht mehr aushaltbar und muss in eine andere Situation umgewandelt werden: Sie muss sich in ihrer Not selbst befüllen, mit Trittico (einem Antidepressivum), um ihre eigene Dreieinigkeit wieder herzustellen. Durch dieses Acting-Out versucht sie, sich – entgegen ihrer Einsamkeit – Autonomie zu beweisen (im Sinne von: wenn ich es jetzt schon nicht sein kann, dann kann ich es haben) und sich damit selbst symbolisch schwanger zu machen. Es ist aber auch ein Versuch, sich über ein anderes Wertesystem gesund zu machen, das der Medikation. Mit dem Einnehmen der Tablette versucht sie auch ihren Bezug zur analytischen Situation, ihre starke Identifikation mit mir, zu lösen. Ihr Acting-Out kann so auch als ein Weg des Erinnerns verstanden werden, eine Möglichkeit, ihre Vergangenheit (unbewusst) zu offenbaren (Roughton, 1993). Der Akt des Herausnehmens der Tablette und des Hinunterschluckens verstehe ich rückblickend als symbolisch für den Anderen stehend: den Vater. Der bisher fehlende Vater in einer Welt übervoller Mütterlichkeit taucht indirekt als die Handlung selbst auf und erscheint als der zu diesem Zeitpunkt einzig mögliche Weg, dieses uralte Vermissen aus einer Zeit, die nicht erinnert und so auch nicht vergessen werden kann, hervorzuholen (ebd.).

Ihre anschließende Trauer war tief und voller Schmerz. Ich glaube, Frau A. betrauerte ihre Einsamkeit, sie betrauerte all die erlebten, empfundenen Bedrohungen, denen sie ausgesetzt war, während derer es zu wenig schützenden Rückzugsort (innerlich wie äußerlich) gab. Sie betrauerte ihr Vermissen, ihre Sehnsucht danach, eine neben anderen zu sein.

Ihren Neid, ihr Rivalisieren konnte ich erst nachher wahrnehmen. Gehört habe ich es schon vorher, aber gefühlt erst, als sie schon gegangen war. Die Überlagerungen und die Dichte in dieser Situation machen es ihr und mir schwer, ihren Neid auf das, was ich habe und was es ihr bedeutet, auszuhalten. Neid ist ein schwieriges Gefühl, eben weil es oft traurig macht, dass Neid gefühlt wird. So brennend und intensiv er auch war, so gab es doch auch Frau A.s verinnerlichte Norm, wie auch ihr Sehnen danach, ihre Mutter/Schwester lieben zu müssen und zu können.

3.12 Die Stunden danach

Nach dieser Stunde ist es ihr wieder möglich, regelmäßig zu den Stunden zu kommen, ohne vorher anzurufen. Nun wird die andere Welt, jenseits der Couch und meines Raumes, wieder denkbarer für sie.

Zwei sind möglich – drei sind möglich? Nun haben auch wieder andere Menschen Platz in ihrem Sprechen. Sie bevölkern unsere Stunden und formen Frau A.s Mund: sehnen und wollen und fragen und auch schweigen. Die anderen bewohnen nun den Raum zwischen uns.

<table>
<tr><td>Sie spricht viel vom Lieben.
»Ich war ein halbes Jahr mit einer Frau zusammen, das ist meine einzige Beziehung gewesen. Wir konnten uns gegenseitig lieben. Ich musste mich dann aber trennen, es war zu nah am Abgrund, wir waren uns zu ähnlich. Es war zu stark, das Gefühl, zu lieben, war zu stark. Aber ich war es nicht. Und ich wusste, bleibe ich, dann gehe ich unter, dann verletzt sie mich so sehr, dass ich es nicht ertragen hätte. Deswegen bin ich gegangen.«
Frau A. wechselt für mich unvermittelt in die Gegenwart, sie hatte am Tag davor eine Routineuntersuchung bei ihrer Frauenärztin:
»Ich hatte Schmerzen am Weg hin, es war dann aber nichts außer einer kleinen Zwischenblutung.«
Sie schweigt. »Will auch schwanger sein« murmelt sie dann, wieder.</td>
<td>Liebe ist nicht sprechbar.

Grenzenlos, hungrig, dieser Hunger nach Nähe. Sie sind einander Spiegel: die eine, die andere, in ihren Träumen vereint. Anders bei mir. Bin ich nun eine oder zwei? Bin ich ein Geschlecht oder zwei? Gehe ich mit zwei Beinen oder tanze ich mit vier?

In der Symbiose ist keine Liebe möglich, weil es kein Du gibt. Weil es kein Du gibt? Meine Grenzen verschwimmen, mit kräftigen Tempi ziehe ich durch. Ich schwimme, versuche zu verstehen, bin glücklich verloren einsam und nie allein. Anders als sie. Sie ist immer allein.</td></tr>
</table>

Psychoanalytische Reflexion

Frau A.s Gekränkt-Sein, dass ihre Analytikerin zu Anderen gehört, ist schwer überwindbar, eine Parallelität zu ihrer Lebensgeschichte: Durch die Abwesenheit des Vaters im Sprechen über ihre Geschichte in der Analyse, durch diese Lücke, wird deutlich, dass diese Kränkung, die Verletzung, dass ihre Mutter sexuell zu ihrem Vater gehört, noch nicht ausreichend integriert und betrauert worden ist.

Sie will in der Stunde davor einen Zustand des Körper-Teilens herstellen, um sich so weniger aus der mütterlichen Dyade ausgeschlossen zu fühlen. Durch das aktive Betrauern des Mangels, des Getrennt-Seins, bedeutet Zwei-

Körperlichkeit (ihre Mutter und sie/sie und ich) für Frau A. nicht nur einen Abschied, sondern auch die Chance, teilen zu lernen, was geliebt und gehasst wird. Weniger im Sinne einer (unbewussten) Spaltung, sondern es darf/kann auch (bewusst) jemanden geben, der nicht sie ist. Für Frau A. wird sich möglicherweise mehr innerpsychischer Raum erschließen (vgl. Alizade, 2014).

Frau A. kann ihre Gefühle des Neides, der Eifersucht, der Konkurrenz und der Rivalität ein Stück weit für sich anders erlebbar machen. Damit stärkt sie ihre Fähigkeit, aus einer dyadischen Situation heraus Dritte in inneren wie äußeren Szenen aushalten zu können. In der Heftigkeit ihres Fühlens, Sprechens und Handelns kann diese zarte Erweiterung ihres inneren Raumes möglich werden, sodass sie über ihre ersten sexuellen Beziehungserfahrungen mit Peers zu sprechen beginnen kann.

Ich empfinde mich als (Um-)Höhlung für mein werdendes Kind, als auch als Eine. So ist zu dieser Zeit nicht immer ein unmittelbarer Unterschied zwischen mir (in anderen Umständen) und mir inklusive jemandem in mir. Dadurch bin ich aber sensibilisiert bezüglich Veränderungen in der Gegenübertragung, wie oder wie sehr ich Höhle bin für Frau A., das heißt, wie Frau A. mit von ihr introjizierten sehr frühen mütterlichen Empfindungen umgeht (A. Anzieu, 1995).

Wieder führt die Überlagerung der inneren Bilder zu Verwirrung und Widerstand: In der Stunde davor will Frau A. ihren Körper teilen mit einem, ihrem Kind. Durch ihr Sprechen in dieser Stunde, in der es mehr um ein Körper-zu-Körper ging, um das letztlich für sie unerträgliche, begehrende Lieben ihres Spiegelbildes, beginnt Frau A. vorbewusst zu verstehen, dass es für sie nicht länger möglich ist, als symbiotisch tönernes Gebilde mit ihrer Mutter/Analytikerin zu verharren. Damit meine ich, Poluda (2000) folgend, dass es ihr nicht möglich ist, an der Fantasie festzuhalten, die matrisexuelle Dyade, in der die Mutter ihre Liebespartnerin ist, aufrechtzuerhalten – sie begibt sich damit in den Raum des frühen Ödipuskomplexes. Schwierig zu entwirren ist aber das verschieden changierende fantasierte Liebespaar: Mutter/Analytikerin und Vater/Anderer wie auch Mutter/Analytikerin und Geschwister/Fötus oder Frau A./Fötus und Analytikerin/Mutter etc.

Das Oszillieren zwischen Körper-Teilen und Körper-zu-Körper wird in ihrem Sprechen über ihre erste jugendliche Liebe sichtbar, die sie mit einer Partnerin erlebt. Die sexuelle Liebe von der Tochter zur Mutter wurde von Frau A. von ihrer Mutter auf ihre Freundin verschoben (vgl. Poluda, 2000). Frau A.s narzisstische Angst und Hemmung, ihre Mutter zu verlieren bzw. zu verraten, führt nach Annie Anzieu (1995) zu ihrem Suchen nach ihrer verinnerlichten ursprünglichsten Mutter, also eine homosexuelle körperliche Nähe und eine Identifikation mit der (vom Vater) geliebten Mutter, in der Liebesbeziehung zu dieser anderen Frau.

Gleichwohl gibt es, wie sie viel später in der Analyse berichtet (nach meiner Mutterschaftspause), auch in dieser Zeit Männer, die sie sexuell interessieren oder in die sie unglücklich (unerfüllt) verliebt ist. Das weiß ich zu diesem Zeitpunkt nicht, trotzdem wird deutlich, dass es nicht mehr nur ich bin, ihre Analytikerin, mit der sie sich auseinandersetzt. Es gibt also Unterschiede. Jedoch sind diese Unterschiede auch das (adoleszente) Rätsel, dass Frau A. versucht zu lösen (nach wie vor auf einer präödipalen Ebene: wer bin ich, wie auch in der Folge auf einer ödipalen Ebene: wer bin ich in Bezug zu den anderen, wer sind die anderen?).

Um mit Poluda (2000) zu sprechen: In dieser ersten Beziehungserfahrung zwischen Gleichaltrigen gibt es noch keinen Objektwechsel von Frau A., kein Akzeptieren eines Homosexualitätstabus, das sich üblicherweise während des frühen Ödipus-Komplexes manifestiert und so die Hinwendung zum Vater ermöglicht. Diese zentrale Konflikt-Situation für die weibliche Entwicklung scheint hier deutlich auf: Frau A. erlebt ihre erste Partnerschaft mit einer Frau, in diesem Fall einer fantasiert Gleichen. Dieses bekannte Nahe wird aber aufgrund von fehlender Individuation von Frau A. bald unerträglich und so sucht sie nach anderen (in diesem Fall damals unerreichbaren Männern) und muss sich schließlich von ihrer Partnerin trennen.

Damit versucht Frau A. auch, ihr sexuelles Begehren ihrer Mutter gegenüber aufrechtzuerhalten und verweigert die Aufgabe ihrer homoerotischen sexuellen Lust. So sehr sie sich auch in den Uterus zurückwünscht, beziehungsweise versucht sich mit ihrer Mutter/(schwangeren) Psychoanalytikerin in ihren Übertragungen zu identifizieren, so sehr will sie auf einer unbewussten Ebene ihrer Mutter auch auf Augenhöhe begegnen können, als begehrendes Selbst.

3.13 Nicht mehr warten (178h/Ssw 22)

Während der Stunden ist sie nun oft wütend. Einmal sagt sie: »Ich will nicht mehr warten. Wozu? Will alles, will es gleich. Ich will, dass jemand da ist für mich, alle sollen sich um mich kümmern. Ich möchte jemand anderer sein, ich mag mich selber nicht, so viele Enttäuschungen.« Sie dreht sich zur Wand: »Ich bin so oft enttäuscht worden, weil ich die anderen enttäuscht habe. Dabei wollte ich das gar nicht.« Und lauter: »Die Anderen sollen so sein wie ich es will, genau so. Aber doch nur, damit ich nicht verletzt werde.« Und noch ein bisschen später: »Wieso waren Sie nicht da? Sie hätten da sein sollen! Ich mag ihr Baby nicht. Es stört mich. Es soll weg sein!«

Stille.

Sie trifft mich, mein Bauch wird hart. Innenschau zugemacht, mein Kind schützen. Mein Kind ist geschützt, in mir. Aber sie? Kann sie nur mit dem Ähnlichen? Aber ich bin anders geworden, sehe anders aus, bin aus ihrer Fantasiewelt ausgebüxt und wachse. Wohin nur?

GH: »Es wäre schön, weniger verunsichert zu sein. … Es wäre wohl schön, sich sicher zu fühlen.«

Frau A.: »Wenn ich einmal genug hätte. Von allem meine ich, genug einfach. Dann glaube ich, dann könnt' ich mich auch irgendeinmal selber mögen.«

Ich schaffe es nicht die Eifersucht auf mein Baby anzusprechen, weiß auch gar nicht, ob es gut ist. Für sie oder für mich. Aber sie trifft mich.

Ich erzähle ihr die Mythe des griechischen Königs, der mit unstillbarem Hunger gestraft wird und so isst er zuerst seinen ganzen Reichtum auf, dann verkauft er seine Tochter; die lässt sich aber nicht verkaufen und holt sich Hilfe von Poseidon, dem Gott des Meeres. Er bringt ihr bei, wie sie sich in verschiedenste Tiere verwandeln kann. So gewandelt, bringt sie dem Vater essen, aber auch das ist nicht genug. Schließlich, als alles gegessen ist, muss er sich selbst aufessen.

Frau A.: »Wenn ich eine Kruste auf der Haut hab, dann kratz' ich mir die oft runter weil es kitzelt und dann esse ich die.« Nach einer Pause: »Ich möchte mich ja spüren, aber es geht so schwer. Ich weiß nicht wie.«

Während dieser Tage liegt sie, so erzählt sie, zu Hause wieder fast ausschließlich im Bett und träumt. Aufstehen fällt ihr schwer. Alles tut ihr weh, vor allem die Arme. Sie meint, dass sie das Sein der anderen aufnimmt, über die Haut. Und das tut weh, denn die anderen geben nicht ihr Gutes.

Aufstehen und sich bewegen bedeutet wieder, die Wirklichkeit zu durchschneiden – Vorsicht, sie zerfällt (nicht)!

Was bekommt sie von mir? Meine Schwangerschaft ist ihr (Schwangerschafts-)Abbruch. Der Bruch unserer gemeinsamen Zeit. Ihr Bett mein Bauch. Mutterbauch: geschützt vor den anderen, dort ist es gut. Dort will sie hin, immer wieder, immer noch. Dort gibt es keine Zeit.

An den anderen, doch seltenen, Tagen ist sie wach und unterwegs. Hilft im Tierheim mit, besucht Freundinnen, geht auf Feste, zumindest bis Mitternacht. Immer ihre Unsicherheit im Gepäck, obwohl an diesen Tagen alles wie im Flug vergeht. Fast zu hoch fühlt es sich dann an, erzählt sie. Ihre Stimmung wechselt schnell, keinen Tag erlebt sie sich sicher.

Wir warten. Warten auf die Geburt. Auf ihre, auf meine.

Psychoanalytische Reflexion

Frau A. möchte nicht mehr warten. Ein Gefühl von Abwesenheit bedingt ihren Wunsch, nicht mehr auf ein ausreichend verinnerlichtes containendes Objekt warten zu wollen. Obgleich sie in ihrem Sprechen zirkulär immer wieder versucht, die richtigen Worte für sich zu finden, um ihre innere Landkarte mehr und mehr zu besetzen, kreisen wir um und im (Mutter-)Bauch.

Für Frau A. ist Warten schwer erträglich. Das Ende des Wartens bedeutet ihr aber kein Vergnügen, vielleicht eine Erleichterung. Goldberg (1971; Goldberg et al., 2003) beschreibt hierzu, dass die Qual des Wartens, im Zusammenhang mit den entstehenden Triebspannungen, oft an ein Objekt im Außen gebunden ist, das gebraucht wird, um Erleichterung zu erfahren. Potenzielles Verlassen-Werden war eine Not für Frau A., der sie zu entkommen suchte, indem sie »nicht mehr warten« wollte, wie sie sagte. Warten auf das Analyse-Ende griff ihr ohnehin noch fragiles Gefühl eines konstanten Ichs bzw. Selbsts an. So stand das Ende des Wartens, wenn auch befürchtet, vorbewusst doch auch als Hoffnung dafür, sich mehr als Eine wahrzunehmen.

Andere verfolgen Frau A. in ihrem Denken und auch sie sich selbst. Was die anderen von ihr wollen, nicht wollen, erwarten, nicht erwarten. Und sie fürchtet sich vor deren, ihrem Begehren, fürchtet, nicht bestehen zu können, mehr noch: vernichtet zu werden. wünscht sich die anderen gleich ihr und sich gleich den Anderen, um in diesem Glatten nicht zu zersplittern. Immer wieder kehren wir so zur Chora (Kristeva, 1982), zum Mutterbauch, zum namenlosen Schrecken zurück: Angst vor verfolgenden Objekten bringt Frau A. auch vor dem Gefühl der Vernichtung. Durch ihre Angst wird, Haydee (1989) folgend, ihr unaussprechbares Grauen benannt und so auf Umwegen aushaltbarer für Frau A.

Frau A. versucht den Auslöser ihres Neides loszuwerden: Sie will, dass das Baby »weg ist«. »Es liegt in der Natur des Neides, dass er das ursprüngliche gute Objekt verdirbt«, schreibt Melanie Klein (1957, S. 244) prägnant. Wer aber wird in Frau A.s Übertragungen verdorben? Wieder zeigt sich das Problem der nicht linearen Zusammenhänge von Schwangerschaft: Sie benennt das Baby als Objekt ihrer Übertragung zwar eindeutig, trotzdem ist es auch Teil meines Körpers, alleine noch nicht lebensfähig. Geschichte schreibt sich in den Körper ein, wie das Ungeborene im Bauch der schwangeren Psychoanalytikerin. Ist dieser Zustand beseitigt, sind auch Frau A.s Konflikte beseitigt, so scheint es aus ihrem Unbewussten zu sprechen. Gleichzeitig ist dieses Etwas an der Nabelschnur aber schon jemand, umgeben mit Zuschreibungen: In ihrem Fragen nach dem Sein-Können neben anderen öffnet sich wieder der bereits erwähnte Raum für geschwisterliche Übertragungen. Aber es gab wohl auch die unbewusste sexuelle Fantasie eines vereinigten Elternpaares, manifest geworden in der Frau hinter der Couch.

In der Bedeutung der Fantasie der vereinten elterlichen Körper liegt auch ein Verweis auf den Vater/Phallus, mit dem Frau A. rivalisiert und der hier als störendes Fremdes fantasiert wird. Mit meiner Erzählung von Erysichthon (einem mythologischen Gott der Antike, sein Name bedeutet »die Erde spaltend«), erzähle ich Frau A. eine Geschichte von einem unstillbaren Hunger. So auch von meinem Wunsch, dass sie ihren Hunger ertragen kann, damit ich, als ihre Analytikerin, weniger tragen muss. Ich erzähle aber auch eine Geschichte über eine starke Vatertochter, eine Tochter, die sich vom Vater nicht verkaufen lässt (also einen eigenen Willen zeigt und durchsetzt), aber viele verschiedene Gestalten annimmt, um den Vater zu retten (ihn lieben kann), der aber nicht rettbar ist, weil er sich selbst auffrisst; womit er in und um sich herum ist und letztendlich wieder auf das Bild einer schwangeren Frau verweist, Innen und Außen werden unklar, Fressen und Gefressen-Werden verschwimmen zu einem einzigen Zustand. Auch Frau A. ist auf der Suche nach ihrer Gestalt, nach einer Höhlung, in der ihr Hunger gestillt wird und die ausreichend ist. Ihren früheren Erzählungen nach, hat ihr Vater sie wenig wahrgenommen, nicht ihre Gestalt, nicht ihr Wesen, nicht ihr Suchen, nicht ihr Fragen.

Wie die Haut den Körper begrenzt und zusammenhält, hält das Haut-Ich das Psychische zusammen, so Didier Anzieu (1996). Ursprünglich wird ein gemeinsames Haut-Ich von Kind und Mutter wahrgenommen, das sich durch Zeit und Erfahrung löst. Dies ist aber ein Prozess, der mit Ängsten und Schmerzen verbunden ist. Frau A. tritt in diesen Lösungsprozess ein. Die Kruste, die sie erwähnt, und ihr Bedürfnis, sie wegzukratzen, stehen für ihr Suchen. Symbolisch kratzt sie sich ein Loch, einen Ausgang. Trotzdem ängstigt und beschäftigt sie ihre gefürchtete innere Leere nach wie vor und verweist so auf das nach wie vor nicht ausreichend verinnerlichte mütterliche Gehaltensein, auf die Fragilität ihres Haut-Ichs (ebd.).

Die Kruste kitzelt – und sie kratzt und lenkt damit die Aufmerksamkeit auf ihre Haut, die berührt werden soll. Gekitzelt werden ist Berührung, die nach Didier Anzieu (1996) häufig mit zärtlicher, lustvoller, sexueller, auch durchaus mit aggressiven Affekten verbunden ist. So kann ihr Drang sich zu kratzen (sich damit auch Schmerz zuzufügen) bzw. ihr Schmerzempfinden im Sinne Didier Anzieus (1996) als Schmerzhülle verstanden werden, die ein Ersatz des Haut-Ichs sein kann. Frau A. hat viel Gleichgültigkeit und Nichtinteresse an sich erlebt, wahrscheinlich auch viel Depression: Sie wurde mit schmerzhaften Inhalten befüllt, sozusagen wurden ihr diese unter ihr Haut-Ich geschoben. Zusätzlich ist es aber wieder ein Sich-Versichern der eigenen Existenz: Ich habe Schmerzen, ich spüre etwas, also bin ich.

3.14 Etwas Beginnen (188h/Ssw 25)

Noch einmal drei Wochen später spricht sie vom Beginnen: »Ich möchte endlich etwas beginnen. Entweder eine Arbeit oder mit meiner Wohnung. Ich hätte aber auch gerne eine Beziehung. Ich möchte mein Leben beginnen.« Nach einer kurzen Pause: »Seit Neuestem kommt ständig Verwandtschaft zu mir. Meine Mutter füllt meinen Eiskasten mit Essen, das ich nicht will. Meine Mutter stiehlt auch meine Wäsche und wäscht sie. Sie fragt nicht nach und nimmt sie einfach mit. Das ist mir so peinlich und ich schäme mich so. Die nimmt sie einfach mit und sieht alles. Letztens war F. (ein Verwandter) da und hat begonnen meine Wohnung herzurichten. Ausgemacht hat er das mit Mama, nicht mit mir. Rumms, einfach drübergefahren.«

So viel zu renovieren. So viele Mütter. Eine in der Wohnung, eine hinter der Couch. Pendeln von einer Mutter zur anderen. Der Vater schneidet ab. Taucht immer wieder mal auf, seltsam einfach und unbeschrieben.

Sie schweigt. Dann sagt sie: »Der Papa war auch da, er schneidet meine Pflanzen. Sechs an einem Nachmittag, so viele. Und meine Mama sagt, ich muss froh sein, dass mir alle helfen. Jetzt, wo ich so viel zu Hause bin, kann endlich die Wohnung renoviert werden, sagt sie. Wenn zu viele da sind, gehe ich in mein Schlafzimmer und lege mich ins Bett.«

GH: »Draußen wird renoviert, drinnen träumen Sie.«

Auch ich renoviere, aber woanders, mein privater Alltag schwappt herein. Grenzziehungen. Immer noch ungewohnt, wie leicht ich mich von mir ablenken lasse.

Frau A.: »Wie kann sie nur meine Wäsche einfach so mitnehmen! Ich war so wütend! Ich musste eine ganze große Tafel Schokolade essen, um mich wieder zu spüren. Dann hab' ich mich hingelegt und mir einen Porno angesehen, obwohl die alle da waren. Ich will nicht, dass sie einfach in meinen Sachen kramt und meine Wäsche mitnimmt.«

Im Hier und Jetzt spricht sie weiter: »Ich hab' die Revolte begonnen. Ich hab's ihr gesagt. Also, dass ich das nicht will mit der Wäsche. Ich hab' sie so angeschrien, dann. Weil sie's nicht verstanden hat. Und gesagt hat: ›Dann hättest du die Wäsche eben waschen müssen.‹ Sie hat gar nix verstanden. Und dann hat sie geweint. Und ich auch. Aber ich hab's ihr nicht gezeigt. Ich bin wieder in mein Zimmer gegangen. Ich hab' mir gedacht, ich muss es jetzt machen, weil dann sind Sie ja nicht mehr da und ich kann's nicht besprechen.«

Die Geburt. Sich die Welt, sich selbst zu eigen machen. Sie hat es begonnen.

Psychoanalytische Reflexion
Ein für Frau A. wichtiges Anliegen bisher ist, dass es keine Veränderung gibt und die anderen sich an sie anpassen. Ihr auftauchendes Sehnen, etwas zu beginnen, kann verstanden werden als Verkleinerung der Spalte zwischen ihren Wünschen und der sie umhüllenden Realität. Ihre Fantasien bzw. wunscherfüllenden Halluzinationen schwimmen im Mutterbauch, füllen diesen Riss aber nicht mehr lückenlos. Frau A.s Angst, das Gefühl von Beschützt-Sein durch die Mutter/die Psychoanalyse zu verlieren, ist wohl spürbar. Trotzdem scheint, mit Annie Anzieu (1995) gedacht, das bisher absolute Verbot, die weibliche Genussfähigkeit (ursprünglich von der Mutter) für sich in Anspruch zu nehmen, weicher geworden zu sein. Damit eröffnet sich langsam eine Vielfalt von affektiven wie handlungsorientierten Möglichkeiten für Frau A.

Der Wunsch, beginnen zu wollen, bedeutet eine psychische Veränderung und verweist auf einen werdenden, konstruktiveren Umgang mit dem notwendigen Gegensatz zwischen Ich und Realität, als ihr bisheriger. Frau A. kann und will sich weniger aus der Außenwelt heraushalten, auch wenn dies bedeutet, dass sie beginnen muss anzuerkennen, dass dieses Außen nicht Teil ihrer selbst ist. So erfährt sie mehr und mehr, was eine, ihre eigene Existenz ist.

Ihre Realität ist aber auch, dass ihre Mutter ihren Eiskasten befüllt (nicht ihren Ofen), ohne Frau A. zu fragen, wie sie betont. Sich selbst zu befüllen, real mit Nahrung, psychisch mit Nahrung, bedeutet Autonomie und Weiterentwicklung. Die entwendete Wäsche kann symbolisch verstanden werden als die mütterliche, weiblich kastrierte und kastrierende Aufforderung sauber sein zu sollen, ohne Spuren von verlebten Tagen, oder gar heißem Begehren. Die ungefragte Renovierung ihrer Wohnung bedeutet das Herstellen eines Zuhauses, einer dritten Haut, letztlich jedoch von anderen.

Frau A. fühlt sich überfahren: in ihrer Autonomie (einbruchsartig kommt die Mutter und bringt auch noch andere mit: den Vater, Verwandte), in ihrem Versorgt-Sein (Essen), in ihrer Ordnung (Wäsche). Frau A.s Mutter scheint es, ursprünglich wie auch aktuell, nicht genügend gelungen zu sein, ihr Kind zu verstehen. Gleichzeitig erlebt Frau A. ihre Mutter als eindringend und ansprüchlich, so zu sein wie es ihre Mutter für sich braucht bzw. ihre Version von Frau A. durchzusetzen. Damit war und ist es, Hanna (1992) folgend, für Frau A. schwierig, die Entwicklung einer authentischen Existenz zu vollziehen. Ein Lösungsversuch kann die Entstehung eines »Falschen-Selbst« (Winnicott, 1956, S. 387) sein. Es kann als Abwehr gegen das chronische mütterliche Versagen verstanden werden und führt bei Frau A. zu der für sie existenziellen Frage, wer sie ist, ob sie ist (Hanna, 1992). Trotzdem kann Frau A. ihren Ärger für wahr nehmen.

Jedoch kann Frau A.s Verhalten in dieser Stunde auch als Progression, allerdings im ökonomischen Sinne, verstanden werden. War die Geburt meines Kindes nicht aufzuhalten, wie auch das Ende ihrer Psychoanalyse, so versuchte sie nun intensiv Möglichkeiten zu finden, diese Tatsachen ertragbar zu machen. Auch durch das herbeieilende Ende ihrer Psychoanalyse durch diese Grenze und den dabei entstehenden Druck, ist es ihr möglich geworden, ihre Wut auszusprechen (»dann kann ich es nicht mehr mit Ihnen besprechen«). Durch die wiederholte Erfahrung von Frau A., dass die für sie signifikanten Objekte versagen, ist sich selbst wahrnehmen oder versorgen zu können, real wie auch auf einer symbolischen Ebene, die schwere Arbeit, die Frau A. in ihrer Analyse leistet.

Anstelle wie sonst üblich für Frau A., sich selbst Vorwürfe zu machen, wenn ihre Mutter über sie und ihr Leben bestimmte, wird sie wütend und benennt diese Wut auch vor ihrer Mutter. Ich schreibe »vor ihrer Mutter«, da ich mir nicht sicher bin (und auch nicht erfahren habe), wie weit ihre Mutter dies nehmen kann. So verstehe ich es als eine große Leistung von Frau A., Wut auf ihre Mutter spüren zu können. Ihre Sehnsucht nach eigenen Grenzen ist doch so stark wie gefürchtet. Auch ihre Not, dass die andere, in dem Fall ihre Mutter, ihre Grenzen erkennt und akzeptiert. Zwischen ihrer Mutter und ihr scheint das vernichtende Gesetz zu liegen, das da heißt: Liebe ist vollstopfen und Unterwerfung. Das Innen ausfüllen, um zu spüren; das Außen sauber halten, glatt und ordentlich.

Frau A. hat ihre Wut zwar ausgesprochen, aber durch die nach wie vor starke »melancholische Identifizierung mit dem verlorenen Liebesobjekt« (Poluda, 2004, S. 4), ihrer Mutter, sind es der Übergriffe dann doch zu viele und Frau A. bleibt nur mehr der Rückzug. Im Zusammenhang mit dem in dieser Stunde Berichteten, bedeutet Progression nach Ross (2007) durchaus noch ein defensives Phänomen, jedoch komplementär zu Regression. Hier wird meiner Meinung nach Frau A.s unbewusstes Verwirrtsein deutlich: Geht es um Versorgt-Sein oder um Beziehung? Diese Konfusion zwischen oraler und ödipaler Befriedigung stellt meines Erachtens aber eine Entwicklung von Frau A. dar – wobei angemerkt werden kann, dass Frau A. sicherlich in ihrer Angst, die Psychoanalyse/schwangere Psychoanalytikerin/Mutter aufgeben zu müssen, frühe orale Wünsche mit ödipalen Wünschen, im Sinne einer Abwehrreaktion, zu maskieren versucht (ebd.).

Der Vater hingegen, in Frau A.s Sprechen scheinbar unberührt/unberührbar, ist auch Teil dieser Szene, er schneidet Pflanzen. Er trennt. In Frau A.s Stimme liegt jedoch so etwas wie Bewunderung und kein Ärger: »Sechs an einem Tag« – (Sex an einem Tag – liegt hier auch wieder ein versteckter Hinweis auf ihr Verzehren nach Begehren?). Vermutlich handelt es sich um Topfpflanzen in einer Größe, die es gut möglich macht, so viele zu bearbeiten. Soweit mir bekannt, werden Pflanzen üblicherweise geschnitten, um das Wachstum anzuregen, oder um besonders saftige Früchte hervorzubringen – natürlich auch, um sie zu begrenzen. So kastrieren beide Eltern von Frau A. in einer Szene. Wohl scheint Frau A. aber einen essenziellen Unterschied zu machen: Mutters Beschneiden nimmt, Vaters Beschneiden gibt.

Der Rückzug in ihr Zimmer, in ihr Schlafzimmer, ist ein gewohnter Ablauf – auch die häufigen Besuche von Verwandten, die etwas in ihrer Wohnung gestalten. So bedeutet mein Satz: »Draußen wird renoviert, drinnen träumen Sie« die Feststellung einer alten (Überlebens-)Strategie von Frau A. Die fehlende Akzeptanz ihrer Grenzen, vonseiten ihrer Mutter als Organisatorin und folglich auch der Familienmitglieder, die kommen, verstärken Frau A.s Abkehr von der Realität schon für lange Zeit. Wird ihre Wohnung, oder auch psychodynamisch sie, überzogen mit nicht gewollten fremden Begehren, zieht sie sich in »ihr Schlafzimmer« zurück. Der letzte Raum, der ihr in ihrer Wahrnehmung geblieben ist: Schlaf und Träume. Wenn die anderen übermächtig das Ihre aus den Wänden klopfen, in die Kästen stellen, aus den Kästen nehmen, dann liegt sie in ihrem Bett und zieht sich andere Welten hinein: süße Schokolade und heiße Pornos. Draußen wird renoviert, drinnen träumt sie. Schokolade und Pornos. Sich selbst befüllen und sich nicht mehr spüren, ob der vielen Bilder voll der vermissten Berührung, Lust – und auch Aggression.

3.15 Absagen

Anschließend sagt sie Stunden ab,
vier hintereinander. Als sie wiederkommt, berichtet sie im sachlichen
Ton, dass sie ausprobieren wollte,
wie es ohne Psychoanalyse ist. Ob
sie es ohne aushält. Und da sie

glaubt, dass es ihr besser geht, hofft sie, dass sie vielleicht keine Therapie mehr braucht. Sie berichtet fast journalistisch weiter, dass sie während dieser Woche »keinen totalen Zusammenbruch« hatte. Deshalb hat sie sich erkundigt und sich Vorstellungsgespräche bei anderen Psychotherapeutinnen ausgemacht. Für die Zeit, in der ich weg bin – oder falls ich vielleicht auch gar nicht mehr wiederkomme.

Frau A.: »Dass da niemand mehr sein könnte für mich, dass macht mir Angst. Das halte ich eigentlich fast nicht aus, eigentlich.«

Die Geburt rückt näher, das Getrennt-Sein. Ein Übergang mit Schmerzen.

Ich: »Schmerz.«

Frau A.: »Ja.« Und dann: »Schon als ich in der Schule war, habe ich begonnen andere nachzuahmen. Damals habe ich mir gewünscht, so zu sein wie die anderen, damit sie mich mögen. Ich habe Sachen nachgesagt oder Bewegungen abgeschaut. Aber es hat nicht geklappt. Sie haben mich trotzdem ausgelacht.«

Sie macht eine Pause.

»Eine Lehrerin hat mich bemerkt, da war ich wieder etwas Besonderes. So wie Sie auch, damals im Spital. Da hab' ich gewusst, dass Sie etwas Besonderes sind. Und ich wollte Sie kennenlernen. Ich wäre gerne wie Sie.«

Psychoanalytische Reflexion

Frau A. will ausprobieren, wie es ohne Psychoanalyse/mütterlichen Ort ist. Das Getrenntsein überstehen. Natürlich ist es auch ein Ausagieren, natürlich wäre es besser gewesen, es vorher in der Analyse zu besprechen. Natürlich ist anzumerken, dass dies auf einer ihr noch unbewussten Ebene – eben nicht im Sinne einer Probehandlung (Denken) – stattfindet, sondern sie es real umsetzt.

Es ist aber die für sie durchführbare Wahl. Durch diese ihr mögliche Selbstbestimmung kann sie etwas wie Eigenständigkeit ausprobieren. Ich habe Frau A. schon vor einiger Zeit von einer Kollegin berichtet, die sich bereit erklärt hat, einige meiner Patient_innen, unter anderem Frau A., während meiner Mutterschaftspause zu übernehmen, so dies vonseiten der Patient_innen gewünscht ist. Frau A.s Versuch, ohne Psychoanalyse auszukommen, wie auch eine andere Therapeutin zu finden, zeigt auch, dass sie in die Zeit, wenn meine Praxis geschlossen ist, aktiv hineinzudenken beginnt.

Ihr Handeln erinnert an das schon von Freud (1920) beobachtete Fort-Da-Spiel. Allerdings macht sich Frau A. selbst zum verlorenen Objekt und entfernt sich von dem Ort, der ihr Psychoanalyse ist. Auch begibt sie sich, da die Worte dafür noch zu fehlen scheinen, auf die Suche nach neuen Reflexionsmöglichkeiten. Zwar ist dies, wie sie später in dieser Stunde beschreibt, auch eine altbekannte Vorgehensweise von ihr. Trotzdem glaube ich, gilt es wertzuschätzen, dass sie, wie weiter oben gerade beschrieben, sich progressiv verhalten hat.

Frau A. spricht in dieser Stunde von ihrem Suchen nach Wiedererkennen wie Anerkennung. Sie versucht eine_n (neue_n) Träger_in (eine_n andere_n Therapeut_in) für ihre unentbehrliche innere Ordnung zu finden. Selbst wenn es in gewisser Weise auf einer vor- bzw. nichtsprachlichen Ebene stattgefunden hat, bedeutet es doch, Ruhs (1980) folgend, ein behutsames Betreten der Bühne ihres Lebens.

Nach meinem Hinweis auf die Schmerzlichkeit dieses Prozesses, folgt eine Erinnerung an ihr Suchen nach anderen, durch die sie sich mehr verstehen kann – damals ihre Schulkolleg_innen. Dem damaligen Alter von Frau A. entsprechend, ging es sicherlich auch um ein Lernen durch Nachahmung. Auf einer tieferen Ebene versucht Frau A. aber – einst in der Schule und jetzt aktuell in ihrer Analyse – sich die Menschen als signifikante, als komplexe emotionale Spiegel zu eigen zu machen. Mit Lacan sprechend betont Ruhs (1980), in diesem Zusammenhang als Voraussetzung, um in das Spiegelstadium eintreten zu können, die Wichtigkeit der Erfahrung eines »Körpers als einer begrenzten Form« (S. 888) und verweist so auf das hier schon häufig diskutierte Thema der Grenzen bzw. deren Bedeutsamkeit – und des Körpers.

Für Frau A. bedeutet das Realisieren der Entfremdung von der anderen und die Sehnsucht nach Einheit auch eine bedrohliche Unterwerfung bezüglich des eigenen Bildes von sich: z. B. auch hinsichtlich ihrer gleichaltrigen Doppelgänger_innen (in der Schule). Das Werden von Identität bedingt gleichzeitig ein Erkennen dessen, wer und was oder wie sie ist. In der Schule, berichtet Frau A., ist dies unbefriedigend ausgegangen. Nicht sie hat sich erkannt, nicht ihre Kolleg_innen, sondern ihre Lehrerin, also wieder eine (auch) mütterliche Instanz. Vielleicht liegt hinter Frau A.s Sprechen so auch die Frage, ob sie überhaupt von jemandem anderes als der Mutter (Lehrerin, Psychoanalytikerin) wahrgenommen werden kann. Da aber, wie bekannt, ihre Mutter dies nicht ausreichend vermag, ist Frau A. immer wieder in dem Zustand der Verwechslung ihres Selbst mit den Anderen (Ruhs, 1980).

3.16 Sichtbarer Bauch (203h/Ssw 26)

Meine Schwangerschaft ist mittlerweile fortgeschritten, man sieht meinen Bauch deutlich, noch bleiben uns einige gemeinsame Wochen, bevor ich pausiere.

Nähe ist etwas anderes, wenn jemand plötzlich Schluckauf hat. Ganz leicht nur zu spüren, aber da. Ich merke immer wieder, wie viel mehr mir unter die Haut geht, wie viel mehr unter meiner Haut ist. Ich bin gerne in der Praxis. Vergesslicher, weicher, verträumter, auch intuitiver. Auch verletzlicher. Manchmal liege ich, wie gerade, vor unserer gemeinsamen Stunde vorher kurz auf der Couch und frage mich, ob sie bemerkt, dass ich da gelegen habe. Das wäre mir nicht recht. Ich stehe auf. Ich fühle mich so sichtbar plötzlich. Obwohl ich alleine bin in meinem Raum.

Die heutige Stunde eröffnet sie mit Erzählungen zu ihrem Traumbuch. Sie erzählt mir genau, woher und seit wann sie es hat. Dann schweigt sie eine Weile. Abrupt dreht sie sich – zum ersten Mal – auf der Couch um und sieht mich an:

Frau A.: »Nur die, die lieb ausschauen und sich lieb verhalten, werden eingeladen, ich aber nicht. Ich hab' so böse Augenbrauen. Wie meine Mama, die hat auch so böse Augenbrauen.« Wieder ist sie still für eine Zeit.
Sie legt ihr Kinn auf ihre Hände, am Rand der Couch, und betrachtet mich.

Das Umdrehen ist nicht lieb. Habe ich böse Augenbrauen? Was sind böse Augenbrauen? Und: Sie ist nicht eingeladen? Sie ist nicht eingeladen. Ich hab' sie ausgeladen. Ich werde sie loslassen.

Frau A.: »Wenn ich mich entscheide, den Schmerz nicht zu spüren und dann ist er nicht da.«

Sichtbarkeit wie eine zähe Schicht über meinen Bauch, über mich. Ich merke, ich bin erschrocken und das erschreckt mich wiederum. Damit hab' ich nicht gerechnet, im doppelten Sinne. Mein Baby tanzt, ausgerechnet jetzt. Schlaf, du kleines Seepferdchen. Psychoanalysieren kann man nur die Fantasie. Frau A. hören. Merkt sie, was da vor sich geht? Sie will mich sehen.

Ich: »Den Schmerz, mich schwanger zu sehen.«

Frau A.: »In meinem Leben war ich immer hinterher: Meine Geschwister hatten schon einen Startvorteil, sie sind früher geboren – wie soll ich das jemals aufholen? So war ich immer: langsamer. Und die einzige Form von Liebe, die meine

Mutter mir gibt, ist über's Essen, deswegen stopfe ich mich auch bei ihr immer so voll. Kein anderes Essen macht mich so satt wie das Essen meiner Mama. Deswegen ist mir auch immer schlecht. Aber jetzt akzeptiere ich es. Trotzdem: Manchmal koche ich selber.«

Der Tanz ist zu Ende. Bin ich wieder Eine für sie? Atemlos wirkt sie. Gleich möchte ich aufstehen und mit ihr laufen. Wohin aber, nach welchem Rezept? Die Mutter füllt sie an, bis sie fast zerplatzt.

Nach einer Pause sagt Frau A.: »Ich habe nachgedacht über das Nicht-zuhören-Können, und es ist so, dass ich nicht zuhören will, wenn ich das Gefühl habe, dass ich etwas schon können oder wissen sollte. Und dieses Gefühl hab' ich eigentlich immer. Auch wenn ich es gerne möchte – manchmal geht zuhören trotzdem nicht. Und außerdem hab' ich eben das Gefühl, dass ich immer zu langsam bin und meine Mutter viel schneller und stärker ist, weil: die war schon vorher da. Ich bin eben immer zu spät.« Sie schweigt. »Und manchmal will ich einfach nicht zuhören, weil es unangenehm ist oder weh tut.«

Alles vollgestopft, bis zu den Ohren hinaus. Bei ihr und bei mir. Vorhin als sie sich umdrehte, konnte ich nicht gut hören, zu viel Blick. Gerade spricht sie über offene Ohren. Ohren kann man nicht schließen, den Mund schon. Ihre Themen, meine Themen. Immer wieder Überlagerungen.

Ich: »Hören und sehen heißt auch, Veränderungen für wahr zu nehmen.«

Frau A.: »Ich muss ein braves Mädchen sein, eine gute Tochter, und das heißt das zu tun, was

Die leere Couch und unser Abschied

meine Mama will. Aber die sagt: Sich auf dich verlassen heißt verlassen sein. Als Kind hab' ich mich immer versteckt und war viel allein. Die anderen haben mich nicht verstanden und eine andere Sprache gesprochen als ich.«

liegen vor ihr. Mein leerer Sessel liegt vor mir. Ich möchte liegen. Mich ausruhen. Mit mir sein, mit meinem Kind, meinem Mann. Mir geht die Luft aus. Die Luft ist raus. Sie muss ein braves Mädchen sein? Oder ich?

Psychoanalytische Reflexion

Auch wenn ich mich manchmal, wie eben beschrieben, auf die Couch lege, fühle ich mich an diesem Tag (von Frau A.) beobachtet. Kurz bin ich Analysandin und finde mich schnell wieder in meinem Sessel als Analytikerin. Auch Frau A. hat die Stunde mit wechselndem Fokus begonnen: Spricht sie vorher von ihrem Traumbuch, das ihr viel bedeutet, denn in diesem Buch werden ihre inneren Bilder in Tinte gefasst, nehmen Form an und bleiben bestehen, um sie wieder zu lesen und träumen, ändert sie dann ihre Position: Sie hebt ihren erinnernden Blick vom imaginierten Traumbuch, will in die Augen ihrer Analytikerin sehen und dreht sich um. Vom Traum hin zu einem Spiegel, weg vom Nachdenken, vom rückblickenden Reflektieren, hin zum Erforschen, zum Sehenwollen, auch zur Kontrolle.

Die von ihr erwähnten »bösen Augenbrauen« verwirren mich in jenem Moment. Trotz der Überraschung, dass sie sich umdreht, ist da jedoch eine kurze Leichtigkeit, die etwas Slapstickartiges, etwas Komisches hat. Obwohl sie feststellt, dass ihre »bösen Augenbrauen« von ihrer Mutter kommen, dass im übertragenen Sinne ihr fantasiertes Verwachsensein mit ihrer Mutter schuld daran ist, dass sie glaubt nicht gemocht werden zu können, sind diese Worte mit einer Kraft bzw. lustvollen Betonung gesprochen. Ich erinnere mich an mein diesbezügliches Aufhorchen.

Erblicken kann auch als Werkzeug zur Identitätsbildung verstanden werden. Das Erfassen einer Differenz durch das Sehen, bedingt durch die innere Möglichkeit, Verschiedenartigkeit zuzulassen, kann in diesem Moment ein Suchen, aber auch ein Sich-Behaupten von Frau A. sein. Ihr Umdrehen und Mich-konkret-Ansehen ist damit neben dem »Ich will sehen« genauso getragen von der mitschwingenden Aufforderung: »Sieh mich an!«. Übersetzt in die analytische Situation stellt sie auch die Frage nach dem psychischen Raum zwischen ihr und mir, bzw. in der Folge nach dem Unterschied zwischen sich und mir bzw. zwischen sich und ihrer Mutter.

Wohl bedeutet ihr Mich-Ansehen auch eine »okulare Introjektion« (Fenichel, 1935, S. 572), wohl hat es auch ein verschlingendes, orales Moment. Damit stellt Frau A. wortlos auch noch die Frage »Was kann ich mir (noch) holen?« Das konkrete Mich-Sehen bedeutet, mich in meiner (äußeren) Form erforschen zu können und folglich mein Inneres zu fantasieren. Ich bin in den vergangenen Wochen, genauer, wir (mein Kind und ich) sind sichtbar geworden, unsere Zweiheit ragt in die Welt hinaus. Mein Bauch ist groß und eindeutig. Ich bin zwei, jetzt wirklich für mich. Das Baby bewegt sich viel in mir, auch während der Stunden. Ich mag das, aber es lenkt mich während der Stunden auch immer wieder ab.

Frau A. sieht also eine schwangere Frau und benennt sich, wieder, als Tochter, die von ihrer Mutter ihr Sein auf den Leib gedrückt bekommen hat: Die Mutter benannte die »bösen Augenbrauen«. Frau A. sucht nach Möglichkeiten, sich mit einem Gegenüber zu identifizieren, über ein visuelles Bild. Nun sitzt aber eine Mutter im analytischen Sessel und erschwert ihr immer wieder den Prozess, eine Vorstellung einer eigenen Gestalt anders als Mütterlichkeit auf sich zu nehmen, voranzubringen. Psychoanalytisch bedeutet dies nach Küchenhoff (2007), die Urszene zu betrachten: »Die Szene [...] einer intimen Gemeinsamkeit, die jeden Dritten ausschließt, so wie die eheliche Verbindung der Eltern die Kinder ausgrenzt und diese damit in die Differenz der Generationen einführt« (S. 453f.). Für Frau A. bedeutet all dies Schmerz.

Nach dem resoluten Umdrehen im Hier und Jetzt ist auch ihr nächster Einfall verbunden mit Entschlussfähigkeit: Wenn sie sich entscheidet, den Schmerz nicht zu spüren, dann ist er nicht da. Hinter ihren Worten liegt eine Fantasie bzw. der Wunsch der Omnipotenz, um ihrer drohenden Katastrophe zu entgehen. Bisher sind oft in ihr Wünsche der Anpassung aufgetreten. Sie will auch schwanger sein, bzw. ich soll nicht schwanger sein – wir sollten einander ähnlicher werden. Bisher hat, Brenmann (1990) folgend, im Wesentlichen eine narzisstische Besetzung von mir als äußeres Objekt stattgefunden: Ein beständiges Thema in ihrer Übertragung ist, dass ich ihren Zusammenbruch verhindern soll. Diese Übertragung lässt sich ob meiner Schwangerschaft nicht aufrechterhalten. Nun spricht sie davon, dass sie etwas verändern kann. Frau A. kann sich entscheiden, ihre Aufmerksamkeit zu verschieben. Mir ist zu diesem Zeitpunkt nicht klar, ob dies eine Machtfantasie von Frau A. ist oder ob es bedeutet, dass es ihr gelingt, mit dem empfundenen Schmerz anders umgehen zu können, als sich ihm hinzugeben.

Zwar tauchen in ihrem weiteren Sprechen die Geschwister auf, die in dieser Stunde wieder dafür stehen, dass sie »zu spät« sei, also z. B. auch zu spät zu mir in Analyse gekommen sei, um eine vollständige Behandlung ohne Unterbrechung zu erfahren (hier könnte aber auch ein »zu früh« gelten) und weiter ihre Mutter, die sie bekocht (befüllt), und deren Essen sie isst, bis ihr schlecht wird. Sie kriegt (bald) keine Analyse mehr, wohl aber noch Mutters Essen. Mutterbauch geht, Mutterbauch bleibt, Mutterbauch formt auch ihren. Frau A. schließt trotzdem auch hier wieder mit einer Bemerkung in Richtung Autonomie: Manchmal bekocht sie sich auch selbst, dann formt sie sich selbst.

Frau A. spricht weiter: von ihren Widerständen. Sie setzt Hören als Begrenzung ein, welche Worte in sie eindringen dürfen. Da die Ohren, anders als die Augen, nicht physisch verschlossen werden können, bedeutet überhören oder nicht hören immer einen psychodynamischen Vorgang des un- oder vorbewussten Selektierens. Frau A. kann dies in dieser Stunde benennen und akzeptieren.

3.17 Renovierung (209h/Ssw 27)

Ungefähr eine Woche später kommt sie in meine Praxis, behält das erste Mal die Schuhe an, legt sich auf die Couch und eröffnet die Stunde mit:

»Es geht mir gut! Seit Freitag bin ich bei einer Personalvermittlungsfirma. Am Freitag war auch ein Familienfest. Alle haben mit allen gestritten und das war so lebendig. Ich hab' mitgestritten und mich sogar durchgesetzt – und niemand war mir böse.«

Und dann:

»Mein Onkel, der hatte einen Schlaganfall und liegt jetzt im Sterben, hat mich früher als ich klein war, immer angerufen und gesagt: Vielleicht kannst du ja mal zu mir kommen und auch dein Leiberl hochziehen.«

Das »auch« bleibt liegen und ich frage mich was es bedeutet.

Stille.

Obwohl sie tief Luft holt, so als wollte sie noch etwas hinzufügen, kommt kein Wort mehr über ihre Lippen.
Sie zuckt zusammen, so wie man manchmal kurz vor dem Einschlafen, kurz bevor man loslässt, zusammenzuckt.
Ich frage vorsichtig nach: »Noch mehr Erinnerungen?«

Es scheint mir, als würde die Zeit stillstehen. Es fühlt sich so an, als wäre sie selbst erschrocken über das, was sie gerade erzählt hat. Hat sie nicht davon gesprochen, dass sie in der Zeit stehengeblieben ist, damals in der Gruppe in der Psychiatrie? Etwas findet zusammen in ihr?

Sie berichtet daraufhin von ihrer Wohnung und wie die Renovierung voranschreitet. Wie schon so oft, fordert sie von mir Zeugenschaft. Ich soll hören.

Haut schützt den Körper und hält ihn zusammen. Der Onkel wollte die Haut berühren. Die zweite Haut, das Leiberl sollte weg. Nun spricht sie über ihre Wohnung, ihre dritte Haut. Ich glaube sie tut es, um das Dunkle dazwischen nicht zu spüren.

Psychoanalytische Reflexion

Frau A. spricht hier zu Beginn davon, dass Unterschiede für sie tragbar sind – mehr als das: Sie kann ihren Platz in bei diesem Familientreffen finden und sich behaupten. Durch die sich aufbauenden inneren Grenzen oder Differenzierungen ist es ihr möglich sich in ihrer (Familien-)Gruppe auch lustvoll, bzw. sich durchsetzend zu erleben. Mehr noch, Didier Anzieu (1996) folgend, kann sie sich selbst schützend umhüllen und so Abgrenzung bzw. sich wirksam erleben. Dann kommt der Bruch: vom Familienfest zum sterbenden Onkel und weiter zu seinen Anrufen/Aufrufen und dem Bild eines Mädchens vor einem älteren Mann, der möchte, dass sie ihr Oberteil hochzieht.

Ihre gerade ein wenig heilende psychische Haut reißt. Augenscheinlich erschüttert dieser Einfall Frau A. tief. Danach verliert sie für eine Zeit ihre Worte und zieht sich in einen fast schlafenden Zustand zurück. Bilder drängen sich herein und mit dem Moment des Aussprechens bekommen sie ungeahnte, erschreckende Kräfte für Frau A. Ihre deutliche Regression verstehe ich als Reaktion auf die Bedeutung der beschriebenen Szene. Als sie zum zweiten Male wieder ansetzt, um zu sprechen, wechselt sie von sich zu ihrer Wohnung, auch einer, im übertragenen Sinne, Haut, nicht ganz so nah wie die, die festgewachsen ist. Die Wohnung wird ebenfalls berührt/renoviert von anderen, ohne Geheiß von Frau A. – Aber wie war das mit ihrer eigenen Haut? Viele Fragen tun sich während dieser Stunde in mir auf. Jedoch bin ich vorsichtig geblieben, da mir nicht klar ist, was diese Erinnerung repräsentiert. Die wenigen Wochen, die für die gemeinsame Arbeit noch bleiben, erscheinen mir kurz, um öffnend zu intervenieren in Anbetracht dessen, was zum Vorschein kommen könnte. Ich hoffe, dass Frau A. an dieser Erinnerung nicht schwer trägt und weiß, dass diese Hoffnung trügerisch ist.

3.18 Es geht ihr schlechter

Ab der nächsten Stunde ist ihre Verfassung deutlich schlechter. Sie hat wieder Schmerzen und Ängste, fühlt sich ausgeliefert und hilflos. Daher versucht sie von einem, ihr von ihrem Aufenthalt in der Psychiatrie bekannten Oberarzt, wieder aufgenommen zu werden – was ihr nicht gelingt. Sie geht zu einem Neurologen, um sich (mehr) Medikamente verschreiben zu lassen (was er, laut ihrer Beschreibung widerwillig, aber doch, tut), die Frau A. nach eigenem Gutdünken nimmt. Sie ist wütend und verzweifelt. Sie wirkt in den Stunden sediert und auf Nachfragen bestätigt sie auch die Einnahme von Beruhigungstabletten. Sie hat mit meiner Vertretung Kontakt aufgenommen und sich einen Termin ausgemacht in der ersten Woche meiner Mutterschaftspause. Sie spricht viel von der befürchteten Einsamkeit, dem Verlassen-Werden und der Angst, dass ich nicht zurückkomme. Auch spricht sie davon, dass sie wütend ist, dass ihr etwas weggenommen wird, was ihr eigentlich zusteht. Es sind intensive und anstrengende Stunden für sie wie für mich. Ich schreibe in dieser Zeit nur wenig mit.

Psychoanalytische Reflexion
Es ist wie ein Rückfall und ich weiß, wir haben nur mehr wenig Zeit. Rückfälle sind in einer Analyse eigentlich nichts »Falsches« – aber üblicherweise gibt es genug Zeit zu erfahren, dass es jetzt anders ist, mit diesem Menschen hinter der Couch. Auch mit mir ist es anders. Aber die äußere Begrenzung der gemeinsamen Zeit lässt ihre inneren Grenzen schwanken. Sie fällt wieder zurück in alte Muster: Verzweiflung und Einsamkeit wird stechend und unaushaltbarer. Getrieben sucht sie in/über Institutionen Halt bzw. bei Männern/Vätern: hilferufend und suchend nach etwas oder jemandem, der sie zusammenhält, mit ihr zusammenhält.

In den vergangenen Wochen und Monaten war es so gewesen, als gäbe es (fast) nur eine Frauen-/Mutter-Welt. Mehr und mehr tauchen seit einiger Zeit nun der Vater/Männer aus ihrem unbewussten Meer auf: zuerst der Vater, der die Pflanzen schneidet, dann der Onkel, der will, dass sie ihr »Leiberl« hochzieht und nun, am Rande, zwei Ärzte. Keiner dieser Männer bietet aber benigne Beziehung/Bindung an oder interessiert sich für Frau A.s Bedürfnisse. Die Ärzte lehnen sie mehr oder weniger ab, der Onkel will/wollte etwas, das ihr die Worte nimmt – und beim Vater ist der Schnitt letztlich nicht klar.

Frau A.s Wut der letzten Stunden wird auch von ihrem Gefühl, der Analyse beraubt zu werden, genährt – und deshalb etwas unternehmen zu müssen (sich aufnehmen zu lassen, sich Medikamente zu holen). Dieses Gefühl, dass ihr etwas weggenommen werde, das ihr zustehe, verwirrt sie und macht sie wütend und traurig. Mein schwangerer Bauch ist ihrer phallischen Entwicklung im Weg. Er dämpft ihre Übertragungsmöglichkeiten, da jemand hinter ihr sitzt, der nun schon auf den ersten Blick mütterlich ist.

Meine Aufgabe als Analytikerin ist es, stellvertretend für die Eltern, Frau A. zeigen zu können, dass ich ihre Wut psychodynamisch überlebe. So kann sie sich üben, die »eigenständige Gesetzlichkeit der außeren Realität« (Warsitz, 2003, S. 346) anzuerkennen, um in der Folge, wieder einmal, mehr und mehr zwischen Innen und Außen, zwischen Ich und Anderem, differenzieren zu können. Genau das, ihre Wut und ihren Hass aushalten zu können, fällt mir schwer in dieser Zeit, ich bin im Widerstand aus dem Bedürfnis heraus, mein ungeborenes Kind und auch mich schützen zu wollen. Bemerkbar ist das auch an der Kürze der Stundenprotokolle.

3.19 M. (212h und folgende/Ssw 28)

Dann erzählt sie gleich zu Beginn der Stunde, dass sie jemanden wieder getroffen hat (einen Mann, der mit ihr gleichzeitig stationär im Krankenhaus war): »M., er ist viel älter als ich. Er hat mich angerufen und wir haben uns zweimal getroffen, waren auch im Bett miteinander – so sagt man doch? Und wir haben beschlossen zusammen zu sein.«

Frau A. hat einen Mann getroffen. Frau A., getroffen von einem Mann, inwendig. Eine heiße Sache. Sie hat die Trauer ums Eck gebracht. Das Ende in Sicht.

Sie redet und redet und redet, beschreibt genau und detailliert Körper und Körperteile, Berührungen, Handlungen, Ereignisse. Ich versuche zu hören. Wenig Stille. Ich sage wenig, bemühe mich, mich von dem, was sie berichtet, nicht forttragen zu lassen – zu mir, meiner Schwangerschaft, der Geburt, dem Schließen meiner Praxis.

Alles dreht sich bei mir. Kopfunter. Auch mein Baby sitzt im Karussell. Ein Fuß im Magen, ein Kopf an meiner Blase. Alles dreht sich bei ihr. Etwas muss sich ändern, schnell – bevor sich unser Setting ändert??

Auch in der nächsten Stunde ist sie voller Sätze, Fragen und Beschreibungen. So sehr, dass wieder wenig Platz bleibt, um zu antworten oder nachzudenken. Und so überfüllt bleiben auch die folgenden Stunden. Sie redet über M., über die Begegnungen, die Abläufe, das Aufeinanderfolgen von Bewegungen oder Handlungen. Sie redet über ihren Körper und seinen und wie sie funktionieren. Ich komme wenig zu Wort, ihre Fragen bleiben von ihr unbeantwortet und von mir nicht wieder aufgegriffen.

Mir wird schwindlig. Diesmal fühl' ich mich hinausgedrängt. Hinausgeworfen eigentlich, ich soll nicht mehr mit ihr sein. Für mich ist hier kein Platz mehr. Ich sitze hinter ihr und warte ab. Der Druck des Abschiedes wird größer. Von ihr – und auch für mich. Der Atem geht immer schneller, sie sucht und sucht und sucht und ich hab' den Eindruck, sie rutscht – es ist glatt. Ich beobachte sie: Irgendwie bleibt sie auf den Beinen. Zwischen den Beinen. Sie taucht ein in Sexualität, Begehren, Lust und Ekel. Alles sehr nah. Und immer wieder: Mein Bauch zwischen uns.

Psychoanalytische Reflexion

Die Beschreibungen ihrer Zusammenkünfte mit M. sind präzise, komplex und folgen mehr den Abläufen als den Bedeutungen. Sie spricht wieder einmal eng beschrieben, kaum Platz zum Nachdenken für sie wie für mich während der Stunden. Es wirkt oft, als verwende Frau A. Worte als Geschosse, als Schutz, um sich vor meinen zu wehren. Frau A.s Worte sollen verdecken, sollen zukleben, was aufklafft: das bisher Unbeschriebene, das sich Verändernde: Männer/Körper, das Analyseende.

Ich komme, wie oben erwähnt, wenig zu Wort und wenige Worte bleiben aus diesen Stunden bei mir hängen. Damals wie heute führe ich dies auch auf meinen Zustand zurück, es fällt mir schwer, zuzuhören – nicht nur durch Frau A.s Wegsprechen. Ihr einfach zuzuhören strengt mich schon an, auch spüre ich die Aggression, die in ihrem (vielen) Sprechen liegt; allerdings erlebe ich es distanzierter, nicht so nah, nicht so suchend bei oder um mich. Zusätzlich lenken mich die verstärkten Bewegungen des Babys in mir ab, bzw. die Schwangerschaft als körperliches Ereignis, obwohl meine Schwangerschaft im Grunde einfach und unkompliziert verlaufen ist.

Bei ihrer Entscheidung, sich mit M. zu treffen und wieder zu treffen, haben, denke ich, ihre Angst vor dem Verlassen-Sein wie die Hoffnung auf Begegnung Wirkung. Ihre Art in diesen Stunden zu sprechen wirkt wie ein Verdecken oder Verkleben von Beziehung (ihrer zu ihm, ihrer zu mir) mit Beschreibungen. Auch M. soll ihre Brücke, ihr Ersatz sein, aber auch ihre Chance für das, was nach der Mutter/Analyse ist. M. bedeutet aber zusätzlich die sehnsüchtig erwartete und befürchtete mögliche Antwort, wie sie ihren eigenen Körper – nun im Unterschied zu anderen – mit Symbolischem beschreiben kann. M. ist ein Mann und keine Frau. Einer mit einem anderen Körper.

Was sie berührt, ist das Körperliche: die Flüssigkeiten, die Falten, die Festigkeit, der Geruch, die Verformbarkeit. Sie beobachtet den anderen Körper im Sinne einer »lebendigen Materialität« (Alizade, 2014, S. 83). Sie spricht über M. in Fragmenten, über Muskeln und Fett, Sperma und Knochen. Sie spricht über seine Anwesenheit oder Abwesenheit, aber sehr wenig über Bedeutung. Lust/Erregung wird erstaunt festgestellt als etwas Mechanistisches, etwas, wobei es Abläufe gibt. Ihre Beziehung zu M. wie die Person M. selbst, bleiben nicht viel mehr als ein Name. Frau A. und M. bleiben zwei Körper, getrennt und funktional. In Frau A.s Sprechen gibt es zwei Maschinen, die miteinander funktionieren. Frau A. spricht in keinem Wort über (emotionale, empfundene) Anziehung zu M. oder Interesse für M., Faszination oder gar Verliebt-Sein. M. ist aufgetaucht aus ihrer Vergangenheit und sie nimmt an, was er (vor-)gibt.

M. ist körperlich ein Mann mit Penis und ohne Gebärmutter. Nun werden von Frau A. (überwiegend) sein Körper und die Veränderungen, die passieren, akribisch beobachtet und beschrieben. Es ist ein Umdrehen, diesmal nicht auf der Couch, sondern worüber sie spricht: nicht mehr über die Mutter/Tochter/Analytikerin, sondern über ihn: M., den anderen, den Mann, den Körper – das Neue, die Zukunft?

Meine Schwangerschaft ist etwas unmissverständlich Körperliches/Weibliches. Und nicht nur das: Auch ich erlebe mich körperlicher in meinem Ausdruck. Zwar lasse ich dies unbewortet in den Stunden hinter der Couch, aber es ist höchst unwahrscheinlich, dass die feine Wahrnehmung ihres Unbewussten dies nicht hört. Frau A.s Art und Weise des Sprechens, mechanistisch und funktional, möglichst präzise und objektiv – im Gegensatz zu meinen präsenten Kugeln und Kurven, Höhlungen und Mit-jemandem-Sein – bedeutet so auch einen (unbewussten) Versuch des Sich-Unterscheidens vom Mütterlichen/Weiblichen.

Frau A.s Kämpfen und Suchen, um ihre imaginäre Maternalität, erschöpft und fordert sie sichtlich in den letzten Monaten, und mehr nun gegen Ende der Psychoanalyse. Es fällt ihr schwer, einen Zugang zum Väterlichen, zum Phallischen, letztlich zur symbolischen Ordnung zu finden. Mehr noch, ich frage mich vermehrt seit der Stunde, in der sie ihren Onkel erwähnte, ob sie nicht auf der Flucht ist vor eben jenem Väterlichen, Phallischen.

Ihre Vaterbilder bleiben wenig greifbar und drohen ständig zu versinken. Als der andere, der Vater, in ihrem Sprechen auftaucht und sich so Raum in ihr eröffnet für eben jene symbolische Ordnung, die ihr fehlt, folgt wenige Analysestunden später ihr Erinnern an ihren Onkel und an ein Ereignis (»Leiberl« für ihn hochziehen), das nach wie vor chaotisch und fragmentarisch mitgetragen ist, einer (konstruktiven) symbolischen Ordnung also gegenübersteht. Und nun gibt es M.

Ob, genauer: inwieweit Frau A. durch und mit M. verstärkt in einen triangulierten Prozess eintritt, ist unklar. Mit Warsitz (2004) bedeutet der Wunsch, phallisches Objekt zu werden, auch die Wiederbelebung/Verstärkung der Rivalität zur Mutter. Die Rivalität zur Mutter ist aber bisher bei Frau A. überwiegend präödipal belegt/aktiviert gewesen. Frauen/Körper als primäre Quelle der Sicherheit – wie deren primärer Verlust – ist für Frau A. präsent und vermisst. Bisher: zwei Frauen/kein Mann und ein ungeborenes Kind.

Durch den in Frau A. vermehrt entstehenden Druck, das Ende der Analyse aushalten zu müssen, gelingt es ihr ein Stück weit aus dem Schatten der Mutter/Maternalität herauszutreten, bzw. wird sie hinausgedrängt. Dadurch entspricht Frau A.s Beziehung zu M. nach Kristeva (2013) auch einem (notwendigen) symbolischem Muttermord als Konsequenz der ausgelösten Abgrenzungs- und Loslösungsdynamik in ihrer Psychoanalyse; allerdings, bezogen auf die reale Situation im Praxisraum, auf einer (unbewusst) fraglich freiwilligen Basis.

Die kommende reale Geburt ist ein Entzweien von Körpern. Mein Kind und ich, bisher eine Einheit, werden mit dem Schnitt durch die Nabelschnur endgültig auf der körperlichen Ebene getrennt. Als Mutter werde ich dann als bedeutsame Andere meinen Körper als Stütze anbieten, durch den mein Kind den eigenen Körper erspüren und erfahren kann, die eigenen körperlichen Grenzen anzuerkennen lernt, mehr und mehr Inneres und Äußeres sich erklärt und es sich als mit einem Geschlecht zu verstehen beginnt. Das, wonach sich Frau A. sehnt. Jedoch ist die kommende Geburt auch das Ende unserer gemeinsamen Arbeit. Auch sie und ich werden symbolisch wie real auseinandergehen. Im Hier und Jetzt hat sich Frau A. nun zu einem männlichen Körper/Mann begeben. Dies kann bzw. muss zu konfliktbeladenen Unverträglichkeiten führen, die triangulierenden Prozessen zu eigen sind. Die nach Annie Anzieu (1995) häufig folgende sadistische Einmischung des Überichs höre ich auch in der Art und Weise, wie Frau A. über M. spricht.

Frau A.s mechanistisches Sprechen über M. kann damit auch als unbewusste Abwehr von Schuldgefühlen, sich von der Mutter (mir in der Übertragung) abzuwenden, verstanden werden. Langer (1988) hat in diesem Zusammenhang betont, dass die Identifizierung mit der zerstörten, schlechten Mutter, die Angst vor der Rache eben dieser Mutter einen spezifischen Konflikt der weiblichen Adoleszenz darstellt. Frau A.s Hinwendung zu M./Mann/Maschine kann folgend dann – wieder – auch als unbewusste Abwehr dieser Ängste bzw. Trauer verstanden werden (und wäre damit noch vor einer echten Triangulation anzusiedeln).

3.20 Blut sehen (221h/Ssw 30)

Frau A. legt sich in dieser Stunde (nach einem Wochenende) auf die Couch: »Am Samstag ging es mir ganz schlecht. Ich war so verzweifelt und wollte mir die Pulsadern aufschneiden, damit ich ausblute. Wissen Sie, ich wollte Blut sehen, es soll raus. Hab es dann aber nicht gemacht.«
GH: »Das klingt nach sehr großer Verzweiflung und Wut?«

Ich bin erschrocken. Ich habe jetzt nicht genug Worte, um sie zu halten. So viel Wut. Blut. Ausbluten, sich ausbluten lassen. Eine Kampfansage. Hilflosigkeit. Rache. Schmerz. Wut. Ich will guter Hoffnung sein. Mein Kind liegt ruhig. Der Sturm ist innen, auch. Frau A.,

Frau A.: »Ja, ich war ziemlich wütend.«

Frau A.: »So oft hör' ich nicht zu. Mir auch nicht. Der Unterschied ist so groß, zwischen der Realität und meinen Wünschen und Träumen, ich träum' mich dann so weg. Das ist nicht gut.«

GH: »Vielleicht macht Ihnen Angst, was Sie hören würden.«

Frau A.: »Es will mich ja keiner.«

Sie spricht dann davon, dass sie tagträumt und sich Stress und Druck macht, weil sie es nicht schafft, ihr Leben zu ordnen, bevor ich meine Pause beginne. Alte, bekannte Worte im Strom der Zeit, sie wirkt einsam.

GH: »Wir haben zu wenig Zeit.«

Frau A.: »Ich weiß.«

Dann steht sie auf, sieht mich eindringlich an und verlässt meine Praxis. Ich bin beeindruckt von der Intensität und Klarheit, mit der sie mich ansieht, bevor sie den Raum verlässt. Während ich anschließend das Stundenprotokoll beginne, fällt mir ein Lied ein, das ich dann auch laut höre. Als dann auch noch mein Kind im Bauch zu tanzen beginnt, auch noch eines meiner Lieblingsgedichte.

Well she's walking through the clouds
With a circus mind.
That's running wild

mein Kind und ich, alles in mir. Ich versuche zu balancieren, zwischen Fantasien, Wirklichkeiten, Körpern.

Großer Bär,
komm herab zottige Nacht,

Butterflies, zebras and moonbeams
And fairy tales
That's all she ever thinks about
Riding with the wind.
(Hendrix, 1967)

Wolkenpelztier mit den alten Augen,
Sternenaugen,
durch das Dickicht brechen schimmernd
deine Pfoten mit den Krallen,
Sternenkrallen,
wachsam halten wir die Herden
doch gebannt von dir, und mißtrauen
deinen müden Flanken und den scharfen
halbentblößten Zähnen,
alter Bär.
(Bachmann, 1956)

Kleines Flügelchen. Für dich bin ich Bärin. Ich werde Mutter.

Psychoanalytische Reflexion

Dieser Zusammenbruch geschieht ca. zwei Wochen vor dem Schließen meiner Praxis. Wieder, wie damals, als sie aufgenommen wurde in der Psychiatrie, beschreibt sie eine selbstmörderische Fantasie. Damals wollte sie sich Luft spritzen – etwas sollte hinein, nun soll etwas aus ihr heraus: ihr Blut. Auch wenn die Fantasie nicht so stechend/dringend klingt wie zu Zeiten ihrer Aufnahme, so hat sie doch Kraft/Aggression, die mich alarmiert. Der Bogen, den die Stunde nimmt, bestätigt mich, dass Frau A. nicht in akuter Gefahr ist, sich tatsächlich, handgreiflich etwas anzutun. Trotzdem macht sie mir Sorge. Ich versuche, sie zu halten, um ihr den Übergang weg von ihrer gewohnten analytischen Situation, hin zu einer anderen zu ermöglichen bzw. zu erleichtern.

Es ist mir deutlich wie voll ich bin, mir ist mein Körper eng geworden, mein Kind erlebe ich als autonom reagierend, gleichwohl mit mir im Einklang, nicht immer im gleichen Rhythmus (und auch wie sehr ich mich freue, Mutter zu sein und werden von meinem Kind). Aber auch Frau A. beansprucht – imaginären – Raum in mir. Ich bin froh, dass dies nicht mehr lange währt und weiß aber auch, dass ich unsere Stunden vermissen werde. Dieses Sitzen, konzentriertes Hören und Spüren, es wird mir fehlen. Meine Schwangerschaft wird noch gute zwei Monate dauern – ich bin also noch mittendrin. Meine Zeit als schwangere Psychoanalytikerin neigt sich aber ihrem Ende zu. Vieles endet und beginnt neu oder anders für mich. Veränderungen bei mir werden mir deutlicher und mehr. Mehrmals habe ich solche Sätze nun schon geschrieben in diesem Fallverlauf. Veränderung ist eine fixe Konstante einer schwangeren Psychoanalytikerin, die sich einmischt und aufmischt, in jeder Analysestunde in der Praxis.

Veränderung, Veranderung: Etwas, womit Frau A. kämpft. In ihrer drängenden Fantasie sich die Pulsadern aufzuschneiden, wird das hohe Ausmaß an Aggression von Frau A. in diesem Zusammenhang in Bildern und Worten manifest. Ihre, in ihrer Fantasie wie Übertragung, unentbehrliche, ausfüllende/ausgefüllte, eindringende imaginierte Mutter/Analytikerin erlebt sie als Bedrohung, sie nimmt der Tochter Frau A. Lebenskraft und versperrt ihr den Ausweg. Die baldige Abwesenheit dieser Übertragungsmöglichkeit wie auch noch bestehende Realität unserer Treffen wächst an jenem Wochenende von einer Bedrohung, die durchgearbeitet werden kann, zu etwas potenziell Tödlichem an.

Als Frau A. das letzte Mal von einer Frau/Geliebten/Mutter weggewiesen wird, will sie sich Luft injizieren. Nun, wenn ich sie verlasse, will sie Blut sehen. In beiden Fällen sind Frau A.s Fantasien diesbezüglich nicht ausreichend von Frau A. besprochen worden, ich glaube aber, dass im ersten Fall etwas/jemand gefehlt hat und nun ist etwas/jemand zu viel. Nichts und Alles als janusgesichtige Frau/Mutter.

Mit der introjizierten Analytikerin/anderen Mutter, die in vereinbartem Rhythmus auch tatsächlich lebendig und anwesend ist, gibt es Hoffnung auf inneren Raum, auf das Genießen für Frau A. Es gibt Hoffnung auf das Genießen, denn es gibt, solange die Analyse besteht, die Chance, die unbewusst fantasierte »tödliche Mutter zu besiegen« (Kristeva, 2013, S. 87). Dieser Sieg ebnet den Weg zu einem »Innen als Quelle von Erfüllung und zugleich vielleicht auch [als] Quelle biologischen Lebens, von Niederkunft und Mutterschaft« (Kristeva, 2013, S. 87f.).

Dieser versuchte und ersehnte Sieg wird von Frau A. durch die Fantasie des Aufmachens ihrer Hülle/Haut und Herausbluten-Lassens ihres Lebenssaftes/Muttersaftes/Blutes unbewusst ausgedrückt. Tod und Werden. Während einer Schwangerschaft dauert es ca. vier Wochen, bis sich der Blutkreislauf des Fötus mit dem der Mutter verbindet, ab dann teilen Mutter und Fötus ihr Blut. Über die Plazenta wird das mütterliche Blut angereichert und gelangt so über die Nabelschnur in den fetalen Blutkreislauf. Nach der Geburt wird die Nabelschnur getrennt, die Lungen des Babys entfalten sich und es beginnt zu atmen.

So verstehe ich Frau A.s Fantasie, sich die Pulsadern aufzuschneiden, nun auch den Zusammenhang von Aggression und Selbstbehauptung betonend, als verzweifelten Versuch, sich zu öffnen/lösen/trennen. Muttermund schließt sich (Psychoanalyse), Muttermund öffnet sich (Geburt). Hier überlagern sich meiner Meinung nach Frau A.s Wünsche, (psychisch) geboren zu sein – genug/ausgereift zu sein, um atmen/hören/aufnehmen zu können. Aber auch als Abgrenzung, als Verlust: die Nabelschnur/Bindung unserer vorläufigen Analyse zu trennen.

In der Mitte, im Zwischen-Uns – verbindend wie trennend: Fantasien des Nicht-Haltens, der Verzweiflung, der Rache, der Schuld. Später im Stundenverlauf verwendet sie »alte, bekannte Worte«. Wenn die Grenze zwischen Subjekt und Objekt erschüttert ist, wenn der Übergang zwischen Innen und Außen unsicher ist, schreibt Kristeva (1982) hierzu, dann gehen Worte verloren, ist das Narrative herausgefordert. Zu Beginn der Stunde löst Frau A. diese Herausforderung mit einer Nacherzählung einer Fantasie (Pulsadern aufschneiden), die durch die Komplexität einer gesprochenen Szene viele ihrer Themen verdichtet. Gegen Ende der Stunde verwendet sie von ihr oft benutzte Wörter, Sätze. Es kommt mir vor wie ein Sprechen außerhalb der Zeit, als würde sie wie entlang einer Möbiusschleife sprechen. In einer Möbiusschleife gibt es kein Innen oder Außen, beide Oberflächen sind eins, denn ihre spezielle Verwindung lässt diese Grenze zwischen Innen und Außen verschwinden, es gibt nur eine Oberfläche.

3.21 Die letzten Stunden

Während der letzten Stunden vor der Mutterschaftspause intensivieren sich ihre Ängste, Sorgen, Wut, also Regression und Widerstand etc. noch einmal. Die Themen wechseln wieder immer schneller: Gemeinsamkeiten der Themen sind ihr Bedürfnis, sich geliebt und schön zu fühlen sowie auch ihre Grenzen zu erleben bzw. auszuhalten, zu akzeptieren, Zurückweisungen zu erleben, überfordert zu sein, sich alleine gelassen fühlen, alleine gelassen sein.

In die letzte Stunde kommt sie weinend: »Alles bricht auseinander, es ist so viel, zu viel passiert. Es geht mir ganz schlecht, was wird nur werden? Ich bin jetzt schon so einsam. Ich will nicht, dass Sie

gehen, weiß gar nicht, ob Sie wiederkommen? Ich will auch nicht mehr in die Psychiatrie. Ich will es schaffen. Ob Sie mich überhaupt anrufen, nachher?«

GH: »Das haben wir ausgemacht, dass ich Sie anrufe.«

Frau A.: »Ich bin nicht schwanger, habe einen Test gemacht.«

GH: »Sie meinen von M.?«

Frau A.: »Ja. ... Ich würd's mit einem Kind ja eh nicht schaffen, kann ja nicht mal mit mir selber gut umgehen.«

GH: »Hm, darum ringen Sie. Mit sich selber gut zu sein.«

Frau A: »Ich werde Sie und das Hier-Sein vermissen. Jetzt bin ich alleine.«

Wir sind getrennt, wir sind drei. Noch nicht ganz. Zwei und eins. Und.

Es gelingt ihr nicht, sich zu beruhigen. Zwar versiegen die Tränen nach einer Weile, aber Schwere und Trauer bleiben. Sie zeigt sie mir und ich spüre sie. Sie wird still.

Am Ende der Stunde verabschieden wir uns, sie versichert sich noch einmal, ob ich sie auch wirklich anrufen werde. Wir geben uns die Hand und sie geht.

Diese letzte kurze Berührung.

Trauer liegt noch eine Weile in meiner Hand. Ich öffne die Fenster. Vogel flieg.

Nach ungefähr drei Wochen erhalte ich noch einen Anruf von ihr, in dem sie mir kurz mitteilt, dass

sie bei der Kollegin war und sich entschieden hat, mit ihr zweimal pro Woche (sitzend nicht liegend) zu arbeiten bis ich zurückkomme.

Psychoanalytische Reflexion
Die letzten Stunden erlebe ich als sehr intensiv, Frau A.s Aggressionen legen sich wieder in ihrer Gewohnheit des Schneller-Werdens, des Darüber-hinweg-Sprechens, des Wiederholens. Trotzdem habe ich den Eindruck, dass sie mir immer wieder zuhören und manchmal auch auf das Gehörte reagieren kann. Sie will mir nicht mehr ganz so nahe sein. Es gilt auch ein Stück weit, die Trauer zu tragen – in Worte zu fassen und wieder und wieder zu sagen: »Es ist traurig, es macht wütend, ich komme wieder.« Mich strengen diese Stunden an und ich merke, dass ich innerlich nicht mehr so konzentriert zuhören kann, trotzdem habe ich unsere Arbeit als nahe und intime Stunden erlebt.

3.22 Conclusio

3.22.1 Kurze Zusammenfassung und weiterer Verlauf

Zu dem Zeitpunkt, an dem die wiedergegebenen Auszüge der Protokolle in die Analyse von Frau A. einsteigen, leidet sie noch unter ihren starken Affekten und hat wenig bewussten Zugang zu den Bedeutungen oder Begrenzungen dieser inneren Vorgänge. Ein fragiles Miteinander hat sich jedoch zwischen ihr und mir entwickelt. Sicher fühlt sie sich, solange ich konstant und ohne allzu große Wölbungen oder Kratzer das Setting und die Rolle einhalte. Meine Mittelung der Schwangerschaft erschüttern ihre empfindliche, zerbrechliche Entwicklung in Richtung Stabilität.

Nach meiner Mutterschaftspause kehrte Frau A. zurück, zuerst wieder im Liegen, später in einer niedrigeren Frequenz im Sitzen. Viele Themen, die in den oben beschriebenen Monaten vorkommen, wurden nach der Mutterschaftspause weiter von Frau A. thematisiert und bearbeitet. Es gelang ihr nach einiger Zeit und Turbulenzen auch wieder, Arbeit zu finden und zu behalten. Zudem entwickelten sich beständige Freundschaften bzw. nahm sie alte Beziehungen sowohl zu Freundinnen als auch zu Freunden wieder auf. Intensiv träumte und sprach sie in der zweiten Tranche ihrer Psychoanalyse über ihre sexuellen Fantasien und Erlebnisse. Ihr Wunsch, mit einem Menschen eine dauerhafte Beziehung zu erleben wie auch ihr Wunsch, eine eigene Familie zu gründen, blieben vorerst unerfüllt. Ihre Angst, dass ich wieder schwanger werden könnte, schwang mit als beständiger Ton, im Hintergrund zu hören. Zu Beginn jeder organisatorischen Ankündigung von mir sprach sie schnellstmöglich, mich unterbrechend, die Sorge aus, ich könnte mich wieder verabschieden. Mit der Zeit wurde diese Sorge weniger drängend, sie verschwand jedoch nie ganz. Als ich tatsächlich erneut schwanger wurde, brach sie innerhalb von zwei Therapieeinheiten die Therapie ab und wechselte zu einem Kollegen (er konnte nicht schwanger werden) in eine analytische Gruppenpsychotherapie.

Die Jahre vergingen – immer wieder fragte ich mich, was wohl aus Frau A. geworden war. Manchmal erkundigte ich mich bei meinem Kollegen, ob sie noch in der Gruppe sei und wie es ihr ginge. Weit im Hintergrund, aber doch blieb ich ihr verbunden. Schließlich entschied ich mich, ihr und unserem Prozess, hier, im Rahmen dieser Arbeit, noch einmal Raum zu geben: Etwas war unfertig. Als dann der Abschluss dieses Textes immer näher rückte, konnte ich die Frage nicht länger aufschieben, auf welche Weise ich verantworten kann, diese lange Fallgeschichte trotz Anonymisierung öffentlich zugänglich zu machen. Ich fand keine befriedigende Antwort, nicht im fachlichen Rahmen, nicht in mir. Da läutete eines Tages mein Telefon: Vor mittlerweile mehreren Jahren rief Frau A. an und fragte mich, ob ich einen Platz frei hätte. Für sie sei noch einiges »offengeblieben«. Seither kommt sie wieder, im Sitzen, regelmäßig, innerlich gewachsen in den Jahren, in Veränderung und doch: Frau A.

Nach einigen Monaten ergab sich eine Möglichkeit (stimmig mit Frau A.s Themen und Einfällen), diesen Text anzusprechen – und sie stimmte zu, ihre, unsere Fallgeschichte zu lesen. Noch bevor sie eine Zeile gelesen hatte, war ihre erste Assoziation, dass diese Geschichte so etwas wie ein Baby von uns sei. Etwas, dass nicht entstanden wäre, wenn sie und ich nicht diese gemeinsame Erfahrung gemacht hätten. Sie las den Text kurz vor ihrem geplanten, mehrwöchigen Kuraufenthalt. Wir hatten besprochen und überlegt, wann ein guter Zeitpunkt dafür sein könnte. Ich hatte Ängste: Was, wenn sie ablehnt, dass der Text veröffentlicht wird? Frau A. bekam von mir die Einleitung, die Stundenprotokolle und die jeweiligen Reflexionen. Würde sie sich benutzt vorkommen? Geschmeichelt fühlen? In der nächsten Stunde erzählte sie, dass sie sich nach dem Lesen viele Notizen gemacht hatte, der Text ging ihr nahe. Wir begannen ihre Assoziationen und Empfindungen zu besprechen, wurden – natürlich – nicht »fertig« damit. Wir vereinbarten auch, dass sie mir schreiben könnte, während der Kur, wenn durch den Text etwas auftaucht, dass sie zu sehr belastet. Am Ende dieser Stunde gab sie mir ihr Stammbüchlein, das sie offensichtlich seit vielen Jahren hat, in dem fast keine leeren Seiten mehr waren. Sie bat mich, auch etwas hineinzuschreiben, was ich ihr zusagte: Worte, nur für Frau A. geschrieben.

Gegen Ende der Kur kam tatsächlich eine lange Mail von ihr, in der sie sich vor allem auf eine Zeile von mir bezog, die sie nicht vergessen konnte (auch im Zusammenhang mit aktuellen Ereignissen während der Kur): Ich hatte geschrieben: »Sie ist immer allein.« Dieser Satz machte ihr Angst, da sie diese Worte als eine für sich stehende Wahrheit empfand und weniger als Deutung, weniger als Versuch von mir, ihre innere subjektive Welt darzustellen. Ich antwortete ihr mit wenigen Zeilen, auch inhaltlich, und konnte auf die nahe, nächste Stunde verweisen. Kurz darauf nahmen wir unsere Arbeit wieder auf. Der Unterschied zwischen einer Zuschreibung als Wahrheit/Stigmatisierung und meinem Versuch, ihre subjektive Erfahrung zu verstehen und zu versprachlichen, besprechbar zu machen, öffnete ihr Bezüge zu sich und ihrer Geschichte. Dieses Auseinanderziehen der Ebenen oder Zugänge bestätigte einmal mehr: Wir sind ein *Körper-neben-Körper*. In ihr Stammbuch schrieb ich später als abschließende Zeile: »Sie sind nicht alleine.«

3.22.2 Inhaltliche Zusammenfassung Psychodynamik

Die Entscheidung, dieses Fallbeispiel in aller Länge und Ausführlichkeit zu gestalten, ergab sich daraus, dass ich bisher zu diesem Thema in dieser Umfänglichkeit in der bisherigen mir zugänglichen Literatur keines gefunden habe – und so gerne eines gelesen hätte. Ich habe mich schlicht und einfach alleine gelassen gefühlt, damals in meiner Arbeit als schwangere

Psychoanalytikerin. Und so ist eben nicht nur für Frau A. viel offengeblieben, sondern auch für mich. Ich wollte verstehen, spüren und auch denken können, was fehlt oder auch, was ich nicht wahrnehmen konnte. Ich will den psychoanalytischen Körper für wahr nehmen können, wahrnehmen können, vollständig nutzen können.

In Gesprächen habe ich mittlerweile bei anderen schwangeren Kolleginnen beobachtet, wie ungewohnt es ist, Schwangerschaft und psychoanalytische Arbeit in einem Körper zu tragen. Keine war vorab im Rahmen der Ausbildung informiert über die Konsequenzen einer Schwangerschaft hinter der Couch. Zugegeben: Die meisten meiner Kolleginnen wurden gar nie schwanger. Das aber könnte Gegenstand einer anderen Untersuchung sein.

3.22.2.1 Hysterie

Auch Frau A., über 120 Jahre nach den ersten beschriebenen Patientinnen der Psychoanalyse, spricht ihren Körper unmittelbar, wie auch durch ihre Handlungen. Sie schreit es in die Welt hinaus: Sie fühle sich klein. Sie ist nicht kleinzukriegen. Und nichts Kleines zu kriegen. Mit der Wahl, in ein psychoanalytisches Setting zu gehen, begibt Frau A. sich an einen Ort, an dem Sprache klar vor Handlung steht. Ihre Analyse sollte für sie ein Raum der Aneignung werden. Sie versucht sich an ihrer Sprache, sie will sich an ihren Worten mehr und mehr festbinden, aber es fällt ihr oft schwer. »Die Sprache vermittelt Bewusstsein von der Geschlechtszugehörigkeit, die Abgrenzung vom anderen«, formuliert Christina von Braun (2009), »und andersrum erweckt das Bewusstsein der eigenen Unvollständigkeit auch das Bedürfnis nach Sprache. Die Sprache konstituiert und konstruiert das Geschlechtswesen; und das Bewusstsein von der Unvollständigkeit fordert die Sprache« (S. 127). Wie also ein Sprechkörper werden? Körpersprechen? Durch meine Schwangerschaft wurde sowohl ihre Verschwommenheit als auch ihre Schwierigkeiten, sich als Geschlechtswesen formen zu können bzw. einen Platz in der generationalen Abfolge zu finden, potenziert: Sie, sich unterscheidend von mir, musste sich mehr positionieren und ausrichten.

Hysterie zeigt sich in Verkehrungen. Sie macht manifest, worum es *nicht* geht, was *nicht* sichtbar ist. In diesem Sinne schreibt Christina von Braun (2009), dass »die Symptome der weiblichen Hysterie [...] Ausdruck einer Verweigerung [sind], sich die Sprache nehmen zu lassen. Da, wo die Frau zu schweigen hat, lassen Hysterikerinnen den Körper sprechen« (S. 165). In der Krankheitslehre der Psychoanalyse bedeutet Hysterie, dass psychische Traumata in den Körper hineinrutschen und dort ihren Ausdruck finden. Handeln (Körper?) vor Sprache ist etwas, »wogegen« die Psychoanalyse ursprunglich wirken soll. Je mehr Sprache, desto mehr Macht, so das Credo. »The theory of hysterical conversion, based on the fluidity of the distinction between body and mind, displays several analogies with that of maternal impressions. In both cases«, schreibt Mazzoni (2002), »the line between body and mind is blurred; in both cases, we are faced with undisciplined female bodies« (S. 24). Schon in der ersten Fallgeschichte der Psychoanalyse (Breuer & Freud, 1895), die Augen auf die Leiden der Anna O. gerichtet, beobachten (verschriftlichen) zwei Männer eine Frau, die, der Legende nach, über ihren Körper Schwangerschaft und Geburt darstellen muss, um sichtbar zu machen, was mit Worten nicht hörbar war: Könnte mit der Position der Beobachtenden nicht auch die folgende Frage markanter hervorgehoben werden: Beneidete nicht Berta Pappenheim (aka Anna O.) unter anderem ihren Bruder um Bildung? Um den Zugang zur potenten Welt? Hat sie nicht später ihr Leben der Bildung von Mädchen gewidmet? Sie macht, so die Beschreibung von Freud in seinem Brief an Stefan Zweig stimmt, sich in der Szene mit Breuer, in der sie in die Brücke geht und sagt: »Jetzt kommt das Kind vom Dr. Br. …« (Zweig, 1987, S. 199f.) mit ihrer Intensität zum Zeichen der Potenz der weiblichen Macht: Schwangerschaft und Gebären (sich etwas aneignen, transformieren und in die Welt hinausschießen) – ein Zeichen, das gleichzeitig auch Ausgeliefert- und Abgewertet-Werden spricht: ein Frauenkörper sein?

»Identifizierung ist schon immer als ein Merkmal der Hysterie angesehen worden«, betont Brenman (1990, S. 1069) und verweist damit auf die Bedeutsamkeit der »Benutzung der stützenden Objekte, einer lebendigen Person, die den Hysteriker [sic!] am Leben hält und seinen [sic!] Zusammenhalt gewährleistet« (S. 1075). In Bezug auf diese Tranche von Frau A.s Analyse, muss es einmal mehr verwirrend für Frau A. gewesen sein, da ja auch ich in einer Verwirrung war. So hetzte sie meist »hin und her zwischen der Position des Opfers und derjenigen der Handelnden – dies ist ein [hysterisches] Dilemma, das uns allen bekannt ist, wenn wir auf der horizontalen Ebene denken« (Mitchell, 2009, S. 96).

Durch die Schwangerschaft gewann ich an Präsenz. Es ist Teil des Settings für Analytiker_innen, als reale Objekte zurückgezogen zu sein, auf spezifische Art und Weise im Hintergrund zu bleiben. Ich hatte mich auf die Ereignisse in der laufenden Arbeit in der Praxis nicht vorbereitet. Vor meiner eigenen Schwangerschaft hatte ich noch nie über »die schwangere Psychoanalytikerin« nachgedacht oder theoretischen oder sonstigen Input diesbezüglich bekommen. Auf der Suche, während der ersten Schwangerschaft, fand ich, aufgrund der bereits erwähnten Forschungslücke, wenig Möglichkeiten, mir die laufenden Prozesse ausreichend bewusst zu machen, sie zu verstehen und durchzuarbeiten. Aus der Distanz ist mir jedoch aufgefallen, dass ich zwar verstehen wollte, was mit mir bzw. in meiner Praxis bezüglich meiner Schwangerschaft passiert – allerdings zu zurückhaltend war, dies z. B. ausführlich in Supervisionen zu besprechen. Zu groß waren meine Verunsicherung und wohl auch die Schuldgefühle. In der Verbindung von Frau A. und mir wurde Persönliches beruflich, und so war es wohl für Frau A. wie auch für mich jeweils schwer, bedeutungsvolle Unterscheidungen zwischen innerer und äußerer Realität herzustellen, etwas, das, Zetzel (1968) folgend, für eine gute therapeutische Allianz aber wichtig ist. Rückblickend muss uns auch etwas gelungen sein, denke ich, sonst wäre sie nicht zurückgekommen.

Brenman (1990) folgend, konnte Frau A. damals »keine wirkliche introjektive Identifizierung des Teilens oder von jemandem, der mit [ihr] teilt« (S. 1070) aufbauen, sondern entwickelte vermehrt projektive Identifizierungen. Hier kommen mehrere Schwierigkeiten zusammen: Einerseits fällt es Frau A. aufgrund ihrer psychischen Struktur schwer, Verständnis für das »reale Objekt« (ihre Analytikerin, ich) aufzubauen (z. B. ihr eigenes Wunschdenken als solches zu erkennen und von Wirklichkeit zu unterscheiden). Andererseits, wieder mit Brenman (1990) gesprochen, leben Hysteriker_innen stellvertretend durch andere. Und so fühlt Frau A., ohne ausreichend unterscheiden zu können, was aus ihr heraus- oder was in sie hineinkommt, einem Seismografen gleich, verstärkt meine Irritationen und Verschiebungen.

Immer wieder fragte Frau A., wie oder wen sie lieben kann, wie sich selbst lieben? In dieser Suche versuchte sie, ihre Wirklichkeit zu verändern, also z. B. mich zu idealisieren oder sich selbst zu befüllen. Hierzu führt Brenman (1990) den wichtigen Unterschied zur psychotischen Paranoia ein: eine »offenkundige Sehnsucht nach Liebe (wirklich narzißtischer Liebe)« (S. 1072). Diese Sehnsucht war bei Frau A. immer wieder deutlich wahrnehmbar. Für das innerste Selbst, für weibliche Potenz – welche Worte gibt es denn dafür? – Meiner Meinung nach zu wenige in Frau A. Zu wenige in Frau A.s damaliger Analyse, zu wenig in mir. Darüber hinaus entfaltet sich die Frage, dass, wenn im psychoanalytischen Sprechen, verstanden als eine Abbildung von Wirklichkeit wie auch als Medizin (Scarvaglieri, 2011) und als subversive Methode zur Selbstermächtigung – wenn das Sprechen der potenten Frau fehlt, wenn Frauen zu wenig inwendig wie äußerlich besprochene Körper/Positionen haben, Sehnsucht wie Verwirrung entsteht und Wut gärt. Frau A.s Körperliches herzlichst zu bezeichnen. Mit Lebendigem und mit Zeichen füllen. Ist dort Frau A.s Liebe begraben?

In jedem Fall konnte sich Frau A. nicht mehr als »die Einzige« in meiner Praxis fantasieren. Erst spät, beim Überarbeiten dieses Falles für die vorliegende Arbeit, fiel mir auf, dass sie nie ihre »Analysegeschwister« erwähnt hat, die anderen Patient_innen hat sie nie in den Stunden angesprochen. So kann mein Baby auch als eine manifest werdende Bedrohung erlebt werden: Plötzlich gibt es andere, die mir wichtig sind. Erste Beziehungserfahrungen machte sie mit einer Frau, später verliebt sie sich in ihre Vorgesetzte. Dazu passt Mitchells (2001) Frage, ob »aber soziales Leben wirklich sublimierte Homosexualität [ist]? Oder besser: was heißt [...] Homosexualität? Sicher nicht gleichgeschlechtliche Objektwahl, sondern eher die Fähigkeit, das Gefühl jener Vernichtung zu überwinden, die uns droht, wenn jemand dasselbe ist wie wir. Homosexualität ist nicht nur Objektwahl, sondern auch Identifikation, *dasselbe sein*« (S. 101f.).

So musste sich Frau A. nicht nur mit den Unterschieden bezüglich ihrer Mutter (zwei Frauenkörper) auseinandersetzen – sondern auch innerhalb des Geschwisterreigens ihren Platz finden: In einer Familie haben Geschwister *dieselbe Position* inne. »Hysteriker [sic!] beteuern immer wieder, dass jemand, der an derselben Stelle steht wie sie, sie aus der Welt schaffe«, betont Mitchell (2001, S. 101). Diese bedrohliche Vernichtung zu überwinden, um erwachsen werden zu können, dieselbe unter anderen sein zu können, stellt eine existenzielle Sehnsucht/Bedürftigkeit von Frau A. dar. Was bedeutet das im Zusammenhang mit weiblicher Potenz? Was, wenn wir in der Anderen die Potenz übersehen, darüber hinwegsehen: in die Ferne, zum Männerkörper. Warum macht dieses Dasselbe-Sein solche Angst?

3.22.2.2 Grenzen, Rhythmen, Zyklen

Der Körper ihrer Analytikerin, als bisher konstant erlebtes Objekt, war in den Veränderungsprozess übergetreten, eindringend/eindringlich für sie. Es ist auch ein verwirrender Körper – ein fluider Körper, der von einer zu zwei zu einer wird. Der dem Mantra des gleichbleibenden, des kontrollierten Körpers nicht mehr entspricht. Ein Körper, der dazu auffordert, die Gelüste zu stillen, sich auszuweiten. Sich ausgeliefert den inneren Prozessen zeigt. Potenz zeigt. Potenz ist.

Meine Schwangerschaft ist materiell/körperlich real und doch nicht vollständig greifbar und verstärkt so Frau A.s Konfusion bezüglich des Symbolisierten und des Symbols. Ohnehin waren Worte oft eine schwierige Wahl, schwierig zu finden, sich anzueignen. Frau A. übte noch, eine eigene Balance (ihre Mitte oder den Begrenzungspunkt, das richtige Maß, ihren Schwerpunkt?) zu halten, die sie ersehnte und doch auch fürchtete. Verschiedene Affekte waren noch nicht ausreichend gemeinsam mit, oder in ihrer psychischen Struktur zusammengekommen. In ihren Handlungen lag mehr Festgehaltensein, dadurch fand ein Sichtbar-Werden genau entlang ihres inneren Grates statt. Damit ist gemeint, dass nicht nur ihre Einfälle und Gefühle bearbeitbarer für sie wurden: Sie wollte, sie versuchte, sie balancierte, was ihr tragbar war.

Frau A. sucht und fürchtet die Bewegung der Grenzüberschreitung in unterschiedlichen (Lebens-)Szenen und verweist damit auf die Dringlichkeit, Prozesse erleben und verarbeiten zu können sowie Grenzflächen zu verinnerlichen, um so eine schützende psychische Hülle entstehen zu lassen (D. Anzieu, 1996). Daraus folgend wurden, durch die Aufhebung der Singularität meiner Person und die daraus resultierenden Konsequenzen, präödipale und ödipale Themen verstärkt. Der analytische Raum wurde voller, dichter, enger. Auch die Begrenzung der gemeinsamen Zeit verschärft Frau A.s Auseinandersetzung, sich selbst in Relation zur Differenz der Generationen zu positionieren. Jedoch wird nicht nur das Konzept der generationalen Andersheit angestoßen, es kann darüber hinaus auch als Verweis auf geschwisterliche Übertragungsthemen (eine unter anderen Geschwistern, so auch ein Hindeuten auf eine mögliche Differenz von Geschlechtern) sein. Frau A. muss sich also insgesamt mehr mit »der_dem Anderen« beschäftigen. Genauer: Durch die Schwangerschaft der Analytikerin muss sich Frau A. vermehrt im Unterschied zu anderen zu verorten.

Verpasste Stunden von Frau A. waren häufige Ereignisse in dieser Zeit. Jedoch kam und kommt sie sehr verlässlich und pünktlich vor meiner Schwangerschaft, und auch danach. Verstehbar sind diese Auslassungen als Ausdrucksmöglichkeiten von wütendem Trotz bis hin zu ihrem Bedürfnis nach Autonomie. Ähnlich wie ihr oben beschriebenes Umdrehen auf der Couch, verdeutlicht dieses Fehlen auch den Wunsch, sich etwas/

jemanden anzueignen: die Freiheit der Leere. Jedoch stand dieses Rütteln am Rahmen der Psychoanalyse/an und sich über Grenzen begeben, auch immer in Zusammenhang mit zu wenig aussprechbaren Aggression sowie meinen Möglichkeiten zu containen. Eine meiner Supervisorinnen hat mir einmal geraten, auch verpasste Stunden zu zahlen, auch sie haben etwas zu bedeuten. Frau A. war in ihren abgesagten Stunden da und auch nicht da. Damit ist es auch ein Wiederholen oder ein Wiederherstellen der aktuellen Situation, allerdings mit dem Nachteil, dass wir nicht miteinander sprechen konnten. Der bedeutsamste Unterschied war, dass Frau A. sich den Kontakt bzw. ihren analytischen Raum verwehrt. Schwangerschaft hingegen bedeutet ständigen Kontakt.

Frau. A. versuchte eine *befüllte Frau* zu werden. Doch wurde es (ihr) deutlich: Es macht einen Unterschied womit sie sich befüllt – mit einem Baby, einer Tablette oder mit Introjekten. Durch diese Handlung – und mit der ihr anhaftenden Bedeutung – hatte sich etwas Wichtiges verändert: Unterschiede wurden anders denkbar. Frau A.s Einfälle drehten sich im Anschluss an diese Stunde nicht mehr nur um sie und mich. Frauen befüllen sich: körperlich inwendig in dieser Welt sein. Es besteht ein Unterschied der Richtung: Die Tablette wird verstoffwechselt, wird zu Frau A.: körperlich wie psychisch. Ein potenzielles Kind nutzt zuerst und entwickelt laufend Metabolismus und verlässt den Ursprungskörper, um Selbst zu werden, im Gegensatz zur Leere in Frau A.. Etwas Drittes war mit dem Akt des Schluckens der Tablette hereingekommen: Raum für Triangulation hatte sich vorsichtig geöffnet. Sie bewegte sich damit weg vom Symbiotischen, Verschmolzenen, hin zur Welt, zur Realität *draußen*. Diesmal bewirkte ihr Handeln vor Sprache/Denken/Fühlen anscheinend jedoch, dass eine Loslösung stattfinden konnte. Eine innere Grenze begann sich zu etablieren: Frau A. konnte sich mehr mit ihrem materiellen/körperlichen Ich identifizieren, wie auch mit dessen Abbild in einer sie umgebenden Welt. Ich vermute, Frau A. wurde klarer, dass zwischen Menschen, die das Gleiche haben (Frauenkörper) und sind (befüllt), trotzdem Raum, ein Unterschied ist. Und so konnte Raum auch in ihr zwischen uns, unseren Positionen, in ihrem Fühlen und Denken, in ihren Einfällen, entstehen. Es war kein leerer Raum mehr, es war auch kein Nicht-Raum. Obwohl sie in einer Mitte (von Anderen) vielleicht schwerer zu sehen ist, ist es wichtig, eine Eigene zu sein (obwohl es Gleiche neben ihr gibt, obwohl sie dazwischen lebt) und sich als solche für wahr nehmen zu können. Die Öffnung bedurfte aber mehr als die Hinwendung zur Triangulation – es brauchte auch die ursprünglichere Erkenntnis des Unterschiedes: Mein Bauch befüllt mit einem Baby und ihr Bauch befüllt mit Chemie – und ihrer erneuerten, inneren Möglichkeit, dies zu betrauern. Szenisch das Gleiche tun oder haben, macht nicht die gleiche Position. Eine Selbe sein, ermöglichte plötzlich Raum für Verschiedenheit.

In ihrem psychischen Innersten befürchtet und bekämpft sie das, was Green (1993) »die tote Mutter« genannt hat. Es ist ihr unheimlich, da sie befürchtet, sich zu verlieren, »niemand mehr zu sein«, undifferenziert, verloren im Fruchtwasser ihres Mutterleibes zu schwimmen. Insofern kann eine »Grenzerfahrung« als wohltuend verstanden werden: Hier gibt es Berührung, Reibung, so kann sie sich zu spüren beginnen. »Im Zusammenspiel Überschreitung – Grenze bewahrt die überschrittene Grenze potentiell die Rückkehr zum Ausgangszustand in sich«, merkt Alizade (2014, S. 141) hierzu an, »als würde es sich um eine Unordnung handeln, in der zwei Kräfte miteinander koexistieren und lediglich eine Operation durchführen, die die Verzahnung in die zwei Elemente zerlegt, die an ihr teilhaben.« Auch ist Sehnsucht nach der eigenen, körperlichen Mitte da. In ihr körperliches Innerstes: warm, nass, sich bewegend, Geräusche machend, potenziell prokreativ, verdauend, produzierend – dorthin legt sie ihre Tablette, dort liegt ihr potenzielles Kind, dort liegt ihr Kind-Werden, Kind-Sein, Kind-Haben. Abhängig und verbunden wie auch abgenabelt und allein. Frau A. spricht aus, dass sie nicht »in der Mitte« sein möchte. Was existiert dort Gefährliches? In ihrem Bauch die unkontrollierbare, Fleisch gewordene Potenz, überlebensfähige Menschen, wie auch Gefühle und Gedanken zu formen. Weiter gedacht auch ihr verlorener Mutterbauch, ihr entleerter Mutterbauch, ihr ungenutzter Mutterbauch – unklare Zuschreibungen, wann sie Tochter ist und wann mögliche Mutter: Zweizeitigkeiten, zyklische Entwicklungsrhythmen – jemals abgeschlossen? Auch ihr Hunger existiert in ihr: Hungrig ist sie nach Worten (ihren und meinen) wie nach Zeit, nach Essen. Immer wieder hat sie mit ihren Worten den analytischen Raum befüllt, als wäre er ihr Körper. Ihr Sprechen hat sie präsent sein lassen und doch war sie damit auch auf der Flucht vor dem, was sie in sich wahrnahm. Frau A. war immer wieder okkupiert vom Gedanken an Schwangerschaft wie auch vom Existieren meiner Schwangerschaft selbst. Hunger als Pulsgeber für Gesprochenes, oder als Teil des Pulses. »Die Worte der bedeutsamen Anderen hinterlassen ihre Spuren auf diesem Körper, der zunächst begehrt wird, um sich dann selbst in einen begehrenden Körper zu verwandeln. Auf diese Weise entwirft das Wort erogene Zonen und legt Räume fest«, schreibt Alizade (2014, S. 115), und weiter: »darüber hinaus bringen die Worte [...] das Gewicht der somatischen Unterstützung mit sich, sie sind Träger der Bedeutung der körperlichen Zuwendung« (S. 115), denn schließlich »agieren die Körper [in diesem Austausch] im Geheimen und sind doppelt markiert: im Register der Repräsentationen und in demjenigen des Affektes« (S. 115). Auch in der vergehenden Zeit als »unumstößliche[m] Organisator« (Haydee, 1989, S. 105), eine weitere Grenze, ein weiterer Rhythmus, wird ihr (psychisches) Sattwerden bedroht. Wie schon Klein (1957) betonte: »Nur, wenn der ungestörte Genuss am Genährt-Werden häufig erlebt wird« – und Häufigkeit bedingt vergehende Zeit – »kommt die Introjektion der mütterlichen Brust als eines guten Objektes mit relativer Sicherheit zustande« (S. 245).

Aus welcher Position sprach ich zu ihr in ihren Übertragungen: aus der der abstinenten Analytikerin, der schwangeren Analytikerin? Für Frau A. bedeutete dies mehr Unheimliches, Unklares. Meine Verwirrung wird sie wohl als (körperliche) Spannung erlebt haben, weiter als Aggression. Auch wird es ihren Hunger nach *eigenen* Worten vergrößert haben, um selbst zu einem »Sexualwesen« (Braun, 2009, S. 129) werden zu können. Denn, wie Christina von Braun (2009) anmerkt: »Die Tochter wird Sexualwesen, indem sie, mit Hilfe der Sprache, eine Grenze zwischen sich und der Mutter zieht« (S. 129). Um diese Grenze konstruktiv ziehen zu können, muss es Frau A., Annie Anzieu (1995) folgend, aber auch gelingen, eine positive Identifikation mit ihrer mütterlichen Imago entstehen zu lassen/zu bewahren. Diese Identifikation ist jedoch sowohl aufgrund ihrer spezifischen Lebensgeschichte deutlich als auch symptomatisch in mancherlei Hinsicht für Mutter-Tochter-Beziehungen im Allgemeinen (Yakeley, 2013), zudem aufgrund der aktuellen Ereignisse in ihrer Analyse hoch ambivalent besetzt. In ihrer Idealisierung von mir liegt Sehnsucht nach einem zugewandten, potenten, mütterlichen Objekt. Zusätzlich kann ihre Idealisierung auch als Folgeerscheinung einer Verfolgungsangst, einer Abwehr gegen »Weibliches«, verstanden werden. Rivalität, ausgelöst durch den Reiz meiner Schwangerschaft/weiblichen Potenz ob der Gleichheit unseres anatomischen Geschlechtes, bewirkt innere Spannungen. Diese Aggressionen (Neid wie Eifersucht) könnten sich auf bedrohliche Art und Weise gegen sie selbst wenden (Langer, 1988). Essen, kratzen, bluten? Welche Grenzen hat sie, habe ich, haben wir überschritten? Die Verwirrung, die Körper, im Körper sein, in der Sprache sein.

3.22.2.3 Die Liebe, der Andere?

Frau A. fragte sich oft »wer sie ist« wie auch »wen und wie sie lieben kann«. Um Antworten finden zu können, braucht sie mehr Bewusstsein bezüglich ihrer Identität, ihres Begehrens – und ihrer (weiblichen) Position und Potenz. Dies wiederum bedeutet vorausgehend Auseinandersetzung mit ihrem fantasierten Körperinneren und -äußeren, wie auch mit dem Körperlichen des Fleisches, Fettes, der Säfte, der Organe und Materialien, aus denen sie besteht. Darüber hinaus bedingen Antworten die Fähigkeit, den Bogen des Denkens-mit-Fühlen-Könnens von einem *Körper-in-einem-Körper (Körper-aus-einem-Körper)* hin zu einem *Körper-an-Körper* wieder zu der Möglichkeit von einem *Körper-in-einem-Körper*. Unbewortete Angst vor innergenitalen (und überhaupt inneren) Empfindungen kann zur Ablehnung von Weiblichem/Mütterlichem führen (Atlas, 2015; Kestenberg, 1968). Angst vor inneren Spannungen, die wiederum Aggressionen auslösen, fördert die bisherige Nichtsprechbarkeit einer (weiblichen) Position, Potenz bei Frau A.

Nachdem ihr Denk-/Fühlraum in der Analyse durch prokreative Prozesse meiner Schwangerschaft umgestellt/umgeworfen war, versucht sie ihre Antworten auch im oder durch den Anderen wie auch den anderen Körper zu finden: M. Allerdings geschieht dies, wie es scheint, auch unter zeitlichem Druck. Wie Frau A. mit ihrem Sprechen M. zeichnet, ist mechanistisch. Sie findet Worte, muss aber (noch) den Bedeutungsraum, das jeweilige Spüren der Bedeutung der Worte meistmöglich minimieren. Sie lässt ihre Sprache aus ihrem Mund fallen wie Produkte auf ein Fließband. Zusätzlich bewirkt, Alizade (2014) folgend, »[d]ie Bewegung Überschreitung-Grenze [...] eine Erfahrung, in die Risiko und Herausforderung hineinspielen oder der Mut, in unbekanntes Terrain vorzudringen, um es zu befreien und dem Unerwarteten Raum zu geben« (S. 143). Ferner betont sie: »In der Gewalt, die ihr inhärent ist, manifestiert sich der Aufruhr, und die Herausforderung verwandelt sich in Angst« (S. 143). Um die Angst wegzusprechen, braucht sie die vielen Worte. Worte, um Körper fernzuhalten. Trotzdem bedeutet M. zu berühren und sich von ihm berühren zu lassen einen Fluss in eine neue Richtung. Wie hat Frau A. erste Kontakte (in dem/am Körper) erlebt? Gemäß Fromm-Reichmann (1990) kann Frau A.s Hunger danach, sich geliebt und gehalten zu fühlen, genauso verstanden werden wie jener nach physischem Berührt-Werden. Es ist ein »universelles menschliches Phänomen von dem Moment an, wenn man geboren wird – also physisch getrennt wird von der Mutter, dem umgebenden Mutterbauch« (S. 327). Frau A. konnte in ihrer Kindheit, wie auch Adoleszenz, nicht genügend stabile weibliche (aber auch männliche) Identifikationen verinnerlichen, um den mütterlichen Schutz auf erträgliche Weise verlieren zu können. So fällt es ihr schwer, sich im Sinne von Annie Anzieu (1995) auf der Basis einer ausreichend guten Rivalität mit ihren ödipalen Wünschen bzw. mit ihrer weiblichen Potenz zu arrangieren, doch sie versucht es.

Die Bedeutsamkeit/(Schub-)Kraft von Grenzerfahrungen, genauer: den intensiv fantasierten Grenzerfahrungen ob fehlender anderer Möglichkeiten ausgeliefert zu sein, wird deutlich in ihren Selbstmordfantasien. Hier wird auch die diesem Prozess innewohnende Aggression noch einmal offenbart. Aufgrund dieser grausamen inneren Bilder, wurde sie im Spital aufgenommen und unsere Beziehung begann. Später leiteten sie auch die Analyse in meine Mutterschaftspause aus. Zuerst sollte etwas in sie hinein: Luft. Es ist vorstellbar, dass Luft, die sie sich injizieren wollte, auf einer Frau A. noch unbewussten Ebene, als Synonym für das Durchsichtige, Ungreifbare, Strömende der ersehnten konstruktiven, liebevollen Introjekte verstanden werden kann. Die Aggression, der die Handlung innewohnt, kann als Zeichen der Ausweglosigkeit und der heißen Wut über deren Fehlen verstanden werden. Dann sollte etwas heraus: Blut. Kurz bevor die Mutterschaftspause beginnt, sollte, Frau A.s inneren Bildern folgend, dann Blut fließen. Männerkörper öffnen sich klassischerweise mit von anderen zugefügten Verwundungen im Krieg, in übersteigerter Idealisierung lassen sie dort ihr Blut aus sich herausrinnen, um zu Helden zu werden, um einer Ideologie, einer Machtstruktur »ins Leben zu helfen« oder sie am Leben zu erhalten? (Passt dieses doch sehr bekannte Bild, so gesehen, nicht auch zu Helene Deutschs (1948) Idee vom sogenannten weiblichen Masochismus? Mag hier, überraschenderweise, der Blick freigegeben werden auf männliche Sehnsucht, vielleicht auch Neid, durch schmerzhafte Vorgänge, wie eine Geburt, Neues erschaffen zu können, wie ein neuer Mensch?). Männlicher Schmutz, männliche Wunden, männliches Blut: heldenhaft und begehrenswert?

Weibliches Blut, strömend aus der Körpermitte, entlang der Beine, wird nach wie vor viel zu häufig als Zeichen für Schmutz, Ekel, Mangel benutzt (weibliches Blut in Werbungen für Monatsbinden ist ja überraschenderweise nach wie vor meistens blau, also eine gänzlich andere Flüssigkeit). Es ist aber ursprünglich genauso ein Zeichen für Fruchtbarkeit, für Verletzlichkeit, für Macht, für unsichtbare Vorgänge im Inneren. Annie Anzieu (1995) führt hierzu aus:

> »Einer der Ursprünge der depressiven Reaktion, die sich mit dem Verlustgefühl von Liebesobjekten einstellt, ist der Beginn der Menstruation: unbezwingbare Entleerung, Einschränkung eines unbeherrschbaren Körpers, das Bild einer von sich selbst entleerten Weiblichkeit. Dieses Innere als Ort des Genusses [der Fruchtbarkeit/weiblichen Potenz, Anm. GH], dass laut einem ureigenen Prinzip Ziel der Lust ist, begründet die Identität des Mädchens und wird doch zugleich zu einem Ort der Angst« (S. 895).

Damit es zu einem Ort der Angst wird, müssen aber Worte wie Handlungen spezifisch gesetzt werden – durch das Fehlen von Worten oder konfliktbeladene Aussagen. Unwissen, Neid, Ekel und Abwertung konnten aber die Neugierde letztendlich nicht abhalten verstehen zu wollen, welche Prozesse in Frauenkörpern vor sich gehen. Auch nicht davon, zu erkennen, welche anderen spezifischen Organe in ihnen angelegt sind. An dieser Stelle sei auch noch die eigentlich unfassbar späte Entdeckung der wahren Größe und Form der Klitoris von Helen O'Connell (O'Connell et al., 1998) als ein Beispiel von Vielen erwähnt.

Um weibliches Blut als Zeichen des Lebens zu verstehen, als Eintritt in einen lustvollen, potenten und furchtbaren Lebenszyklus, braucht es allerdings die Möglichkeit, Menschen um sich zu haben, die dies als verinnerlichtes Wissen leben. Das heißt, es braucht ursprünglich (zumindest) eine Mutter, die der Tochter (hier Frau A.) ermöglicht, Weibliches in ihrem Genuss, ihrer Potenz wie auch ihrem Schmerz, ihrer Wut und ihrer Zartheit zu erleben. Wenn die Mutter diese Position und Potenz nicht ausreichend beleben konnte, ist es umso schwerer, als kindliche Tochter eine Innerlichkeit, den eigenen Denkkörper, kraftvoll und positiv zu gestalten.

Wir haben wohl beide auch ein Echo vermisst. Ein Echo von Frauengeschichten, von uns aufgenommen und zu eigen gemacht. Geschichten, von denen mit gleichen Körpern, potent, schwanger mit Kindern, Ideen, Projekten. Die uns davon erzählen, wie es ist, in all diese Prozesse subjektiv, privat, fluide, psychoanalytisch, gesellschaftlich, … lustvoll, ruhig und mutig einzutreten.

Was, wenn Frauenblut, das die Beine hinunterrinnt, ein Zeichen der Schönheit wäre? Eines der Macht, Potenz, Zeitlosigkeit, Endlichkeit, Reinheit, des ewigen Kreises von Neubeginn und Abschied? Wenn jeder Wassertropfen an einer Glasscheibe als Symbol des Frauenblutes gelten würde, verehrt als Zeichen der Wiederkehr und Kraft? Des Eingebunden- wie auch Ausgeliefertseins in mächtige, über uns hinausgehende Rhythmen? Wenn jedes Durch-eine-offene-Tür-Treten ein Symbol der Macht wie der Lust einer Geburt wäre? Wenn zwei Herzen in einem Körper das Symbol für Lebendigkeit in all den möglichen Facetten wäre? Wie wären wir dann aufgewachsen? Was hätten all die vielen Mütter der letzten Jahrhunderte ihren Töchtern und Söhnen wohl erzählt?

3.22.3 Die schwangere Psychoanalytikerin, die auch Frau/Tochter/Mutter ist

Erst während ich die psychoanalytischen Fallreflexionen geschrieben habe, wurde mir klar, was fehlt: eine eigenständige psychoanalytische Theorie der weiblichen Potenz, die nicht bei der Sexualität, dem orgasmischen Akt endet – und auch nicht nach der Geburt eines Menschen ansetzt –, sondern Schwangerschaft miteinbezieht und aus einer eigenständigen weiblichen Position heraus formuliert worden ist! Mit eigenständiger Theorie über die weibliche Potenz meine ich eine psychoanalytische Theorie, die sich als anderes Ende eines Kontinuums, oder auch Seite an Seite, zur Theorie der phallischen Potenz versteht. Eine Theorie, die die vorhandene ursprünglich weibliche Kraft, Fruchtbarkeit, Lust und Begehren, aus einer eigenständigen weiblichen Position heraus denkt. Ich vermisse eine Theorie, die mit der gleichen Selbstverständlichkeit, wie die der phallischen/männlichen Potenz, lesbar und denk/spürbar ist – und angewandt wird. Die gleichwertig danebensteht. Bis auf erschreckend wenige Ausnahmen, sind alle bisherigen psychoanalytischen Theorien zur Weiblichkeit, die ich gefunden habe, letztlich weitestgehend von einem ursprünglich männlichen Blickwinkel herausgeschrieben – selbst sehr viele feministische psychoanalytische Texte. Um wieder zum Thema dieses Kapitels zurückzukehren: Ich freute mich sehr, schwanger geworden zu sein, und so war mein Mutterwerden eine wunderbare narzisstische Bestätigung für mich. Wohl auch mit Konflikten belegt, aber ich hatte mir ein Kind bzw. Kinder gewünscht. Für Frau A. bedeutete meine Schwangerschaft jedoch eine narzisstische Verwundung.

Durch meine Schwangerschaft bekamen die Interaktionen zwischen Frau A. und mir plötzlich viel mehr Gewicht. Deutlich bemerkbar wurde dies für mich schon sehr früh: wenn Frau A. zum Teil intensiv versuchte, zwischen sich und mir eine Interaktion bzw. Wechselbeziehung – auch über unser Setting hinaus – herzustellen. Ich bemerkte, dass ich ihre intensivierten Reaktionen als sehr nah, insistierend, fordernd erlebte. Besonderes wirkte sich dies auf meine Möglichkeiten aus, eine »gleichschwebende (Rollenübernahme-)Bereitschaft« (Sandler, 1976, S. 304) aufrechtzuerhalten. Die aus der Übertragung entstehenden Rollenzuweisungen waren konfliktbeladener für mich, da ich sie persönlicher empfand, meine psychische Haut war dünner geworden: Die Grenzen zwischen der mütterlichen Übertragungs- und Gegenübertragungskonstellationen und meinem tatsächlichen Mutterwerden waren oftmals u. a. durch die erneute Reaktivierung meiner eigenen Mutterthemen nicht so klar und fordernder als davor gewohnt im analytischen Arbeiten.

So wurde ich voll und immer voller. Veränderung ist diese eine fixe Konstante einer schwangeren Psychoanalytikerin, die sich einmischt und alles aufmischt. Die gesamte Zeit als schwangere Psychoanalytikerin ist eine Zeit des Überganges, einer Grenzüberschreitung. Ich musste mir neu die Frage stellen: Wie wirke ich? Was nehme ich wahr? Was ist in einer Analyse eine Grenze? Was das Gemeinsame? Ist es der Moment, wo die gesprochenen Worte *in* der Patientin_dem Patienten, *in* der Analytikerin angekommen sind? Ich erlebte mich dünnhäutiger, schutzloser, verwobener. Wie Sandler (1976) betont, bedeutet eine gleichschwebende Aufmerksamkeit nicht ein Losgelöst-Sein von sich selbst, sondern die Fähigkeit einer Psychoanalytikerin_eines Psychoanalytikers, im psychodynamischen Prozess einer Analysestunde allen Einfällen, seien es Tagträume, Assoziationen oder Gedanken, innerlich Raum zu geben, während sie gleichzeitig der_dem Patient_in zuhört und sie beobachtet. Und genau diese Durchlässigkeit war schwieriger geworden. Viel schwieriger. Da sowohl in meinem körperlichen Inneren wie auch psychodynamisch einiges in Veränderung war – und auch Frau A. stürmisch reagierte, wurde es mir immer wieder eng.

Der Hunger von Frau A. nach Bemutterung bewirkte in der Folge ein starkes Bedürfnis ihrerseits, eine dementsprechende Übertragungssituation herzustellen. In diesen Übertragungssituationen versuchte sie ihre innere Beziehung zu ihrer Mutter-Imago in der Beziehung zu mir zu aktualisieren. Meine private Auseinandersetzung mit dem Mutter-Haben und Mutter-Sein sowie die Verstrickungen/Aggressionen von Frau A. zu/mit mir, als ihrer Analytikerin, ließen die Grenzen meiner Abstinenz aufweichen bzw. griffen meine Fähigkeiten zu Containen an, veränderten sie. Zusätzlich waren ihre Übertragungen oft wut- oder angstdurchtränkt und in unserem psychoanalytischen Setting, für sie – aber auch für mich – nicht ausreichend aufnehm- und aushaltbar. Es schien mir, dass es Frau A. oft schwer möglich war, Innenschau zu halten, was ihrem gleichzeitigen Bedürfnis, sich ihres und meines Innenlebens sicherer zu werden, entgegenstand. Deutete ich zu viel, schien sie das Gefühl zu haben, die von ihr auf mich projizierten Elemente zurückgeworfen zu bekommen. Und so versuchte ich mich in dem, was Steiner (1993) als »Analytiker-zentrierte Deutungen« beschrieb: Ich versuchte, ihr Erleben und ihre Wahrnehmungen, ihre Sorgen und Befürchtungen in Bezug auf meinen Zustand, meine Haltung etc. für sie in Worte zu fassen, in der Hoffnung, dass wenn ich ihr ihre Übertragungen im Zusammenhang mit meinem Zustand benenne, sie sich – aber auch ich mich – sicherer fühlen kann und dadurch eher wieder Innenschau halten könnte.

Sehr deutlich wird meines Erachtens meine Abwehr in der Stunde, in der ich Pippi Langstrumpf einbringe: Das selbstständige starke Mädchen mit einer Mutter im Himmel. Ein Mädchen, das keine Mutter mehr braucht. So wie ich in manchen Momenten nicht mehr von Frau A. gebraucht werden wollte, da ihre Bedürftigkeit meiner Schwangerschaft, später dem Kind in mir, gegenüberstand. Diese beiden inneren Positionen, also Analytikerin zu sein, Frau A. *in mir* psychisch zu containen und schwangere Mutter zu sein, d. h. das Kind *in mir* physisch/materiell und psychisch zu containen, wollten erst erlernt werden (in meiner zweiten Schwangerschaft fiel mir das deutlich leichter). Ich hatte Schuldgefühle. Schuldgefühle, weil ich Frau A.s Analyse beendete/unterbrach, weil ich »agierte« (also als Analytikerin schwanger wurde – fast so aufgeladen, als bestünde hier ein tabuisiertes Verbot) und Frau A. das auch noch mitbekam, mitbekommen musste. Auch ohne meine Schwangerschaft als Katalysator lebte Frau A. häufig in einem Zustand der gierigen Abhängigkeit. Während dieser Zeit verstärkte sie jedoch auch den Druck dahingehend, dass Schuld und Verantwortung für ihr Leiden von ihrer Analytikerin, mir, übernommen werden sollte. An diesem Punkt fiel es mir immer wieder schwer zu unterscheiden, wo es Frau A.s Ausdruck ihrer Hysterie war und wo meine Schuldgefühle ansetzten, steckte doch (ein ständig wachsender) wahrhaftiger Kern in ihrer Kritik/meinem Inneren. Brenman (1990, S. 1079) bemerkt hierzu treffend: »Wenn die Dinge so liegen, läuft das einem wirklichen Verstehen entgegen und verhindert, dass sich zwei Menschen schöpferisch zusammenfinden, um sich gegenseitig kennenzulernen und etwas zu entwickeln, das bedeutungsvoll und weiterentwicklungsfähig ist.« Im Bewusstsein dieses Umstandes bemühte ich mich sehr, Frau A. eine ausreichend gute Analytikerin zu sein.

Gleichzeitig war es eine Tatsache, dass aus mir, einer, bald zwei werden würden. Ich wurde zur Höhle und musste verstehen lernen, dass in mir ein Baby ist, nicht auf einer intellektuellen Ebene, sondern es spüren/denken können. Innen war materiell nicht (nur) Teil meines Selbst, anders als in psychoanalytischen Theorien. Es wurde manifest: Ich würde ein Kind gebären, keine Kopfgeburt, kein psychisches Containen, echtes Leben entstand in mir. Mein Kind – mit Herz und Hand und Fingern und Füßen. Es war ganz selbstverständlich und normal, seit jeher werden Frauen schwanger. Und doch war es so aufregend: Hatte ich dann zwei verschiedene Alter? Meines und das des Kindes? Wie viele Geschlechter hatte ich? Eines doppelt? Zwei? Ich spielte oft mit diesen Gedanken. Auch während meiner Arbeit in der Praxis. Bemerkte ich mein Abschweifen, kam ich wieder in mir als »Hülle« an, meine Gedanken ummantelnd, wegpackend, wieder mich den Patient_innen zuwendend. Rückblickend kann ich sagen, ich liebte es, schwanger zu sein, und das, obwohl ich nicht gefeit davor war, in alte wie neue schmerzliche Verstrickungen und Dynamiken meiner Lebensgeschichte einzutauchen. Diesen Körper zu haben, der ein neues Leben entstehen lässt, war mir eine Lust. Ich erlebte auch beide Geburten als die kraftvollsten, zartesten und beeindruckendsten Momente in meinem Leben.

4. Versuch über das Inwendige

> »Wir müssen intensiver nachdenken über das Wesen der Macht, wozu sie dient und wie sie gemessen wird. Anders gesagt: Wenn Frauen nicht innerhalb der Machtstrukturen wahrgenommen werden, müsste dann nicht statt der Frauen die Macht neu definiert werden?«
>
> *(Beard, 2018, S. 83)*

»Haben wir das nicht schon alles hinter uns?« oder »Darüber sind wir doch schon hinaus!«, sind einerseits die üblichen Antworten, um nicht zu sagen eine mehr oder weniger flächendeckende Reaktion – zumindest in Wien (unsystematische Beobachtung von mir, GH), wird weibliche Potenz oder Prokreativität in psychoanalytischen Kreisen thematisch angesprochen oder angefragt. Jedoch beobachtet auch Balsam (2015b) diesen konkreten Effekt in den USA. Andererseits war bei der jährlichen Konferenz der Europäischen Psychoanalytischen Föderation (EPF) 2019 in Madrid (zumindest für mich, GH) der stärkste Moment, in der Diskussionszeit des Panels zum Thema »schwangere Psychoanalytikerin« folgender: Nachdem die junge, portugiesische Kollegin ihren Vortag beendet hatte und die Diskussion eröffnet war, standen nicht nur immer mehr Kolleginnen, viele applaudierend, manche in Tränen, auf, um davon zu berichten wie alleine gelassen sie sich während ihrer Schwangerschaft bezüglich Supervision oder zugänglicher Theorie gefühlt haben und sind.[5] Anschließend berichteten auch ältere Psychoanalytikerinnen davon, wie mächtig, beeindruckend und auch lustvoll sie ihre eigenen Schwangerschaften und Geburten erlebt hatten. Trotzdem haben diese Dynamiken oder Zustände bisher kaum Eingang in den allgemein üblichen psychoanalytischen Denk- wie Sprachraum gefunden. Balsam (2015b) geht hinsichtlich der fehlenden Theoretisierung von weiblicher Entwicklung oder dem weiblichen Körper sogar so weit von einem »war on women in psychoanalytic theory building« (S. 83) zu sprechen. Sie kritisiert scharf, dass nach wie vor: »Notably, only a tiny handful of male analysts were able to appreciate the glaring theoretical errors and were willing to write about them over the last century-plus of our field's

5 Ähnliches beschreibt Balsam (2015b) für eine Veranstaltung der American Psychoanalytic Association 2013 in New York.

existence« (S. 83). Leider wird die Psychoanalyse sich selbst nicht immer gerecht. Sind die »Normalitäten« zu tief, zu selbstverständlich, zu gewohnt, werden sie zu wenig/nicht hinterfragt. Es scheint ein Prozess des sich Häutens zu sein, wo Generation um Generation von Analytiker_innen damit ringt, dass Unerträgliche abzuwerfen und anzuerkennen, aber nicht zu viel, um vor dem eigenen Weltbild nicht ganz nackt dazustehen.

Zuerst war die Idee über die schwangere Psychoanalytikerin zu schreiben, weil dieser Zustand sowohl für Analysand_in als auch Analytikerin eine besondere Zeit mit spezifischen Dynamiken ist, über die es im deutschsprachigen (wie auch anderen europäischen Ländern) Raum noch sehr wenig Forschung gibt. Im Rahmen der Aufarbeitung dieses Themas wurde dann immer deutlicher, dass ein spezifischer weiblicher psychoanalytischer Blick auf das Innen wie das Außen der schwangeren Frau/Psychoanalytikerin auch international erst spät aufgenommen wird bzw. möglich wurde. Seit den 1990er Jahren mehren sich nun in der englischsprachigen Forschung die Texte, die sich mit Unfruchtbarkeit, Schwangerschaft, Geburten und Gebärfähigkeit auseinandersetzen. Trotzdem fehlen eigenständige psychoanalytische Worte, Sprache, eigenständigen Konstrukte weitestgehend dafür bzw. setzten sie sich zumindest bisher nicht durch. So mag der Phallus/das Phallische im psychoanalytischen Diskurs zwar durchaus als abstrahiertes Konzept verstanden werden und nicht als männliches erigiertes Glied, stellt hier nicht jedoch das Unbewusste den Psychoanaltiker_innen ein Bein, da es auf der »Nicht«-Seite (in Bezug auf Weiblichkeit) bekanntermaßen recht taub bleibt.

Dennoch: Eine Erweiterung des Konzeptes des Penisneides hin zum Phallus/phallischen Prinzips hat stattgefunden. Es hat sich gezeigt, dass dieses Konzept zwar für Vieles ein stimmiges und richtiges Konzept ist, selbstverständlich gibt es auch eine weite, spannende und bereichernde Auseinandersetzung mit dem Femininen – und natürlich ist manches über Weiblichkeit mittels des Konzeptes des Phallischen verstehbar, trotzdem ist es wohl auch eine Verstärkung des historisch aufgebauten Vorrangs der Männlichkeit. Damit braucht es nach wie vor die Entwicklung eines psychoanalytischen Konzeptes z. B. der Schwangerschaft (inklusive Empfängnis und Geburt als engster Rahmen) hin zur weiblichen Potenz:

> »The whole question of what is meant by ›phallic power‹ is most interesting, and by 2017 I believe it deserves to be interrogated for the encoded social value systems, much more consistently than it has been in psychoanal-

> ysis. For the one thing, it involves a vision of »the unconscious« as being fixed, static, and holding universal truths. ›Power‹ in this phrase is solely symbolized as an erected phallus« (Balsam, 2019, S. 28).

Eine der zentralen Erkenntnisse von psychoanalytischem Denken und Verstehen zeigt auf, dass wenn Worte, Sätze und Konstrukte, um zu beschreiben, zu verstehen, letztlich zu symbolisieren, fehlen, dies oft eine Leere, ein Tabu, das weit in die persönlichsten Grundanschauungen hinein verwachsen ist und deutlich in die Theorie wie Anwendung hinausragt, bedeutet. Frauenkörper existieren – und damit auch Schwangerschaft. Es gibt unzählige Beispiele in psychoanalytischer Literatur, in denen der Themenkreis Schwangerschaft berührt wird, beginnend schon bei Anna O. als erste Patientin der psychoanalytischen Kur, bis hin zu aktuellen populären Begriffen und Konstrukten der Psychoanalyse. Dieses Körpersein an sich hat wohl Eingang gefunden, allerdings meist bzw. lange als un|wichtig, selbstverständlich, zu augenscheinlich, ohne umfassende Deutung belassen, oder mit wenigen Worten abgetan – oft präsent, aber selten bezeichnet oder als etwas zu Symbolisierendes verstanden. Der Umgang mit (männlicher) Macht und (weiblicher) Ohnmacht gehört seit Anbeginn ihres Bestehens zur Psychoanalyse, ob hinter der Couch oder auch in inhaltlicher Auseinandersetzung.

Weiblichkeit, damit auch die schwangere Psychoanalytikerin, wird jedoch häufig stark mit Schuld und Schuldgefühlen verknüpft. Cournut (1988) folgend, sind unbewusste Schuldgefühle, die von vergangenen und untergegangenen Liebesbeziehungen übrigbleiben, eine schwer wahrnehmbare Erscheinung. Vor allem diese verdrängten Schuldgefühle werden oftmals über Generationen hinweg weitergegeben – und zwar umso mehr bzw. stärker, je mehr die Trauerarbeit misslang. Westliche Kulturen fordern durchaus, den weiblichen, mütterlichen Körper zu idealisieren (mit dem damit verbundenen Mechanismus des Ungreifbar Machens), zu vergessen oder uns davor zu ekeln. Bereits Irigaray (1981) benennt dies als den Mord an der Mutter oder »Matricid« (S. 37). Jedoch sieht selbst Irigaray gemäß Taniguchi (2012) »Mutter« in diesem Text noch als Objekt und nicht als Subjekt. Bezugnehmend auf FrauenKörper und Schwangerschaft kann dieser »Matricid« (Irigaray, 1981, S. 37) als ein unbewusstes Schuldgefühl (von vielen) auf Ebene einer Großgruppe bzw. Gesellschaft gedeutet werden – und erklärt damit auch ganz allgemein ein Stück weit, warum FrauenKörper so oft so heftig angefeindet, beschnitten oder kontrolliert werden wollen: Ist es nicht ein uralter Mechanismus, die Quelle der Schuldgefühle vernichten zu wollen?

Historisch, im sogenannten westlichen Kulturkreis, scheint oftmals zu gelten: Der Mutterbauch ist ein gefährlicher Ort. Es ist der Ort der Anderen, der Ort, der wir waren oder sind, der Ort von *m/other*, der Ort, der vernichtet oder okkupiert werden muss, der ersehnte und vermisste Ort, ein Ort, den wir alle kennen und an den wir uns doch nicht erinnern können. »Die Schwangerschaft«, schreibt Kristeva (1994), »ist eine Art eingeführte, sozialisierte, natürliche Psychose«. Damit kann in ihrem Sinne der Mutterbauch immer noch als ein Abjekt (Kristeva, 1982) verstanden werden (wer möchte schon als psychotisch gelten?). Schon Freud (1920) hat assoziativ besonders deutlich in Jenseits des Lustprinzips Mutterbauch und Tod verbunden (wer möchte für den Tod stehen?). Diese Verbindung wird im psychoanalytischen Denken bis heute hochgehalten. Das Ideal der Mutterschaft aber bedeutet andererseits auch heute noch, 100 Jahre später, und derzeit politisch besonders *en vogue*, dass die Mutter allem entsagt, das etwas anderem als einer sozialdarwinistischen Mutterrolle entspricht: grenzenloser Liebe, intuitivem Wissen und purer, allumfassender Freude, Kinder zu haben (Parker, 2010). Es bleibt die Frage, wer hier was zu Grabe trägt.

Weder ist der Mutterbauch nur ein gefährlicher Ort, noch ist dieses Ideal einer »idealen Mutterschaft« für die meisten Frauen erstrebenswert oder erfüllbar. Dieser kurz skizzierte Konflikt zwischen dem Unheimlichen (S. Freud, 1919; 1920) und dem Idealen/Idealisierten macht den Kampf von Frauen – mit und gegen Frauen sowie Männer/n – seit mittlerweile vielen Jahrhunderten deutlich, der letztlich zu einem Nebeneinander in all der Unterschiedlichkeit hinführen könnte. In diesem Konflikt vom prokreativen Potential der Weiblichkeit bis hin zum Tod der symbolisierten Anderen, wird auch die Intensität und Schwere dieser Stille einmal mehr nachvollziehbar.

So sind einerseits (un-)sichtbare Frauenbäuche seit jeher aktiv oder passiv in den gesellschaftlichen Diskurs eingebettet. Das macht Frauen/Körper und Schwangerschaft über das Persönliche des jeweiligen Mädchens oder der Frau hinaus zu einem politischen und (ohn-)machtvollen Instrument. Andererseits versteht sich Psychoanalyse als aufklärende Wissenschaft (Laplanche & Pontalis, 1975), die jedoch über das psychoanalytische Denken hinaus, im alltäglichen Erleben in Historie und Umfeld eingebettet ist und manchmal festklebt. Die einwirkende Vielfalt von Einflüssen, das, was im Augenwinkel gerade noch sichtbar ist, kann im Sinne eines sozialen Unbewussten, gemäß Illouz (2013), durchaus über wissenschaftliche Literatur hinaus auch an öffentlich zugänglichen Texten sichtbar gemacht werden. Im Folgenden wird weniger um eine psychoanalytische oder soziologische Erklärung gerungen, sondern ansatzweise versucht, nachvollziehbarer zu machen, warum gerade die schwangere Psychoanalytikerin, aber auch Schwangerschaft bzw. weiter gefasst weibliche Potenz an sich, in psychoanalytischen Texten so unterrepräsentiert war oder ist.

4.1 KörperZeit

> »Es hat etwas mit dem Geschlecht zu tun, wie eine Geschichte erzählt wird.«
>
> *(Balsam, 2015a)*

Der schwangere Körper in seiner doppelten Bedeutung (sowohl psychisch als auch physisch) scheint ein so hochproblematisches Bild für Psychoanalytiker_innen zu sein, dass Balsam noch 2012 in ihrem Buch Women's Bodies in Psychoanalysis formulierte, dass er im Bedenken bis heute größtenteils ausgelassen wurde und fast als Tabu verstanden werden muss. Man kann diese Weglassung aber nicht nur den Psychoanalytiker_innen alleine in die Schuhe schieben. Es ist ein Phänomen mit langer »Tradition«, dass Frauenkörper nicht so wahrgenommen werden, wie sie sind (Balsam, 2015a; Balsam, 2012; 2003a; Rohde-Dachser et al., 1993; Beauvoir, 1992; Irigaray, 1979). Über Jahrhunderte hinweg waren sich »italienische, englische und deutsche; protestantische, jüdische wie katholische Männer darin einig, dass die ideale Frau keusch, ruhig und fügsam war« (Weisner-Hanks, 1999 in Balsam, 2012, S. 9). Diese Mahnungen an die Frauen waren (sind) im Interesse des Machterhaltes der Männer postuliert, bemerkt Balsam (2012). Frauen haben über die Zeit hinweg Weiblichkeit entsprechend diesen Forderungen, zu leben, internalisiert und sich über die Identifikation mit der eigenen Mutter oder anderen für sie wichtigen Frauen zu eigen gemacht. Das Ideal des weiblichen Schweigens, Sich-unsichtbar-Machens ist nach wie vor eines, mit dem viele Frauen (wie auch Männer) zu kämpfen haben (Solint, 2014; K. Gentile, 2011). Dieses weitreichende Übersehen/Schweigen zeigt sich in der Psychoanalyse unter anderem im Mangel einer präsenten, lebendigen Theoriebildung bezüglich Schwangerschaft.

Dieser Mangel wird verstehbarer, werden Orte (Wien, Berlin, London etc.) und Zeiten (ab den 1880er Jahren) mitgedacht, an denen sich Psychoanalyse zu entwickeln begann: Psychoanalytisches Denken ist in einem Umfeld entstanden, in dem sowohl christliche wie auch jüdische Werte bezüglich Mutterschaft starken Einfluss auf die Gesellschaft hatten und somit auch auf die Denk- und Erlebensmöglichkeiten von Psychoanalytiker_innen. Im Christentum z. B. wurde (und wird zum Teil auch heute) der Mutterbauch als Ort des Leidens, der Unreinheit, ansteckender Krankheiten oder Gefahr verstanden (Silver, 2007). Die jüdische Mutter/ihr Mutterbauch hat jedoch im Unterschied dazu einen sehr hohen Stellenwert, den Christina von Braun (2018) dahingehend argumentiert, dass die Eindeutigkeit von Mutterschaft (im Unterschied zur Schwierigkeit der Feststellbarkeit von Vaterschaft – ohne Vaterschaftstest) besonders bei Flucht und Verfolgung ein wichtiges Maß war, um die (Glaubens-)Familie zusammenzuhalten. Die Mutter im Sinne eines wirkungsvollen, gefürchteten Objektes ist – bis heute – keine Seltenheit in psychoanalytischen Texten und Thema in vielen Analysen in der Praxis.

Gemäß Voss (2010) können Konstrukte zu Geschlecht historisch wie aktuell nur in einem Eingebunden-Sein in gesellschaftliche Zusammenhänge naturphilosophisch oder biologisch-medizinisch theoretisiert werden, das heißt, sie werden im jeweils geltenden Kontext hergestellt. Voss (2010) zeigt zudem auf, dass es seit Jahrhunderten eine Vielzahl von Theorien/Lebensweisen gab und gibt, was Frau- oder Mannsein (historisch vorwiegend in dieser Dichotomie) bedeutet (die hier nur exemplarisch aufgezeigt werden). Jedoch stellt er fest, dass das männliche Geschlecht »in der überwiegenden Anzahl der gesellschaftlichen und der naturphilosophisch bzw. biologisch-medizinischen Beschreibungen gegenüber ›weiblichem‹ Geschlecht erhöht wurde [und wird]« (Voss, 2010, S. 314). Kommt es darüber hinaus zur Bewertung von »weiblichen Qualitäten« bei Männern, so fällt die Kritik lange Zeit vernichtend und verachtend aus (Balsam, 2012). Balsam (2012) betont in diesem Zusammenhang eine tiefe Ambivalenz, die mit Wissen um Weiblichkeit zusammenhängt. Diese Ambivalenz ist nach wie vor aktuell und findet sich auch in der Geschichte und Theorie der Psychoanalyse wieder, folgert sie schließlich.

Exemplarisch führt Balsam (2019) diesbezüglich einen 1906 in New York erschienenen Text von Wittel, Freuds erstem Biografen und selbst auch Psychoanalytiker, über seine Emigration als Analytiker nach New York, an. Gemäß Balsams Recherchen (2019) soll Freud diesen Artikel mit Bewunderung gelesen und Wittel die Tür zur Mittwochsgesellschaft geöffnet haben. In diesem Text wurde argumentiert, dass Frauen Abtreibung als Verhütungsmethode einsetzen sollten, um nicht in die männliche Ejakulation störend einzugreifen, damit der Mann (wie auch die Frau) den lustvollen Akt beenden kann. Ein dem vorangegangener Gedanken war, dass Verhütungsmethoden (wie z. B. Coitus interruptus) Angst – bis hin zu psychotischen Zuständen – auslösen können. Dass Frauen nicht psychotisch gestört sind, wenn sie Angst vor ungewollten Schwangerschaften haben, wurde hierbei allerdings völlig außer Acht gelassen (ebd.). Ebenfalls bekannt ist, dass Rank auf Intervention von Abraham und Jones bei Freud aus dem »geheimen Komitee« ausgeschlossen wurde, aufgrund seiner Argumentation der Universalität des »Geburtstraumas« – das vor allem die zentrale Stellung des Ödipuskomplexes infrage stellte und damit als bedrohlich wahrgenommen wurde (Balsam, 2015a).

Besonders für Männer, als für lange Zeit weit überwiegend die Kulturschreibenden und nach wie vor diejenigen, die häufiger als Frauen machtpolitische wie sozialpolitische Fäden in Händen halten, scheint es schwierig zu sein, mit der narzisstischen Wunde des Nicht-schwanger-sein-Könnens umzugehen (Silver, 2007). Mythen, besonders die griechischen, faszinierten schon Sigmund Freud. Sie verwoben seit jeher alle zentralen Themen der Menschheit, auch Schwangerschaft und die männliche Sehnsucht, gebären zu können. Schon Athene wurde, in einer Variante ihrer Geburtsmythe, aus dem Kopf von Zeus geboren, eine Kopfgeburt, eine intellektuelle Geburt also (Beard, 2018). Die Omnipotenz als Mann auch gebären zu können, zeigt sich damit als eine uralte Sehnsucht, die auch Freud – allerdings mit einer krankheitswertigen Bedeutung zum Beispiel mit dem Fall Schreber (1911) oder mit der Geschichte des kleinen Hans (1909a) – aufgriff.

Freud selbst wuchs, wie Langer (1988) betont, in einer scheinbar noch stabilen, patriarchalen Gesellschaft auf. Auch Huber (1985) konstatiert: »Die Ideologie einer konservativ bürgerlich patriarchalen Umwelt liefert [Freud] die Muster dazu, die eigene Sicherheit zu stützen« (S. 45). Freud, noch als Medizinstudent, übertrug aber auch J. St. Mills englischen Text Ueber Frauenemancipation (1880) ins deutsche. Freuds Tätigkeit zeigt, dass er bereits als junger Mann mit den Ideen des »prominentesten und einflußreichsten Theoretikers der Frauenemanzipation seiner Zeit konfrontiert war« (Huber, 1985, S. 47), wobei zugleich es nur »spärliche Fakten rund um diese Übersetzung« (ebd.) gibt, z. B. dass die meisten der Ideen letztlich von Harriet Taylor-Mill stammten. Wie Freud selbst zu diesem Text stand, über ihn gedacht oder gefühlt hat, ist nichts bekannt (ebd.).

»Interestingly, Freud's first recorded glimpse of the female body was in it's pregnant state«, betont Balsam (2017) – die Ansicht seiner damals mit der jüngeren Schwester hochschwangeren Mutter muss ihn nachhaltig beeindruckt haben. In späteren Jahren, während seiner Zeit der Freundschaft mit Fliess, war Freud gemeinsam mit ihm besessen »with ›perodicity‹ and he [Freud] recorded in detail elements of pregnancy with timings even related to Martha and intrauterine Anna« (S. 67). Es scheint sogar, davor schon, dass Freud bei der Geburt seines ersten Kindes Mathilde, persönlich anwesend war. Das ist zur damaligen Zeit, wo Paare sich oftmals nicht einmal nackt sahen, eher ungewöhnlich und modern. Balsam stellt fest, dass

> »[i]n 1900, 1901, unlike his later portraits, Freud was describing women as both capable of and expecting full sexual partnerships while exercising their ability to have and bear children« (2017, S. 70).

Freud veränderte später bekanntlich seine Position gegenüber dem Weiblichen. Es war und ist nicht immer leicht, Eigenschaften, die als biologisch unveränderbar wahrgenommen werden, von den kulturell oder sozial Veränderbaren zu unterscheiden bzw. sie überhaupt zu erkennen, bemerkt Langer (1988) in diesem Zusammenhang. Braun (2009) betont ferner, dass

> »Freud die Eroberung des Unbewussten benutzte, um darzulegen, dass es auch in diesen tiefen, bisher unerforschten Gefilden die Frau nicht gibt (er erhob das Bild des einen Geschlechtes und des einen, nämlich männlichen Geschlechtstriebes zum Naturgesetz und schuf somit die Bedingungen dafür, dass das ›unvollständige‹, geteilte Ich, dessen Trieb auf die ›Vervollständigung‹ durch das andere Geschlecht ausgerichtet ist, als Realität des Unbewussten geleugnet wurde), während Freud all das, was ich künstliche, ›phallsche‹ (lies falsche) Sexualität bezeichnen möchte, zur Geschlechtlichkeit selbst erhob, kam Breuer dem ›Geheimnis‹ der Hysterie gefährlich nah – so nahe, dass er die Flucht ergriff« (S. 65).

Obwohl Freud (1933) selbst Zweifel an seiner Theorie der Weiblichkeit formulierte, blieben diese Zweifel von nachfolgenden Psychoanalytiker_innen weitgehend unbeachtet (Balsam, 2017; Schäfer, 1999). Sophie Freud (1989), Enkelin von Martha und Sigmund Freud, weist auf einen der ersten feministischen Kritikpunkte an Psychotherapie hin, wonach bestehende Frau-Mann-Verhältnisse in oder durch die Psychotherapie aufrechterhalten oder sogar verstärkt wurden, da zu Beginn Psychotherapien/Psychoanalysen oftmals von Männern betrieben wurden, die Frauen als Patientinnen hatten. Diese Frauen hatten damit ein Setting gefunden, wo sie sich zwar beklagen konnten, wo aber mangels fehlenden feministischen Bewusstseins der Psychotherapeut_innen die eigentlich unglücklich machende Situation aufrechterhalten wurde. Balsam (2015a) fügt hier hinzu, dass immer wieder gegen Freuds Misogynie damit argumentiert werde, dass er Frauen als Kolleginnen akzeptierte – was für seine Zeit allerdings sehr progressiv war. Jedoch gilt es zu beachten, dass Frauen wie Anna Freud, Lou Andreas Salome, Helene Deutsch und Marie Bonaparte allesamt seine phallokratische Sichtweise stützten und andere, wie Karen Horney, dasselbe Schicksal erlitten wie auch Männer, die nicht ins Bild gepasst hatten: Sie wurden ausgeschlossen (ebd.).

Koellreuter (2000) vergleicht schließlich Freuds Texte über Weiblichkeit zwischen 1905 und 1933 und stellt fest, dass er einerseits an seinen wichtigsten Erkenntnissen wie Kastrationskomplex und Penisneid festhält – auch an dem »defekten Genitale« [sic!] der Frau, das seiner Meinung nach ihre passive Haltung konstituiert, selbstverständlich im Gegensatz zum aktiv männlichen. Andererseits behält Freud eine Offenheit für Erkenntnis bei, die in seine letzten Arbeiten (1933; 1931) als neue Erkenntnisse doch noch einfließen (z. B. die präödipale Mutterbindung des Mädchens), wobei er sogar noch »Fragen nach den gesellschaftlichen Faktoren, welche eine Frau dahin drängen, wo sie auch heute noch ist« (S. 57), aufwirft.

Bereits von Freud ist benennbar, dass es vor allem die Mütter und Ammen waren und sind, die »bei den Verrichtungen der Körperpflege Lustempfindungen am Genitale hervorrufen, vielleicht sogar zuerst erwecken« (S. Freud, 1931, S. 129). Er versäumt es jedoch, fällt Koellreuter (2000) auf, »das elterliche Unbewußte einzuführen und diese frühzeitige Verführung in seine Theorie einzubauen« (S. 88). Wie Koellreuter (2000) weiter treffend beschreibt, bedeutet die Laplanche'sche Erweiterung der Verführungstheorie von Freud vor allem, dass die Mutter als (infantile) Verführerin die Bühne betritt und der Vater damit ein bisheriges Monopol verliert: »Die sexuelle pathologische Verführung des Vaters macht der

Verführung über die körperliche Pflege des Kindes durch die präödipale Mutter Platz« (S. 88). Damit wird sie zu einem begehrenswerten Objekt. Der Körper der Mutter, als ehemals *einziger/eigener Körper*, obwohl es noch kein »eigenes« gab, als Teil des Rätsels, fehlt – das Instrument, in dem all die Klänge, Spannungen, Säfte, Bilder entstehen – als sei es zu vernachlässigen. Als sei es zu vernachlässigen, im eigenen, manchmal ehemaligen, mütterlichen Frauenkörper gut und sicher angekommen zu sein, die eigenen Winkel und Bögen zu spüren, zu erinnern: symbolisierend und noch davor, ganz gleich ob als erwachsener Mensch in einem weiblichen oder männlichen Körper angekommen.[6]

Es lässt sich schlicht und einfach feststellen, dass Schwangerschaft trotz allem immer unbestreitbar sichtbar, spürbar, wirksam war und ist: Galen zum Beispiel hat bereits im zweiten Jahrhundert nach Christus in Italien, gemäß Mazzoni (2002), eine bis heute wirksame Theorie niedergeschrieben: Was eine empfangende oder eine schwangere Frau »sieht« (im Sinne von fantasiert), beeinflusst das Aussehen und den Charakter des Kindes. Laut Mazzoni (2002) gibt es nach wie vor den Glauben, dass, wenn eine Frau ihre Schwangerschaftsgelüste – zum Beispiel nach sauren Gurken – nicht befriedigt, das Baby ein oder gar viele Muttermale in Form von Gurken am Körper tragen wird. Aus diesem alten Aberglauben entwickelte sich, nach einigen Kontroversen, wer oder was wie und wann Einfluss habe, die bis heute geltende Erkenntnis, dass die Bedürfnisse einer schwangeren Frau sich auf das Ungeborene auswirken (und zum Teil auch umgekehrt). Es wurde also schon sehr früh angenommen, noch sehr lange bevor es ausreichendes medizinisches Wissen gab, dass das Ungeborene zwar über lange Zeit auf unbekannten Wegen, aber im Bauch der Mutter sieht, was sie sieht, hört. was sie hört, fühlt, was sie fühlt, und träumt, was sie träumt. Diese Zuschreibungen bedeuteten zunächst eine enorme Macht für Frauen, die ihnen aber schnell abgesprochen wurde, indem sie als minderwertig oder gar verrückt abgewertet wurden, wie Mazzoni (2002) treffend argumentiert: »[W]eibliches Begehren ist so mächtig, dass es die kommende Generation (ver)formen kann. Als Konsequenz muss es beobachtet, diszipliniert und im Sinne einer Krankheit behandelt werden« (S. 22).

6 Gleichwohl schreibt Laplanche (1997) – allerdings im Kontext von Prozessen in Psychoanalysen, dass der Analytiker (!) »vor allem der Fachmann der Entbindung [ist], und er muß den Analysanden unaufhörlich auf den Weg der Analyse zurückführen« (S. 110). Was meint er mit »entbinden«: Geburt? Loslösung oder ins Leben bringen?

Im europäischen Mittelalter wurden Frauen, Atkinson (1991) folgend, hauptsächlich als Mütter oder potenzielle Mütter wahrgenommen. In medizinischen Texten gab es einen Trend im Zusammenhang mit Frauen, sich hauptsächlich mit den Reproduktionsorganen auseinanderzusetzen, meist als gynäkologische Bezugnahme. Mittelalterliche Ideen, wie Frauen sind (zu sein haben), also schwach und im Vergleich zum Mann niedriger gestellt, erscheinen Atkinson (1991) sowohl religiös als auch sozial geprägt. Ideen, die bis heute erschreckend klar von zu vielen hochgehalten werden. Jedoch gab es Notz (2015) zufolge historisch auch immer wieder Frauen, die aufbegehrten: z. B. die Beginen (freie Frauen in Flandern im 12. Jahrhundert bzw. in Deutschland im 13. Jahrhundert), die wegen ihrer Arbeitsleistungen vermehrte Entscheidungsspielräume im Erwerbsleben erworben hatten, allerdings in Ehe und Familie unterdrückt und abhängig vom Ehemann oder Vater blieben. Um dem zu entgehen, schlossen sie sich zu Frauengemeinschaften zusammen und verließen die familiären Strukturen. Es ist davon auszugehen, betont Notz (2015), dass sie mit diesem Lebensstil die mittelalterlichen Lebensbedingungen durchbrachen. Auch im 17. Jahrhundert stellten einige Feministinnen, diesmal in England, das geltende Wertesystem bezüglich Familie/Frausein auf den Kopf: Des damals herrschenden Bürgerkriegs überdrüssig, formulierten sie ihre Kritik an der »patriarchalen Familienstruktur als soziale Norm und verließen Mann und Familie als Konsequenz daraus, um in demokratisch organisierten und auf Gleichheit der Geschlechter beruhenden Gemeinschaften ein neues Leben zu beginnen« (Notz, 2015, S. 64). So klingen Forderungen der »Freien Frauen« aus Frankreich im 19. Jahrhundert nach Rückzug aus der Familie, um in sozialer, ökonomischer und rechtlicher Hinsicht gleichgestellt zu sein, nach wie vor vertraut, bekannt und aktuell (ebd.). Noch im 19. Jahrhundert wie auch im beginnenden 20. Jahrhundert lebten viele Frauen in Europa in prekären Situationen und waren völlig von ihren Ehemännern abhängig. Starben diese, blieben die Frauen, oft mit vielen Kindern, zurück. Zurück mit der manchmal fast unbeantwortbaren Frage, wie das Leben denn nun, ohne Versorger, weitergehen sollte (Ariadne, 2021). Penny (2013) erörtert diesbezüglich, dass in England (GB) im 19. Jahrhundert auch die Abspaltung des häuslichen Bereiches von der öffentlichen Welt (die die profitorientierte Arbeit beinhaltet) sowie dem bürgerlichen, privaten, Leben durch einschneidende gesetzliche Maßnahmen untermauert wurde. So wurde zum Beispiel verheirateten (bürgerlichen) Frauen per Paragraf verboten zu arbeiten oder Eigentum zu besitzen, sie durften keine Verträge abschließen und waren somit aus der Geschäftswelt ausgeschlossen und vollkommen abhängig von ihren Ehemännern. 1832 gipfelte dies dann im sogenannten »Reform Act«, durch den legalerweise Frauen der Status einer politischen Bürgerin erstmals explizit verweigert wurde (Penny, 2013). Ähnliches lässt sich auch in den USA (K. Gentile, 2011) wie auch Österreich (Ariadne, 2021) beobachten. Vor diesem Hintergrund formte sich die Idee, dass Frauen, wenn sie politisch die gleichen Rechte hätten wie Männer, sie für sich (und ihre Familien, so vorhanden) besser sorgen könnten. Durch diese beispielhaften Aufzählungen wird einmal mehr sichtbar, wie lange die Fähigkeit, Kinder gebären zu können schon gesellschaftliche Strukturen formt und so selbstverständlich auch macht-/politisch kämpferisch besetzt ist: so unter anderem auch mit Besitzansprüchen, Abreibungsrechten und als Kriegswaffe (Silver, 2007).

Das sexuelle Begehren, das Triebhafte, einer der wichtigen Aspekte für das Entstehen der Psychoanalyse, wurde zu Beginn des 20. Jahrhunderts (und zu einem nicht geringen Teil auch heute noch) häufig in der gelebten, akzeptierten Realität der Spaltung von Ehefrau und Prostituierter, Heiliger und Hure gelebt. Damals, um zu viele Schwangerschaften/Kinder zu vermeiden. Es gab wenig Möglichkeiten, um zu verhüten. Schwangerschaft wurde nachvollziehbarer Weise oft als große Belastung bzw. Einschnitt ins Eheleben bzw. Familienleben betrachtet (für Frauen ohne Ehemann war es eine Katastrophe). In Ehen der Arbeiter_innenschicht, wo viele Kinder auch viel Hunger bedeuteten, war es im England des angehenden 20. Jahrhunderts keine seltene Strategie, sich innerhalb der Ehe für sexuelle Abstinenz zu entscheiden – wobei der Ehemann dann »zum Ausgleich« [sic!] zu Prostituierten gehen durfte/konnte (Herzog, 2011). Allerdings herrschte eine durchaus bigotte Sexualmoral vor, sodass Männer viel freier ihre Sexualpartnerinnen wählen konnten (im Unterschied zu homosexuellem Begehren), aber ledige Mütter und Prostituierte scharf verurteilt wurden. Wie immer wieder deutlich wird, ist eine Weiblichkeitsdebatte nicht ohne geschichtlichen Hintergrund und den damit verbundenen Wertewandel zu denken. Somit ist nachvollziehbar, dass Freiheitsgedanken oder -sehnsucht, die vielen feministischen Ideen zugrunde liegen, sich nicht nur in Abgrenzung zu Männern/zum Männlichen entwickelt haben, sondern auch aus einer Sehnsucht heraus, die Belastungen einer Schwangerschaft bzw. Mutterschaft wenn schon nicht abzugeben, zumindest doch gleichwertig teilen zu können (Beauvoir, 1992).

Die Medizinalisierung des Mutterbauches (Verhütung, Empfängnis sowie Geburt) ist schließlich als Erscheinung der Moderne (ab 1880) hilfreich und sinnvoll: Müttersterblichkeit und auch Kindstod konnten durch medizinische Genauigkeit/Erkenntnisse drastisch gesenkt werden. Jedoch hat die Art und Weise, wie das geschah, auch mit einer konkreten Machtübernahme zu tun (Raphael-Leff, 2015; Silver, 2007; Oakley, 1984). In ärztlichen Berufen waren zu dieser Zeit nur Männer tätig, und unter Berücksichtigung der Geschichte muss angenommen werden, dass medizinische (patriarchale) Systeme viel zu wenig Raum für die Rhythmen der weiblichen Fruchtbarkeit oder den mütterlichen Körper hatten (Mazzoni, 2002). Daher kann dieser Körper in solch einem festgeschriebenen System nur als kranker/gestörter Körper seinen Platz finden (ebd.). Die ideologische Transformation von der Natürlichkeit einer Geburt hin zur Notwendigkeit, eine gynäkologische Patientin zu werden, muss Gynäkologen schwer gefallen sein, bezieht man das Faktum mit ein, dass eine große Mehrheit der Frauen ihre Kinder sicher und ohne Probleme gebären (Statistik Austria, 2021). Interessanterweise hat die Einigung darauf, dass das Wohlergehen der Mutter sich auf das Wohl des Fötus auswirkt, die Kompetenz der (wie bereits erwähnt, damals ausschließlich männlichen) Ärzte von der rein somatischen Behandlung, auch auf die psychologische Betreuung ausgeweitet. In diesem Zusammenhang wurden Gefühle, Gedanken wie auch das physiologische Wohlergehen von Frauen interessant (Mazzoni, 2002). Diese Einigung fand erst um die 1890er Jahre endgültig statt, parallel zu den Entstehungsjahren der Psychoanalyse; die Studien zur Hysterie wurden 1895 erstmals veröffentlicht (ebd.).

Mit zunehmendem Wissen um Schwangerschaft wurde/wird der Mutterbauch durch moderne Technik insgesamt weniger mythisch oder mystisch. Heute wissen wir, dass es ein komplexes körperliches wie psychisches Zusammenspiel von Mutter und Kind während dieser Zeit gibt. Das heutige Verwenden von Technik bedeutet für viele Frauen nicht nur eine Zunahme von Verbundenheit mit dem Ungeborenen – Gefühle zum Fötus werden durch das frühere Hören- oder Sehen-Können (z.B. via Ultraschall) intensiviert –, sondern unter Umständen auch eine Abwendung, bzw. Abnahme des Vertrauens von ihren eigenen prokreativen Fähigkeiten (Silver, 2007).

Frauen erkämpften Ende des 19. bzw. im ganz jungen 20. Jahrhundert das Recht zu studieren und damit einen Zugang zu Bildung und Arbeit, und eine Möglichkeit, unabhängiger von Mann und Familie zu leben. Als erste in der Medizin promovierte Frau in Österreich gilt Gabriele Possanner von Ehrenthal, sie legte ihren Eid am 2. April 1897 an der Wiener Universität ab (Ariadne, 2021). Sie studierte allerdings in der Schweiz und kämpfte lange um Anerkennung ihres Studiums in Wien (ebd.). Die frühe Psychoanalyse stand damals stark unter Druck, die Frage einer Zugehörigkeit zu lösen: akademisch oder nicht, medizinisch, philosophisch oder psychologisch verortet zu sein. Dies thematisierte Freud unter anderem mit seinem Text Die Frage der Laienanalyse (1926b), um psychoanalytisches Denken und Arbeiten aus der Medizin ein Stück weit herauszuziehen und für ein weiteres Feld zu öffnen. Psychoanalyse kann vielleicht ohne Medizin auskommen, aber nicht ohne Auseinandersetzung mit Weiblichkeit. Zu Beginn der psychoanalytischen Behandlung waren weit überwiegend Frauen die beforschten Objekte, jedoch waren sie auch Ideen- und Impulsgeberinnen für wichtige Erkenntnisse (Koellreuter, 2000). Obwohl in psychoanalytischen Texten der ersten Generation viele revolutionäre feministische Ideen zumindest angerissen wurden, scheint Schwangerschaft inmitten des feministischen Kampfes um mehr Selbstbestimmtheit und Rechte wie auch den Sturm-und-Drang-Jahren der Psychoanalyse selbst zu selbstverständlich, zu alltäglich, zu tabuisiert, wahrscheinlich auch zu belastend oder einengend gewesen zu sein, um sie von Anfang an in ihrer umfassenden Bedeutsamkeit benennbar zu machen.

Im Kontext der frühen Psychoanalyse betont Chodorow (1989), dass Analytikerinnen der 1920er bis 1940er Jahre versuchten, eine geschlechtsneutrale Haltung im Rahmen ihrer praktischen Arbeit in den Praxen oder Spitälern einzunehmen. Diese Frauen tendierten zwar dazu, Männern wie Frauen unterschiedliche Rollen im häuslichen Bereich zuzuschreiben, unterschätzten oder übersahen aber den Einfluss des Geschlechtes – und daher auch ihres Körpers – in ihren Rollen als Analytikerinnen. Uyehara et al. (1995) wie auch Gentile (2011) beschreiben zudem, dass auch noch in den USA der 1950er und 1960er Jahre Haushalt und Kindererziehung eine rein den Frauen zugeschriebene Tätigkeit war. Mutter und Analytikerin zu sein und sein zu wollen, führt(e) so oft zu Überforderungen wie auch Schuldgefühlen. Zusammen mit den mangelnden Kinderbetreuungsangeboten löste dies häufig das Gefühl aus, weder eine gute Mutter noch eine gute Analytikerin sein zu können (Goodman, 2019). Erst in den 1980er Jahren wurde konstatiert, dass es für Patient_innen, wenn die Analyse droht zu scheitern, unter Umständen hilfreich sein kann, nicht nur die behandelnde Person zu wechseln, sondern auch das Geschlecht des_der Analytiker_in (Person, 1983). Psychoanalyse als Disziplin wurde – auch zu

Recht – bis in die 1980er Jahre beschuldigt, »mother-blaming« (Parker, 2010, S. 16) zu betreiben. Damit zeigt sich, dass das Politische der prokreativen weiblichen Fähigkeiten sich weit über die Anfangsjahre der Psychoanalyse hinaus über die Art zu denken wie zu praktizieren legte.

Für Österreich gilt zu beachten, dass über die Vertreibung bzw. weitestgehende Abschaffung bzw. Deformierung der psychoanalytischen Initiative während des Zweiten Weltkrieges lange Zeit der Mantel der Verdrängung gelegt wurde. Dahmer (1988) betont diesbezüglich, dass erst durch die Entstehung unterschiedlicher Oppositionsbewegungen innerhalb der psychoanalytischen Gemeinschaft ein Bewusstsein für die Verluste wachsen konnte. In diesem Zusammenhang ist anzunehmen, dass feministische bzw. emanzipatorische Denkweisen darunter litten. Der »Wiener Arbeitskreis für Tiefenpsychologie« formierte sich laut List (2007) zum Beispiel einerseits aus frühen Gegnern Freuds, andererseits aber, und in diesem Zusammenhang interessanter, auch aus ehemals profilierten Nationalsozialisten. Wie sie zusätzlich betont, strauchelte auch die »Wiener Psychoanalytische Vereinigung« dabei, »die übergroßen Fußstapfen der alten Wiener Vereinigung ausfüllen zu sollen, und war andererseits mit den historischen Brüchen in der institutionellen Geschichte und den persönlichen Biographien belastet« (S. 148). Und auch für diesen Kreis galt: »Offen gesprochen wurde darüber nicht« (S. 148). Die erste Auseinandersetzung mit der Tatsache, dass weitestgehend Männer, und zwar Männer der katholischen Kirche, am Wiederaufbau des Wiener Arbeitskreises für Tiefenpsychologie beteiligt waren, beginnt Huber (1985), und legt damit einen bis dahin wissenschaftlich völlig im Dunkel gelegenen Fokus auf die Entwicklung der Psychoanalyse in Österreich.

Für das endende 19. Jahrhundert konstatiert Huber (1985): »Verglichen mit der Frauenbewegung jener Zeit in anderen Ländern Europas oder in den USA bestand ein gewisser Rückstand an breiter öffentlicher Diskussion der ›Frauenfrage‹« (S. 42). Dieser Rückstand wird sich auf die Emanzipation im psychoanalytischen Denken in Österreich durch die Geschehnisse des Zweiten Weltkrieges und seine Folgen wohl eher vergrößert denn verringert haben – auch durch die traurige Tatsache, dass die meisten Psychoanalytiker_innen vertrieben oder getötet wurden.[7]

7 Wobei hier nicht die historisch relevanten Momente der Nazi-Mütter samt Mutterkreuz etc. vergessen werden soll, die Frauen in ihrem Selbstbild wie als Zeichen, auch mit ihren Schwangerschaften, nachhaltig in ein anderes Licht getaucht haben könnten.

Gentile (2011) argumentiert nun, dass die sogenannte moderne Kultur sich durch einen starken Glauben organisiert, dass es in der Zukunft besser wird, das Kommende sich positiver entwickelt, als es jetzt gerade ist oder war. Dies beinhaltet das Versprechen einer positiven Zukunft mit Bedeutung für das Hier und Jetzt. In diesem Modus kann es sein, dass die Vergangenheit im Vergleich zur Zukunft unintegriert bleibt. Das Alte, und das Hinter-sich-zu-Lassende, sprich: Das Unindustrialisierte, das Ungebildete, das Dunkelhäutige, auch das Weibliche, führen Braun (2018, 2009) wie auch Gentile (2011) weiter aus, soll damit dem Vergessen, dem Nicht-Wissen unterliegen. Wenn aber der Glaube an die Zukunft angegriffen wird von instabilen gesellschaftlichen Verhältnissen, wird die gesellschaftliche Hinwendung zu einer besseren Zukunft gefährdet und zweifelhaft. Gentile (2011) argumentiert auch hier in diesem Zusammenhang treffend: »If we are in a future-oriented culture with a tenous future, then pregnancy could be seen as the embodied manufacturing of the future, which would be a perfect focus for cultural anxiety« (S. 43). Damit wird einmal mehr deutlich, welch immense Bedeutung es hat, Schwangerschaft unter Kontrolle zu bringen (in der Vielheit der möglichen Bedeutungen dieser Aussage): als Abwehr gegen Ängste und darüber hinaus als den Versuch einer Möglichkeit von Antizipation und positiver Erwartung an die organisatorische Struktur von Kultur und Gesellschaft (K. Gentile, 2011).

4.2 Un|sichtbare Frauen|Bäuche

Wenn, wie Freud (1923) in Das Ich und das Es schreibt, »das Ich vor allem ein Körperliches ist« (S. 253), dann müsste doch auch der prokreative weibliche Körper in seiner Deutlichkeit einen wichtigen und großen Platz in der psychoanalytischen (weiblichen) Entwicklungstheorie einnehmen – was aber nicht der Fall ist. Weibliche Körper ändern ihre Form und Möglichkeiten in unterschiedlichen Rhythmen – unterschiedlich zu männlichen Körpern, die viel mehr einem linearen Zeitempfinden unterliegen. Frauenkörper sind ab der Pubertät im mehr oder weniger auf den Tag genauen Zyklus der Menstruation, später sind es die Monate von (möglichen) Schwangerschaft(en), wie des Stillens – erst nach der Menopause kommen sie nach Jahren diesbezüglich spätestens zur Ruhe und behalten ihr Blut für sich und können keine Milch mehr spenden. Um dies in der ihr innewohnenden Komplexität, Unterschiedlichkeit sowie Bedeutsamkeit für wahr nehmen zu können, braucht es inneren Raum; Raum in dem sich diesbezüglich Fantasien und Anerkennung verorten können. Es gibt allerdings wahrscheinlich nichts, das so mächtig ist wie die Fantasie (Fink, 2013, 2005): Bevor etwas verstanden werden kann, umgesetzt wird, braucht es eine innere Zugehörigkeit, eine Ahnung vor der Sprache. Ein Bild, vielleicht noch nicht einmal ein Bild, manchmal mehr ein inneres Vorbeiziehen, das oft plötzlich und scheinbar unerklärlich vor dem inneren Auge entsteht. Was jedoch für wahr genommen wird, was gesehen wird – hängt wiederum von den eigenen (vorhandenen, entstandenen) inneren Möglichkeiten ab, die verknüpft sind mit den historisch gewachsenen gesellschaftlichen Bildern, Fantasien oder Zuschreibungen.

Psychoanalytisches Denken beschäftigt sich mit den Fantasien der Menschen bzw. den Wirklichkeiten und Bedeutungen, die sie für sich daraus gebaut bzw. geboren haben – und wie dies in bewusstes Denken, Worte und Handlungen gefasst werden kann. Silver (2007) folgend bedeutet im Zusammenhang mit dem (schwangeren) Körper die Verbindung von Sehen/Wahrnehmen, Wollen/Begehren und Neid einen wichtigen Knotenpunkt. Im visuellen Halluzinieren kann sich Begehren vom Körper des Objektes lösen/abspalten und in die Fantasie übergehen. Der Fokus liegt damit mehr bei/in sich selbst und weniger beim Objekt – also weniger bei *m/other*, sondern »er-/gelöster« von ihr. Dies scheint ein sozial erstrebenswerter und häufiger Vorgang zu sein, da er sich deutlich in der psychoanalytischen Literatur verortet hat (Rohde-Dachser et al., 1993). Um Schwangerschaft jedoch symbolisch umfassend – das bedeutet auch prokreativ und kraftvoll – besetzen zu können, muss der weibliche Körper *an/in sich* gesehen/erkannt werden können. Hier fällt auf, dass im psychoanalytischen Diskurs viel über den Penisneid und die Weiterentwicklung dieses Konstrukts gedacht (und gestritten) wurde – der manifeste männliche Körper war also Ausgangspunkt für komplexe und wichtige Erkenntnisse. Im Gegensatz dazu wurde über weibliche Kraft/Potenz der Schwangerschaft, aus einer kraftvollen weiblichen Position heraus unverhältnismäßig wenig theoretisiert. Ähnlich verhält es sich mit den sich daraus ergebenden Effekten dieser, in diesem Falle positiv besetzten, Fähigkeiten auf die psychische Ökonomie der Frauen und Männer bzw. der Gesellschaft im Allgemeinen (Silver, 2007).

Generation nach Generation gleitet aus Frauenkörpern in diese Welt. Für Männer bedeutet dies die unausweichliche Auseinandersetzung mit dem, was sie körperlich *nicht* können. Es ist immer wieder verblüffend, warum das *Ohne* im psychoanalytischen Denken so sehr mit Weiblichkeit verknotet ist. Gibt es doch sowohl bei Frauen als auch bei Männern eine bestehende Sehnsucht, sich von körperlichen Abhängigkeiten zu befreien. So ist nicht jede Frau erfreut über ein kommendes Kind und die damit verbundenen Veränderungen und Abhängigkeiten. Wieder andere können keine Kinder bekommen und schließlich, selbst bei großer Freude über eine Schwangerschaft, bedeutet sie Anstrengung über viele Jahre. Männer hingegen müssen sich mit der Tatsache abfinden, dass ihre körperlichen prokreativen Fähigkeiten fürs Erste mit der Übergabe ihrer Spermien enden, andererseits können sie ihre Vorteile nutzen, die bedingt sind durch die Tatsache, dass Männer sich außerhalb ihres Körpers fortpflanzen können/müssen.

»Befreiung« von Schwangerschaft ist bisher im Verneinen oder über den Umweg des Geistes möglich. Diese intellektuelle »Befreiung« vollzog sich durch die Entdeckung der Abstraktion, der Symbole folgend auch der Schrift, argumentiert u. a. Braun (2009). Die Angst vor Frauen und ihrer spezifischen Potenz zeigt sich seit Langem im Oszillieren zwischen sehen/nicht sehen gefangen (Silver, 2007). Weglassungen oder gerade noch das Vorhanden-Sein von schwangeren Frauen/Körpern formulieren, aber unbesetzt von Bedeutung lassen, wie es lange im Konstrukt der Psychoanalyse geschah, können im Allgemeinen als Anhaltspunkt auf unbewusste Widerstände in der Wahrnehmung verstanden werden (Raphael-Leff, 2015; Balsam, 2012, 2003a; Ettinger, 1997). Wahrnehmung von Unterschieden und Gemeinsamkeiten (z. B. zwischen Frauen- und Männerkörpern) wiederum, unterliegt starken soziokulturellen Strömungen sowie historischen Zuschreibungen (Voss, 2010; Silver, 2007; Atkinson, 1991; Oakley, 1984). Was wir sehen, verstehen wir im Bezug zum Realen als vollständig. Unterschiede kann man nicht sehen – man kann nur das eine und das andere sehen und folgernd kognitiv, über die Leistung des Intellektualisierens, feststellen, dass es Differenzen gibt. Unterschiede kann man nur denken (Buchholz, 1999). Daraus folgt, dass sie ideelle Größen sind – und Ideen (wie auch die daraus entstehenden Ideale) sind niemals frei von Macht, Normen, Ethik oder Moral (Foucault, 1994; 1978). Unterschiede können aber vergegenständlicht werden und sich an das Sichtbare binden, z. B. an den Penis des Mannes, und vom Organ weg zu theoretisch allgemeiner Bedeutsamkeit in Form des Symbols des Phallus erwachsen. Zusätzlich erscheint, wenn die Bindung zu fest sitzt, Fantasie als Wirklichkeit und somit zeichnet das »unbewußte, soziale und kulturelle Phantasma des Körpers die Wahrnehmung« (Buchholz, 1999, S. 28) – und in weiterer Folge das Sehen/Erkennen, darüber und darüber hinaus denken zu können.

Versteht man die »Frau als Repräsentantin der ewigen Wiederkehr« im Sinne von Braun (2009, S. 92), so »wird [sie] zur Symbolfigur der Natur und Materie, die überwunden werden muss«. Verkürzt gesagt, bedeutet »Natur« ein Gleichnis für die Macht der Regeneration und des Aus-sich-heraus-Produzierens. Im Unterschied dazu argumentiert Braun weiter, wurde der Mann zu dem Symbol des Menschen gemacht,

> »der den Gesetzen der Natur entsprechend leben muss, um mit ihr im Einklang zu sein. Will er wiedergeboren werden, so muss er sich in das Schicksal der Sterblichkeit fügen. Während die »Frau« die zyklische Wiederkehr symbolisiert, versinnbildlicht im Unterschied dazu der ›Mann‹ die menschliche Sterblichkeit« (Braun, 2009, S. 92).

Treffend fragt sie: »Ist es unter diesen Umständen nicht einleuchtend, dass die Einführung einer Vorstellung von bleibender Ewigkeit – linearer Ewigkeit im Gegensatz zur zyklischen Ewigkeit – auch zur Fantasie einer Herrschaft des Mannes führt?« (S. 92), die im Übrigen auch von Frauen unterstützt/mitgetragen wurde/wird?

»Damit sich der Geist von der Materie absetzen kann, bedarf es der Gegensätzlichkeit der Materie«, betont Braun (2009, S. 92).

> »Er kann sich nur entleiben, wenn er den Leib zum anderen Prinzip macht: zum geistlosen Prinzip. Deshalb wird die ›chaotische‹ Natur, die unförmige Materie an die Frau delegiert: damit der Repräsentant des Geistes seinerseits körperloser Logos, reine Kultur, immaterieller Geist werden kann« (S. 92).

Diese Vorstellung beinhaltet auch einen starken Freiheitsgedanken: die Abnabelung des Menschen von Naturgesetzen, mehr noch: »die Aneignung der ewigen Wiederkehr« (Braun, 2009, S. 92), die Fähigkeit prokreativ (hier losgelöst vom Körperlichen), in diesem Falle intellektuell, also zum Beispiel verschriftlicht, zu erzeugen.

Wenn im Sinne eines Patriachats der Mann als Vertreter des Menschen betrachtet wurde/wird und gegenüberstehend die Frau mit den sich erneuernden Kräften der Natur identifiziert ist, erscheint es, Braun (2009) zufolge, einleuchtend, dass die Herauslösung des Menschen aus der Frau (sprich Natur) nur durch die Herrschaft des Mannes (sprich Menschen) vollzogen werden kann. Diese Herauslösung wird im Patriachat als »Befreiung aus dem Reich der Mutter« (Braun, 2009, S. 92)[8] – dem Mutterbauch – bezeichnet. Letztlich bedeutet es ein Bestreben, eine Herauslösung aus der Übereinstimmung von Symbol und Symbolisiertem zu vollziehen. Weil die Frau durch ihre prokreativen Fähigkeiten Symbol des Prinzips Leben war, wurde sie umgedeutet zur Verkörperung des »Bösen«, später des Todes. Da der Mann als Symbol für das Prinzip des Todes/Vergänglichkeit stand, wurde er folgend zur Verkörperung des Geistes, der das andere, das »wahre« Leben schenkt. Weiterdenkend argumentiert Braun (2009): Die Gebärfähigkeit der Frau, die physiologische Unterscheidung der Geschlechter (der ohnehin immer nur symbolische Funktion zukam) spielt damit keine Rolle mehr. Sie wird vielmehr dazu benutzt, die für das Abendland bezeichnende Spaltung in »männliche Geistigkeit und weibliche Körperlichkeit« (S. 97) zu vollziehen. »Die Rollenzuteilungen sind das Produkt einer Trennung zwischen Geist und Materie, die notwendig wurde, damit der Geist sein Primat beweisen kann« (S. 97). Diesem Gedanken folgend wird nachvollziehbar, wie es durch eine Befreiungssehnsucht von Männern (wie auch Frauen), über die Jahrtausende hinweg zu einer Umwertung der weiblichen Potenz kam. Langsam wurde aus der Fruchtbarkeit (Menstruation, Schwangerschaft, Gebären, Stillen) etwas, das als »krankhaft« bewertet wurde. »Die Berührung mit der Frau wird zur Berührung mit dem Tod« (S. 111). Mit der Zeit wurden so aus heilkundigen Priesterinnen gefährliche Hexen. Weibliches Blut bedeutet aber Fruchtbarkeit.

»Das Blut/Gift des weiblichen Unterleibes hat sich letztlich«, um den Bogen zur Psychoanalyse zu schließen, »in den Bewertungen zu einer Geisteskrankheit verwandelt: die Hysterie« (S. 113). »In der Hysterie wird«, schreibt Braun (2009, S. 73) schließlich pointiert, »verneintes Wissen mit Unwissen gleichgesetzt«. Damit ist nicht das Finden des begehrten Objektes in der Psychoanalyse gemeint – für Hysteriker_innen zentral –, sondern, schreibt Evans (2002), das Erkennen des Ortes, von dem aus begehrt wird – und das ist letztlich der eigene Körper.

»Da, wo Realität und Logos einander noch widersprechen«, verdeutlicht Braun (2009, S. 118), »wird die Realität jedoch weiterhin geleugnet« – wie der schwangere Bauch in seiner symbolischen Bedeutung

8 Letztlich kann hier auch ein Verweis auf die aktuelle Klimakrise gesetzt werden, die wohl als zu räuberischer und verachteter Umgang mit der Natur sichtbar wird.

in der (deutschsprachigen) Psychoanalyse. Im Sinne einer Befreiungssehnsucht von passivem Unterworfen-Sein, mit Benjamin (2002), gesprochen, braucht es für die Psyche ein bedeutsames, wahrnehmbares bzw. symbolisierbares Gegenüber, um körperlich/affektive Stimuli und Spannungen zu integrieren. Dies erfordert jedoch »*zwei* Subjekte [...] und nicht *ein* Subjekt oder *ein* Subjekt und *ein* Objekt« (S. 48). Das mütterliche Erkennen – nämlich sowohl das An-/Erkennen von Müttern als Subjekte wie auch als prokreatives Symbol und andererseits auch das mütterliche Erkennen im Bezug zum Kind, fördert die Überwindung der Aktiv-Passiv-Polarität in der Beziehung zweier Subjekte. Es muss jedoch für die Psychoanalyse davon ausgegangen werden, dass die gesellschaftliche visuelle Kultur des Kontrollierens (was wird gesehen, mit Bedeutung belegt und kann daher symbolisiert werden) stark internalisiert und dies maßgeblich für Theorie wie Praxis wurde. Nicht nur formt dies, wie MutterKörper gesehen wurden/werden bzw. wie Mütter ihre Kinder sehen – sondern auch, wie Psychoanalytiker_innen sich und ihre Patient_innen sehen und verstehen (Silver, 2007).

Küchenhoff (2007) schreibt, dass das eigene Selbstbild durch die Begegnung mit der/dem Anderen – durch die Gestalt, aber auch durch die Blicke dieser Anderen geprägt wird. Er betont eine Dualität des Blickes: der Schautrieb als Aspekt der Sinnlichkeit und der Macht. »In der Antike steht die Gestalt der Medusa für diesen Zusammenhang, sie ist die schlangenhaarige, sinnlich machtvolle Frau, die mit dem Blick herrscht, aber es ist ein Blick, der die Männer [und die Frauen, Anmerkung GH] zerstört, sie versteinert und erstarren lässt« (S. 449). Laut Braun (2009) war die Schlange lange Zeit ein Symbol für Weiblichkeit, verbunden mit dem zyklischen Zusammenhang von Tod und Wiederkehr: Schlangen verschwinden und kehren wieder in und aus den Ritzen des Felsens, metaphorisch hinab und hinauf aus dem Totenreich. Sie können sich zu einem Kreis schließen, ihr Ende in ihrem Maul aufnehmen: ein altes Symbol der Unendlichkeit. So wird nachvollziehbar, warum das Bild der Medusa eine kraftvolle Frau in ihrer weiblichen Potenz darstellt – und dafür geköpft werden muss (Beard, 2018). Auch in der Psychoanalyse?

Um der Frage weiter nachzugehen, wie und ob der schwangere/weibliche Körper durch die Augen der Psychoanalyse gesehen wurde/wird, kann aufbauend auf dem gerade Besprochenen argumentiert werden, dass im Allgemeinen Schwangerschaft von Anbeginn der Psychoanalyse einerseits als krankheitswertig bzw. gleichzeitig auch als Teil des Alltags (S. Freud, 1911,

1909a) bezeichnet wurde, oder als etwas, dass Fantasien auslöst (Klein, 1975) bzw. ein zwar typisch weiblicher, allerdings stark mit Masochismus aufgeladener Zustand ist (Deutsch, 1948). Jedoch fällt auf, dass die prokreative Bedeutung/Symbolisierung auf eigentümliche Weise gleichzeitig kurz aufgezeigt und verschwiegen wird. Der psychoanalytische Blick, an sich schon zurückgenommen, scheint getrübt, so als würde das Denken an den Bäuchen der Schwangeren abgleiten. Schwangerschaft wurde seit mehr als 100 Jahren in der kreativen, produzierenden Bedeutung, die ihr innewohnt, weitestgehend übersehen und wenig theoretisiert. Hierzu passend merkt Küchenhoff (2007) an:

> »Die erste Gefahr, die das Wechselspiel des Blickkontakts in Frage stellt und irritiert oder verunmöglicht, geht von der Lust beim Schauen, dem Schautrieb aus. Wenn dieses triebbeladene Schauen tabuisiert ist, wenn die im Sehakt verbundene Aneignungstendenz oder wenn die visuelle Aggression stark abgewehrt werden muss, dann kann Psychopathologie entstehen« (S. 453).

Im Allgemeinen ist z. B. das symbolische Bild eines Gefäßes/Containers (Bion, 1962) so populär, so häufig vorkommend, ob schriftlich in Artikeln oder mündlich in Supervisionen als Konzept, dass es aber bislang letztlich in seiner üblichen Anwendung ohne den Begriff des Uterus oder Mutterbauches auskommt. Jedoch: Analytiker_innen werden gefüllt bzw. lassen sich füllen mit Geschichten, inneren Szenen, Emotionen, Bedürfnissen, Begehren, Fantasien, … von Patient_innen. Manchmal bewahren Analytiker_innen Wissen für lange Zeit in einem therapeutischen Prozess in sich, gehen sozusagen auch schwanger mit einem Gedanken oder Gefühl, warten auf den richtigen Zeitpunkt, an dem eine Deutung geboren/ausgesprochen werden kann. Bions Theorie löst Bilder von EineR-in der/im-Anderen aus, vom In-sich-tragen-bis-es-reif-Ist, vom nährenden Wiedergeben in vorgekauten, den Patient_innen fassbaren Portionen. Zudem, Benjamin (2002) folgend, legen die aktuellen Theorien über die Entstehung wie auch den Gebrauch des analytischen Raumes nahe, dass eben dieser Container das »Selbst hält und ihm Kohärenz verleiht und symbolisches Denken überhaupt erst ermöglicht« (S. 46). Außerdem bedingt der Entwicklungsschritt, sich eine körperliche Erfahrung auch symbolisch oder metaphorisch erfassbar zu machen bzw. zu verstoffwechseln, so Benjamin (2002, S. 47), vorangehend eine hinreichende Fähigkeit, den eigenen

Körper zu verstehen, benennen und regulieren zu können. Es braucht also das Denken, Spüren, Sein im/in Körper/n.

Ein Container ist jedoch, abgesehen von Bions Konzept, als Begrifflichkeit eng verwoben mit Assoziationen von z. B. Metall, eckig (raumoptimierend), funktional, abgeschlossen, zur Verfügung stehend, passiv. Ein Container selbst hat keine Kommunikationsmöglichkeiten. Was macht das mit dem Denken, mit Zugänglichkeiten zu inneren Bildern in Psychoanalytiker_innen? Dennoch bezeichnet Bion (1962) aber, um sein Modell einzuführen, in symbolischer Weise das Zeichen für Weiblichkeit für den Container und das der Männlichkeit für den, die oder das Containte (S. 98). Die Möglichkeit, den mütterlichen Raum oder Behälter, den mütterlichen Körper, den Frauenkörper für wahr zu nehmen, denken und folgend schreiben zu können, wird, wenn überhaupt, dann in einer Anspielung auf die sogenannte genitale Sexualität formuliert.

Im psychoanalytischen Kontext muss also, auf die schlichte Begrifflichkeit bezogen, jedes Mal die Denkleistung erbracht werden, den eckigen, metallischen Container mit Rundem, Organischem in Zusammenhang zu bringen und gleichzeitig abzuspalten. »Containen« verweist im psychoanalytischen Verständnis auf mütterliche Funktionen des Haltens, Nährens, Kommunizierens. Eigentlich doch verwunderlich. Gerade in der Psychoanalyse, wo es zentral ist, das, worum es geht, möglichst beim Namen zu nennen – wird hier auf einer sprachlichen Ebene genau das gemeinschaftlich konsequent vermieden, wodurch es zu Irritationen, Spannungen und Abwehrleistungen kommen kann.

Psychoanalytiker_in sein bedeutet jedoch darüber hinaus, den Patient_innen eine sichtbare, zwar lebendige, aber doch bestimmte Form/Oberfläche zu sein, durch und an der sie sich, falls zutreffend, sich verändernd, anders, erleben können. Diese Oberfläche, vielleicht auch diffundierende Grenze, zu bilden braucht Jahre, um das jeweils stimmige Maß an Echtheit, Emotionalität und Zurückhaltung für den_die Psychoanalytiker_in selbst wie auch im Zusammenhang mit den Patient_innen zu erlernen. Und dann steht aus dieser gewohnten Oberfläche ein schwangerer Bauch heraus. Nicht einfach mehr ein Körper in seiner scheinbaren Klarheit/Unsichtbarkeit hinter der Couch, sondern zwei Körper in einem – eine gänzlich andere Form, eine gänzlich andere Bedeutung. Daraus ist zu schlussfolgern, dass im Falle einer schwangeren Psychoanalytikerin nicht nur eine Transformation (in) der Psychoanalytikerin stattfindet – sie muss sich in ihrer Identität als Psychoanalytiker_in auch mit dem Bruch der Tradition der

Abstinenz auseinandersetzen. Sie wird nicht nur sichtbarer, auch ihr Blick verändert sich, da sie sich neuen oder für sie nicht alltäglichen Veränderungen ausgesetzt sieht und damit sich nicht nur der Blick der Patient_innen auf sie, sondern auch ihr Blick/Erkennen auf die Patient_innen, wie auch auf/in sich selbst verändern kann. Wenn aber, um noch einmal Brauns (2009, S. 73) Worte zu Hilfe zu nehmen, »verneintes Wissen mit Unwissen gleichgesetzt« werden kann und dies besonders für die Besetzung des prokreativen weiblichen Körpers gilt – so wird deutlich, wie konfliktbeladen Schwangerschaften hinter der Couch und in der Folge auch das sich daraus ergebende Theoretisieren dieses Zustandes gewesen sein können bzw. noch sind.

Ogden (1985), wegweisend und erhellend durch seine Art zu erkennen und zu formulieren, schrieb die Idee nieder, dass Bedeutung mit dem Anwachsen von Differenz entsteht:

> »The differentiation of symbol, symbolized, and interpreting subject creates the possibility of triangularity within which space is created. That space between symbol and symbolized, mediated by an interpreting self, is the space in which creativity becomes possible and is the space in which we are alive as human beings, as opposed to being simply reflexively reactive beings. This is Winnicott's potential space« (Ogden, 1985, S. 133).

Die Tatsache, dass es in der euklidischen Geometrie drei Punkte braucht, um Space, also Raum oder, um genau zu sein, eine Fläche zu definieren –ist doch eigentlich ein Gedanke aus der Mathematik, oder? Findet sich hier die Sprache des (vermeintlich) Rationalen (zugeschrieben: männlichen?) versus die Sprache des Organischen (zugeschrieben: weiblichen?)?

Bereits Winnicott (1971) und später dann Ogden (1985) greifen damit die Idee von einem potenziellen Raum (»potential space«) auf, der zwischen Mutter und Kind entsteht, wenn eine Veränderung im »state of mind« von einer Kind-Mutter-Einheit hin zu einem Kind-und-Mutter-Zustand stattfindet, der gesund ist. Dieser Platz ist aber immer potenziell, denn er beinhaltet das »Paradoxon« (Ogden, S. 132), dass Kind und Mutter eins sind, aber auch, dass Kind und Mutter zwei sind – genau wie während einer Schwangerschaft. »Paradox« bedeutet aber laut duden.de (2021) entweder einen (scheinbar) unauflöslichen Widerspruch in sich – oder es bezeichnet etwas sehr, sehr Merkwürdiges, wenn nicht Abwegiges. Kann es sein, dass Schwangerschaft im psychoanalytischen Denkraum so weit im Abseits ist? So weit, dass selbst jemand wie Ogden, der so bereichernde, nährende und Raum eröffnende Ideen für viele niedergeschrieben hat[9] – einige seiner Texte finden sich unter den am häufigsten zitierten im psychoanalytic electronic publishing (pep-web, der Datenbank für psychoanalytische Publikationen) – über sie hinweggleitet, als wäre es Eis zum Schlittschuhlaufen?

Was nun also, wenn dieser »potential space« unbewusst (?) auf den potenten Mutterbauch verweist? (Oder: vom Mutterbauch auf Mutter Erde?). Wenn der »potenzielle Raum« anders gelesen auch ein Verweis auf den Zustand der Schwangerschaft, des Mutterbauches ist? Die Bewegung aus der Mutter-Kind-Symbiose hin zur Dualität von Mutter-und-Kind benötigt, argumentiert Ogden, die Dialektik der inneren Fähigkeiten des Verschmolzen-Seins, wie auch die der Getrenntheit von der Anderen, ein lebenslanger Prozess in Richtung Integration (T. Ogden, 1985). »Potential space« ist, Ogden (1985) folgend, wichtig für die Entwicklung von Symbolisierungsfähigkeit, wie auch Subjektivität. Dieser »potential space« ist zuerst zwischen Mutter und Kind und verlagert sich dann in das sich entwickelnde Kind. »Dialektik« kann hierbei, gemäß duden.de, als »philosophische Methode, die die Position, von der sie ausgeht, durch gegensätzliche Behauptungen infrage stellt und in der Synthese beider Positionen eine Erkenntnis höherer Art zu gewinnen sucht« gelten (duden.de, 2021). »Gegensätzlich« ist in Bezug auf den Zustand einer Schwangeren hier aber infrage zu stellen. Den Zustand einer Schwangerschaft, also zugleich zwei und eine sein, als paradox oder gegensätzlich zu bewerten, gemessen z. B. am historischen Bestehen dieser Seins-Form oder auch an der Häufigkeit, ist doch eigentlich wahrhaft als paradox zu bezeichnen.

Mazzoni (2002) bemerkt diesbezüglich treffend, dass – gerade in einer Wissenschaft wie der Psychoanalyse, in der es so viel um das Sprechen geht – es schmerzlich ironisch anmutet, im allgemeinen Sprache »Muttersprache« zu nennen (S. 51) – so hat doch zumindest Freud als mächtiger Erster mehr eine Vatersprache verwendet: In der psychoanalytischen Theoriebildung überragt und vereinnahmt der Phallus/das Phallische das Organische der mütterlichen Höhle, des mütterlichen Bauches. Im Versuch, »primäre Weiblichkeit« (Goodman, 2019, S. 88) – zuerst »nur« in der Praxis, noch nicht in der Theorie gedacht – zu hören (hören, was nicht gesehen wird),

9 Ogden selbst ist auch Verfasser von Romanen und ist der Prosa als nichtwissenschaftlichem Schreibstil nahe (Read, 2017).

bemerkt sie, dass es die Bereitschaft braucht, sich den psychoanalytischen Boden unter den Füßen wegziehen zu lassen. Nur so, schreibt sie, kann sich neues Wissen und Verständnis aufbauen und verwurzeln. »We learned firsthand what it meant to confront internal prejudies stemming from identifications, conscious and unconscious, that had taken place« (S. 88).

Die psychoanalytische Oberfläche wird üblicherweise (zumindest beim liegenden Setting eindeutig) weniger über die Augen als über die Ohren abgetastet. »Das Setting der psychoanalytischen Kur privilegiert den Hörgegenüber dem Sehraum«, bemerkt hierzu auch Küchenhoff (2007, S. 458f.) treffend und argumentiert weiter, dass dies dazu beitragen soll, »überstarke Identifizierungen, die mit dem optischen Eindruck von anderen zusammenhängen, zu relativieren und neben optischen Identifizierungen andere (akustische) Assoziationen aufkommen zu lassen.« Es gibt also per se ein Bemühen in der Praxis des psychotherapeutischen Arbeitens, den Blick ob seiner Definitionsmacht nicht allzu mächtig werden zu lassen.

Mit dem »Hören des Psychischen« vor dem »Abhören des (erkrankten) Körpers«, das heißt als physische Berührungen der Behandelnden erweitert bzw. ersetzt wurden durch psychische Interaktion, konnte Freud die Kraft von Psychoanalyse zu entdecken beginnen. Die Wirksamkeit dieser Methode beruht aber, gemäß Didier Anzieu (1996), auf das Hineingreifen in die eigene Geschichte. Sie beruht auf emotionalem Interagieren sowie dem Symbolisieren bzw. Symbolisierbar-Machen dessen, was früher, bevor es verdrängt wurde, Inhalt von körperlichem Berührungsaustausch (wie auch anderem sinnlichen Austausch, z.B. Blicke, Geräusche, Gerüche ...) war. Autonomie entsteht aber, nach Benjamin (2002), wenn ein Subjekt sich in einem Diskurs wiederfindet, der ermöglicht, sich in »Komplementaritäten« (S. 29) einzubetten: die Trennung von Körper und Geist, Subjekt und Objekt, aktiv und passiv, rational und irrational etc. Derlei Kategorien geben Sicherheit, Grenzen und Orientierung – sind aber immer Vereinfachungen einer viel komplexeren und oftmals irritierenden Wirklichkeit. Im Versuch, sich in diese Welt zu weben, wird mit der Zeit oft eine dieser Vereinfachungen als »zu« wahrhaftig angenommen. Zusätzlich werden häufig die jeweils entwerteten Seiten abgespalten. Da in diesen Paaren die abgewertete Seite historisch assoziativ sehr häufig mit Weiblichkeit verbunden ist – musste folglich Weiblichkeit abgewehrt und verdrängt werden. Auch Sehnsucht nach Abstraktion, nach Freiheit, nach vollständiger Kontrolle und Potenz, ist durchaus verständlich: Wie viel verführerischer ist es, alles sein oder haben zu können, anstatt sich mit dem eigenen in der Zeit verhafteten Körperlichen auseinanderzusetzen.

Gentile (2017) geht bezüglich des Blickes bzw. dem Sichtbar-Sein/-Gemacht-Werden weit über die behütete Situation einer psychoanalytischen Praxis hinaus und setzt es in einen politischen Kontext: Sie vermutet, dass hinter der aktuell wachsenden Misogynie bzw. in den angeheizten Diskussionen, wo jemand geboren wurde (Stichwort Flüchtlinge), letztlich eine verdeckte Debatte um den eigentlichen (sichtbaren) Geburts*ort* der Menschen liegt: den Körper einer Frau.

4.3 Plastizität und Faszination

Obwohl es augenscheinlich ist und einfach klingt, ist doch nach wie vor eine wichtige und potenziell problematische Komponente der Erfahrungen, die Mädchen machen, einen weiblichen Körper zu haben (Balsam, 2012). Unter anderem kann sich diese Erfahrung über den Akt des Sehens, des Sich-Vergleichens mit anderen Mädchen/Frauen/Müttern angeeignet werden. Die Faszination von Frauen, andere Frauen anzusehen, mit oder ohne verhüllenden Stoff, in einer Vielzahl an Magazinen, im Internet oder Fernsehen, kann so auch als ein Hinweis auf diese Sehnsucht verstanden werden: den eigenen Körper besser zu verstehen, bzw. anzunehmen. Andererseits sind undichte Körper, die inkontinent sind, blutend/menstruierend, stillend, furzend, schwitzend, Sekrete der Lust produzierende Körper, »identity-marked bodies«, wie Fahs (2020, S. 141) bemerkt. Wie bereits erwähnt, werden Frauenkörper, verglichen mit Männerkörpern, oft als Abjekte (Kristeva, 1982), als ekelhaft, widerlich oder unsauber konnotiert. Wer möchte schon ein Abjekt sein? Goodman (2019) betont hier ein weiteres Mal, dass Ängste bezüglich des weiblichen Körpers wie auch die Abwertung von Frauen transgenerational weitergegeben werden. Spannungen bezüglich des eigenen weiblichen Körpers führen bei vielen Frauen zu einem mehr oder weniger dauerhaften Zustandes des Betrauerns, keinen »perfekten« Körper zu haben/kein solcher Körper zu sein. Ihr Körper ist ständig im Bewusstsein, jedoch bei gleichzeitigem ständigem Bemühen, wie Fahs (2020) beobachtet, die abgewerteten Qualitäten des Körpers durch intensive Pflege, erhöhte Aufmerksamkeit, die äußerste Schicht betreffend, bis hin zu Selbsthass, Essstörungen oder ein verschobenes Körperbild unter Kontrolle zu bringen.

Nach wie vor sind fantasierte Ängste bezüglich des weiblichen erotischen – und auch prokreativen – Körpers gesellschaftlich hoch präsent. Diese Ängste verlagern sich vom weiblichen Körper auf den Geist – mit fatalen Folgen: Millionen Mädchen weltweit wird auch in unserer Zeit verwehrt, in die intellektuelle Welt einzutreten, indem sie nicht zur Schule gehen dürfen, sondern heiraten und Babys produzieren müssen. Zu viele müssen Verstümmelungen ertragen, mit denen ihnen ihre sexuelle Lust genommen wird. Frauen, bemerkt Goodmann (2019) schließlich, werden ständig aufgefordert, ihre Körper zu verhüllen oder sich stereotypisch übersexualisiert zu zeigen.

Auf einer gesellschaftlichen Ebene kann der sogenannte Frauenkörper als ein Widerspiegeln der Bedeutung der (Ver-)Formbarkeit wie auch Offenheit oder Durchlässigkeit von weiblichen Körpern verstanden werden. Das eigene weibliche Körperliche – von innen heraus oder von außen über den Weg der Identifikation mit der Mutter oder anderen nahen weiblichen Bezugspersonen – positiv aufzuladen, ist nicht immer möglich. Mit Ceccoli (2000) treffen Frauen manchmal die Wahl, sich durch die Augen eines Anderen – eines männlichen Anderen – zu sehen. Balsam (1996) postuliert, dass zusätzlich zur erotischen Komponente oder zur Konkurrenz um den gewünschten Partner (oder die Partnerin) dieses Beobachten und Vergleichen von Frau zu Frau auch stark mit unbewussten Fantasien rund um Schwangerschaft verbunden ist. Sie betont, dass sich wahrscheinlich alle Mädchen irgendwann einmal fragen, inwieweit ihr Körper wie der ihrer Mutter ist – was auch in eine Zukunft, der sich ändernden Körperformen verweist. Balsam (2012, 2003a) betont weiter in diesem Zusammenhang, dass gerade der geschwollene große Bauch einer schwangeren Mutter speziell für kleine Mädchen ein eindrückliches Bild ihrer Zukunft sein müsste. Üblicherweise wird dieses Bild als Referenz verwendet, »wie es einmal sein wird, eine Mutter im Sinne von versorgend, haltend, etc. zu sein« – und damit fällt die Bedeutsamkeit des Körpers, nicht nur in der Psychoanalyse, an sich weitestgehend unter den Tisch (Balsam, 2003a). Die Desintegration des weiblichen Körpers in Frauen und Männern, betont Wrye (1994), verformt deren Möglichkeiten, zu begehren – und wird auf vielfältige Art und Weise vermittelt. In diesem Zusammenhang zeigt Wrye (1994) auf, wie in Narrativen Weiblichkeit trivialisiert wird sowie mit Schmutz, Gestank (riechende Vagina) und Dunkelheit in Verbindung gebracht wird, und wie die Fähigkeit der Frauen, zu menstruieren und Kinder gebären zu können, ihnen zum Problem am Arbeitsplatz gemacht werden kann, sich in ungleicher Bezahlung und der sogenannten gläsernen Decke widerspiegelt. Die Fähigkeit, schwanger zu werden, als anschauliches wie auch eindeutiges Zeichen von Weiblichkeit, bleibt oft ungelebt, geht es um Macht, öffentlichen Erfolg und Karriere.

> »As long as women's power remains, for many women, more albatros than talisman, I fear that women will be caught in an undertow of negation, particularly when the journey takes them away from the domestic domain and into the world. The still tragic truth is that, for too many women, power in the world, power in the domestic world, and power in the psychic world are deeply awry«,

schreibt Harris (2002, S. 293) noch vor gut 20 Jahren.

Aufgrund der Präsenz von Schönheits- oder Attraktivitätsattributen, die berücksichtigt werden können/sollen, schreibt Schäfer (1999), liegt die Vermutung nahe, dass sich Frauen fast zwingend mit ihren Körpern bzw. dem spezifisch Weiblichen daran auseinandersetzen. Überraschend ist, so Schäfer weiter, dass dieses Bewusstsein und manchmal erforderte vermehrte Pflege (z.B. aufgrund des Menstruationszyklus) nicht unbedingt eine libidinöse Besetzung des Köpers über die Äußerlichkeit hinaus erwirkt und eine positive innere Bezogenheit zum Körper häufig fehlt. Viele Frauen (und Männer) legen sehr viel Wert auf die äußere Pflege ihres Körpers und beziehen Sicherheit daraus. Jedoch bedeutet diese Aufmerksamkeit nicht unbedingt, dass diese Frauen auch ein »lebendiges In-Beziehung-Treten mit dem eigenen Körper als Ganzes bzw. der eigenen Weiblichkeit« (Schäfer, 1999, S. 21) leben, wobei sie dies oft aber ersehnen. »Wir leben in einer Welt, die den unwirklichen weiblichen Körper anbetet und echte weibliche Macht verachtet«, bemerkt hierzu Penny (2013, S. 45) pointiert.

Ein (unbewusstes) Misstrauen unserer Zeit gilt, beobachtet auch Orbach (2012), unkontrollierbaren Körpern – sie müssen folglich diszipliniert werden bzw. angepasst sein. Orbach (2012) betont in diesem Zusammenhang zudem, dass mehr und mehr (heterosexuelle, sich in einer Partnerschaft befindende) Frauen in ihren Mitdreißigern schon »vorsorglich« die künstliche Befruchtung wählen – noch bevor Fruchtbarkeitsprobleme auftauchen. Dieser Trend (ohne medizinische Notwendigkeit) gelebte Sexualität zu umgehen, während der Anblick übersexualisierte Körper im Alltag nicht zu vermeiden ist, zeigt eine brennende aktuelle Ambivalenz bezüglich Körper, Kontrolle und Macht auf.

Ein neuer und immer öfter auftauchender Begriff im Zusammenhang mit Körper und Schwangerschaft bzw. Geburt, ist der sogenannte After-Baby-Body. Damit ist eine umgangssprachliche Bewertung des Aussehens von Frauen kurz nach einer Geburt gemeint und die Schnelligkeit, mit der eine ideale Figur wiedererlangt werden soll (ebd.). Angestrebt wird heute mit immer intensiveren Mitteln eine Schwangerschaft, die keine Spuren hinterlässt – besonders deutlich bei Frauen, die in der Öffentlichkeit stehen (und oft als Vorbilder wahrgenommen werden): Am fünften Tag nach einer Geburt schon wieder moderieren, nach drei Wochen wieder am Laufsteg, im Parlament usw. – und dabei aussehen und sich geben als wäre »nie etwas geschehen«. Dem eigenen Körper Zeit zu geben, sich zu regenerieren oder sich selbst mit dem Neugeborenen kennenzulernen, verstehen zu lernen, welche Bedürfnisse es hat und wie es ausdrückt, müde oder hungrig zu sein – all das scheint in den Hintergrund zu rücken. Wichtig erscheint aktuell möglichst schnell einen Körper wiederzubekommen, der aussieht, als wäre die Frau nie schwanger gewesen.

Schwanger zu werden bedeutet auch dick zu werden, zumindest um die Körpermitte herum. »Dünn sein zu propagieren ist eine ideale Methode, um starke Frauen zu kontrollieren, die an der Schwelle zur Selbstbefreiung stehen, denn Essstörungen sind insofern ungewöhnlich, als dass sie eine politische und kulturelle Funktionsstörung mit tiefer physiologischer Wirkung darstellen«, betont Penny (2013, S. 54). Im Zusammenhang mit Essstörungen schreibt sie außerdem: »Es ist leichter, ein Zeichen zu werden, als zu versuchen, etwas zu bezeichnen. Letztlich ist es leichter zu sterben« (S. 53). Penny (2013) verweist damit auf eine Verwirrung von Symbolisiertem und Symbol. Auch Schaeffer (2002) argumentiert diesbezüglich, dass Anorexie oder Bulimie ursprünglich mit der Angst vor weiblichen Körpern verbunden sind, Körpern, die sich öffnen und schließen, die in konstanten Veränderungen sind. Sie verweist in Bezug auf Essstörungen auf eine inadäquate Integration von Introjekten im Zusammenhang mit maternaler und erotischer Weiblichkeit. Sie betont zudem, dass gerade bei adoleszenten jungen Frauen auch Schwangerschaft eine Sehnsucht danach bedeuten kann innerlich gefüllt zu sein und sich gleichzeitig zu verschließen. Gentile (2011) zeigt ebenfalls auf, dass Frauenkörper letztlich immer »pure and pious« (S. 46) zu sein haben – und dünn. Selbst in der Schwangerschaft ist das Einzige, was anschwellen darf, der Bauch.

Immer mehr Frauen hungern während ihrer Schwangerschaften, um nicht zu viel zuzunehmen, betont Orbach (2012) und zeigt, wie auch Raphael-Leff (2015), auf, dass Babys dieser Frauen gefährdeter sind, übergewichtig zu werden. Die Bedeutungen, mit denen neue Techniken wie Leihmutterschaft, In-vitro-Befruchtungen usw. aufgeladen werden, verweisen, gemäß Notz (2015), eher auf die »Tatsache, dass es bei der Nutzung der heutigen Möglichkeiten wieder oder immer noch um die Vereinbarkeit von beruflichem Erfolg und Kinderwunsch, Selbstoptimierung und um individuelle Ausnutzung von Arbeitskraft im Interesse des Kapitals geht und nicht mehr um die Befreiung der Frauen als Kollektivsubjekt« (S. 116). Hier scheint doch erwähnenswert, dass fast ausschließlich US-amerikanische Psychoanalytikerinnen bzw. vereinzelt auch Psychoanalytikerinnen aus Großbritannien über Schwangerschaft schreiben. Wo doch gerade in den USA der Mutterschutz viel weniger bis fast gar nicht gesichert und gesetzlich verankert ist, also viel schlechtere Bedingungen im Gesundheitssystem vorgefunden werden, als z. B. in Österreich.

Ein Credo der heutigen Zeit besagt also, dass ein guter Körper ein Körper ist, der sich nicht ändert (Orbach, 2012). Damit ist der ideale, jugendliche, glatte und schlanke Körper bis ins hohe Alter gemeint. Hier erwähnt Anne Zachary (2018) in The Anatomy of the Clitoris, dass es 15 (!) Jahre gebraucht hat, bis sie ein psychoanalytisches Paper, das die Menopause zum Thema hatte, publizieren konnte. Menopause verweist nicht nur auf weibliche Sexualität bzw. Potenz, sondern noch viel mehr auf ein Ende der weiblichen körperlichen Fruchtbarkeit, auf das Altern hin. Scheinbar brandgefährliche Themen, die für lange Zeit in die scheinbare Bedeutungslosigkeit/Unpublizierbarkeit/Unsichtbarkeit abgeschoben wurden. Daher ist es nach wie vor ein immer noch bzw. immer mehr präsentes und hoch relevantes gesellschaftliches wie psychoanalytisches Thema, den eigenen Körper »im Griff« zu haben: ob durch Diäten, Schönheitsideale, Operationen oder Make-Up, ob in der Mode, Religion oder Kunst: FrauenKörper sind geformt, trainiert und beeinflusst von den vorherrschenden historischen Formen von so genannter Weiblichkeit oder Männlichkeit (Bordo, 1993). Penny (2013) zeigt diesbezüglich auf, dass Körper, die an diesem Credo allzu deutlich kratzen, häufig massive Aggressionen auslösen: Transsexuelle Frauen berichten besonders häufig von Marginalisierung, Bestrafung, Verachtung bzw. Bedrohungen, die sie erleben. TransFrauen, wie auch Prostituierte, werden erschreckend häufig ermordet. Frauen, betrachtet man aktuelle pornografische Darstellungen (besonders im Mainstream hetero/sexualisierten Kontext für Männer), haben meist Brüste, die aussehen, als wären sie prall von Milch (mütterlich nährend), aber gleichzeitig die Vagina eines vorpubertären Mädchens (glatt und verschlossen). Auch stellt Solint (2015) ernüchternd fest, dass die häufigste Todesursache einer schwangeren Frau in den USA – ihr Ehemann ist. So scheint es auch kein Zufall zu sein, dass z. B. schwangere Prostituierte über Jahrhunderte bei Freiern besonders begehrt waren und sind (Yvonne Knibiehler in Mazzoni, 2002, S. 114). Es scheint, dass Menschen, die mit ihren Körpern Sexualität oder weibliche Potenz überspitzen oder repräsentieren, die »Mechanismen offenlegen, mit denen der moderne Panzer des Geschlechterkapitals mit seiner Macht über die Frauen erhalten wird« (Penny, 2013, S. 89). So stellt sich mit Mazzoni (2002) schließlich die Frage, inwieweit (männliches) Begehren (in den oben erwähnten Zusammenhängen) mit einer Perversion gleichzusetzen ist. In jedem Fall zeigt es aber die Brisanz des Themas veränderbare Körper/Schwangerschaft auf.

Schwangerschaft oder das Potenzial, schwanger werden zu können/zu sein, bewirkt nicht nur in Männern Aggressionen. Welldon (1988) argumentiert, dass hinter der Idealisierung von Mutterschaft sich der »maternal abuse« und daher auch die Art und Weise weiblicher Perversion verbirgt. Für sie bedeutet eine schwerwiegend missbrauchende Mutter eine Form weiblicher Perversion. Welldon (1988) identifiziert sowohl eine psychische als auch eine soziologische Ätiologie und erwägt, dass der Unterschied zwischen dem Akt der männlichen oder weiblichen Perversionen im Ziel bzw. ihrer Absicht liegt. Während sich bei Männern der Akt gegen ein äußeres Partialobjekt richtet, so zeigt er sich bei Frauen nach innen gerichtet: gegen den weiblichen (eigenen) Körper, oder gegen Objekte, die sie als von sich heraus entstanden verstehen: ihre Babys. Die perverse mütterliche Haltung, so Welldon, manifestiert sich im Wunsch nach Verschlingen, Entmenschlichung/Entseelung, Überfällen und der Kontrolle und den Verstrickungen über und mit den eigenen Kindern. Die perverse Frau/Mutter fühlt sich so, als hätte sie nie eine eigenständige Person werden können/dürfen. Sie hat einen hartnäckigen Glauben entwickelt, nur ein Partialobjekt ihrer Mutter zu sein – ein wichtiger, aber fast undefinierbarer Teil im Leben ihrer Mutter, oder sie fühlt sich ungewollt, unbegehrt und ignoriert – und wechselt irgendwann vom Opfer zur Täterin (ebd.).

Es kann also angenommen werden, dass die Bedeutung der Plastizität des weiblichen Körpers auch als Bedrohung erlebt wird, die latente wie manifeste Aggression auslöst. »Die Furcht vor dem weiblichen Fleisch und Fett ist die Furcht vor der weiblichen Macht, der sublimierten Macht der Frauen über Geburt und Tod, Schleim und Sex«, postuliert auch Penny

(2013, S. 63) und hebt zudem hervor: »Die Drohung, das patriarchale Geburtsrecht könne durch die Gleichstellung der Geschlechter ›verschlungen oder erstickt‹ werden, manifestiert sich in der Furcht vor dem weiblichen Fett« (Penny, 2013, S. 64), und weiter: »Nach wie vor wird von Frauen ziemlich wörtlich erwartet, dass sie sich selbst verleugnen, dass sie ihr Menschsein auslöschen und die Bedürfnisse des Körpers und den Hunger der Seele nach Transformation aufgeben« (Penny, 2013, S. 66). Wie Sprache konstruiert und verwendet wird – auch in vielen Theorien zu Sex und Gender –, bemerkt Balsam (2019), wird nach wie vor bewusst wie unbewusst von Sexismus mitbestimmt. Auch die Auswahl der Theorien und Zugänge einer Psychoanalytikerin_eines Psychoanalytikers, die sie/er für sich und ihre/seine Arbeit nutzt, unterliegt diesem systematischen Fehler, betont sie weiter, wie auch, dass manche dieser Mythen nach wie vor als Wissen postuliert werden. Balsam (2015a) bemerkt hierzu passend:

> »This is thus one of those consistent inconsistencies of analytic life. As a subculture, we analysts are still romancing this myth, which really originated as a dream dreamt by our father/leader. Our professional identities are perhaps consolidated by our loyalty to it« (S. 561).

Hier mag aktuell noch für den deutschsprachigen Raum in Bezug auf Schwangerschaft bzw. prokreative, weibliche Potenz Benjamins Kritik gelten (2002, S. 29), dass in diesem Zusammenhang »die Psychoanalyse die Spaltungen, die sie zu analysieren bestrebt ist« nach wie vor »reproduziert« (S. 29). Betrachtet man die Geschichte der Psychoanalyse mit ihrem Bestreben, sich aus der Medizin herauszulösen, um eine eigenständige Fachrichtung zu werden, wird die lange Zeit starke Betonung des psychoanalytischen Denkens und Forschens als Opposition von Körperlichkeit nachvollziehbarer (Balsam, 2012). Aus der Kritik an der Freud'schen Triebtheorie konnten postmoderne, konstruktivistische Erklärungen für Sex und Gender entwickelt werden – die aber Körperliches, Körper weitestgehend umgehen und ignorieren. Jedoch konnten sich, Balsam (2019) folgend, durch diesen Verzicht auch Strömungen wie die relationale Psychoanalyse entwickeln. Aus dem Körperlichen ins Sprechen zu kommen, das »Unausgesprochene auszusprechen, die symptomatischen Gesten des Körpers in Sprache zu übersetzen, ist jedoch unmittelbar die erste Lektion, die uns Freuds und Breuers Werk erteilt«, schreibt Benjamin (2002, S. 30): Frauenkörper sprechen zu lassen und ihren Ausdruck in Worte zu übersetzen, war die Geburt der Psychoanalyse. Auch Koellreuter betont noch 2000: »Das Thema der Unterdrückung der Homosexualität zeigt in der Psychoanalyse ähnliche Dimensionen wie die Ausblendung einer spezifisch-weiblichen Entwicklung« (S. 95). Und weiter: »Obwohl sich an manchen Orten einiges zu lockern beginnt, bleibt doch festzustellen, daß das Homosexualitätstabu weiterhin seine Auswirkungen zeigt, gerade auch in feministischen Konzeptionen« (S. 95). Und nach wie vor kann für die deutschsprachige Psychonanalyse gefragt werden: Wo, in welchen Texten, taucht der schwangere, auch: sich verändernde, Körper auf, signifikant und präsent? Bezugnehmend auf Sex- und Gendertheorien im psychoanalytischen Denkraum zeigt Balsam (2019) auf:

> »our theories lack cohesion in this arena, and lag very much behind our clinical dealings and potential for new clinical exporations, which are thus understudied, underreported, and therefore under-theorized. For example, we are still very vague about the different ways that little girls develop psychologically into mature sexual beings; the relationship of their vareieties of gender portraits to baby-making; the pathways for the choices of sexual partners; different ways of mothering and being mothered; the routes to the choices of differing career paths; grandparenting and adaptions to ageing« (S. 13).

Allgemein scheint in der psychoanalytischen Forschung noch nicht klar zu sein, ob Körperbewusstsein oder -wahrnehmung ein Weg zur genaueren Wahrnehmung der eigenen Affekte oder eher ein Flüchten davor ist (Balsam, 2012). Je weniger Mädchen und Frauen jedoch über ihren Körper und die Vorgänge und Möglichkeiten darinnen wissen, umso größer ist die Wahrscheinlichkeit, dass sie Konversionsstörungen entwickeln – einer der eindrucksvollsten ursprünglichen Beobachtungen der psychoanalytischen Forschung. Nach wie vor ist in Ländern mit weniger guter medizinischer Versorgung und schwierigem Zugang zu Bildung zu beobachten, dass es eine deutlich höhere Anzahl an Scheinschwangerschaften bei jungen Mädchen gibt als in Ländern wo Aufklärung bezüglich Weiblichkeit, Sexualität sowie eine breitere Rollenübernahme von Frauen aufgrund ihres Zugangs zu Schulen und Universitäten freier und möglicher ist (Hustvedt, 2018). Scheinschwangerschaften sind ein eindrucksvolles Zeichen für die Macht des Geistes, intensive Wünsche, Fantasien oder Erwartungen in manifest Körperliches übergehen zu lassen. Die alte Frage nach den Zusammenhängen, Überschneidungen und Unterschiedlichkeiten von Körper und Geist jedoch, diese Debatte wird heute, nach wie vor, kaum anders als im 17. Jahrhundert, geführt (Hustvedt, 2018; Balsam, 2003a).

»Woraus bestehen Gedanken? Woher kommen sie, wenn nicht aus unserem Körper?«, fragt Siri Hustvedt (2018, S. 17) so auch schließlich in ihrer Essaysammlung Die Illusion der Gewissheit, in der sie sich mit Körper-Geist-Bewertungen auseinandersetzt. Entspringt der Geist tatsächlich unseren Gehirnen? Es macht oftmals Unbehagen, wird vom Gehirn als ein glitschiges, nasses Organ gesprochen (ebd.). Gewohnter ist von diesem Organ zu sprechen als »speicherndes Zentrum«, das romantische Sehnsüchte entstehen, berührbare scheinschwangere Bäuche wachsen lässt – oder Menschen lähmen, erblinden oder plötzlich ergrauen lässt? Die Metapher des Organischen wirkt häufig irritierender als die (im klassischen psychoanalytischen Sinne) »Wunder«, zu denen Menschen in ihrer Gesamtheit fähig sind.

»[Erinnerungen] sind nicht in irgendeiner Form gespeichert«, zeigt Leuzinger-Bohleber (2014, S. 926) auf, »sondern werden in der Gegenwart im Körper konstruiert und re-kategorisiert.« Sie betont: »Gedächtnis [wird heute] verstanden als eine Funktion des gesamten Organismus, das Produkt komplexer, rekategorisierender und interaktiver Prozesse« (S. 928). Da Erinnerungen immer einen persönlichen, subjektiven Anteil haben (das bedeutet auch individuell emotional aufgeladene Inhalte), wie auch einen »objektiven« Part (ebd.), so sind wohl nicht nur Erinnerungen, sondern auch Wünsche, Ängste, Begehren, … im gesamten Körper eingeschrieben und abrufbar. »Inwiefern können biologische Tatsachen kulturell bedingt sein?«, fragt Hustvedt (2018, S. 137) schließlich folgerichtig. Balsam (2019) stellt hier treffend fest, »freeing the body and its mental representations for me is the fulcrum of progressing beyond misogynism« (S. 27).

5. Das feminine Prinzip?

5.1 Körper sein, Frau werden

Die Zuschreibung der Anderen nach der Geburt eines Menschen definiert, basierend auf dem anatomischen sichtbaren Unterschied von Vulva und Penis, ist die erste, meist bleibende Hinordnung zu einem Geschlecht. Aus dieser Zuschreibung sowie den eigenen Beobachtungen und Vergleichen des Kindes entstehen erste, sehr frühe Zugehörigkeiten: eine Kern-Geschlechtsidentität bildet sich aus (Stoller, 1968). Zum Begriff der Identität lassen sich zwei Tendenzen in der psychoanalytischen Literatur festmachen, folgt man Hutfless (2017): So wird dieser Begriff in enger Verbindung mit Konzepten wie Kohärenz oder Kontinuität und Einheit eines Menschen gebracht. Hinzukommend wird der Begriff Identität, vor allem im Zusammenhang mit psychosexueller Entwicklung, als mit einem linearen und beständigen Ziel definierte Geschlechtsidentität verstanden. Stoller, gemäß Hutfless (2017), versteht eine nicht klar ausgebildete Kerngeschlechtlichkeit als gestört, da diese aus seiner Sichtweise – und wohl auch dem damaligen Zeitgeist entsprechend – klar und konstant sein sollte. Seine Leistung ist aber, den Unterschied zwischen Sex und Gender verdeutlicht und etabliert zu haben. Mertens (1997) hingegen versteht Identität bzw. Geschlechtsidentität über die elterlichen bzw. gesellschaftlichen Zuschreibungen oder Erwartungen hinaus, auch bewusste und unbewusste Fantasien miteinschließend. Mertens bleibt jedoch auch in der klassischen Polarität Mann/Frau, betont aber, dass es die Aneignung und Verinnerlichung von sowohl männlichen wie auch weiblichen Aspekten brauche.

Die affektive Besetzung von so etwas wie einem Kerngeschlecht (Stoller, 1985, 1968) in einem Menschen, also das tiefe eigene Empfinden, zu welchem Geschlecht sich jemand (überwiegend) zugehörig fühlt, und weiter, was diese jeweilige Geschlechtlichkeit bedeutet (Mertens, 1997), wird also stark kognitiv und sozial konstruiert. Auch wenn Identität oder Geschlecht im Sinne von Gender wie auch Sexualität heute als multidimensional (Quindeau, 2014) gedacht werden, bedeutet eine Schwangerschaft, dass weibliche Körper/Dynamiken in den Vordergrund rücken. Um schwanger zu werden, zu sein oder auch zu bleiben, braucht es auf körperlicher wie psychischer Ebene eine Auseinandersetzung mit Weiblichkeit/dem weiblichen Körper. Kinder verwenden Frauen wie Männer als Modelle, um Fantasien zu entwickeln, wie sie sein werden, welche Möglichkeiten sie haben, was sie erwartet – aber auch als Modelle, worüber nicht gedacht werden darf, was abgewertet oder tabuisiert werden muss. Harris (2002, S. 290) betont diesbezüglich: »I might think of women's troubles with envy and aggression as a sign that gender development and construction can be a kind of intergenerational transmission of trauma.« Allerdings entwickelt sich, Buchholz (1999) folgend, die Kerngeschlechtlichkeit interessanterweise aus den nicht-konflikthaften Lernerfahrungen, also aus dem, was als gut und stimmig empfunden und vermittelt oder vorgelebt wurde. Die so internalisierten Repräsentationen von Rollenbeziehungen, folgert er, sind ein Hauptbestandteil der schließlich gebildeten Fantasien darüber, was es ausmacht, eine Frau oder ein Mann zu sein (Buchholz, 1999) – bzw. auch Mutter oder/und Vater zu haben und zu sein.

Durchgesetzt hat sich für die meisten psychoanalytischen Autor_innen historisch aus einer schuldaufladenden Positionierung heraus die Erkenntnis, dass die geschlechtliche Identität eines Kindes über eine Identifizierung mit der ersten Betreuungsperson stattfindet – und das ist für Mädchen wie für Jungen immer noch in der Regel die Mutter. Es bleibt aber im analytischen (Forschungs-)Raum bisher weitestgehend die Frage offen, wie sich Mädchen (und auch Jungen) nicht nur ihren Körper, sondern im Speziellen das Prokreative, das Potente ihrer Mutter zu eigen machen können. Judith Kestenberg (1968), Kristeva (1982) oder auch Poluda (2004) und andere – also Autorinnen, die sich über Weiblichkeit/weibliche Entwicklung usw. Gedanken gemacht haben, sind der Meinung, dass es ein spezifisches Problem von Mädchen ist, sich eben diese Fähigkeit zur Prokreation anzueignen, ohne die Mutter dabei in ihren Fantasien zerstören zu müssen. Die Argumentation war/ist im Allgemeinen, dass der daraus folgende Verlust der behütenden bzw. als zu nah/symbiotisch bewerteten/erlebten Beziehung zur Mutter so sehr Angst machen kann, dass das Mädchen eher akzeptieren würde, in einer zurückgehaltenen, regressiven, ängstlichen … Position zu bleiben. Diese Interpretation treibt zwei Sichtweisen vor sich her: Einerseits verweist die verwendete Sprache auf eine unbewusste Grundhaltung: gut ist entweder/oder, gut sind klare Übergänge, gut ist eine lineare Entwicklung. Folglich müssen Veränderungen der inneren Positionen fundamental und gerade sein und nicht zyklisch oder fluide. Andererseits könnte dies bedeuten, dass das Verbot, sich weibliche Genussfähigkeit (der Mutter) zu eigen zu machen, dem Mädchen quasi auf psychodynamischer Ebene vererbt und so aufrechterhalten wird. Damit ist aber das greifbare Resultat dieses Genusses, das reale oder sublimierte (!) Begehren, schwanger zu sein/werden, in den Zyklus der Prokreativität einzutreten beziehungsweise eine potente Frau zu werden, behindert.

Um klassischerweise als »erwachsene Frau« zu gelten, gibt es im psychoanalytischen Denken bisher zwei überwiegende Lösungsmöglichkeiten: Entweder es gelingt, Kinder zu bekommen; die Frau kann dann aber kein/e oder nur wenig nicht-masochistische/s Lust/Begehren empfinden; hier argumentiert Annie Anzieu (1995), dass dies ein »Tausch gegen ein Nicht-Verwüsten der fruchtbaren Höhlung und ein Aufrechterhalten der verinnerlichten elterlichen Objekte« (S. 895) sei. Oder aber eine Frau wird sich ihres sexuellen und erotisierten Körpers, ihres Begehrens bewusst und betritt nun die Arena der homosexuellen Verhältnismöglichkeiten zum mütterlichen Körper, der ihrem so ähnlich ist. Dann aber, Annie Anzieu (1995) weiter folgend, mit der Konsequenz, dass alle Formen der heterosexuellen Begehrensvarianten als »entgegen« die »Mutter-Frau gerichtet erlebt werden und das Vaterobjekt völlig in Anspruch nehmen« (1995, S. 895). Dies verweist auf ein Verständnis von »Es gibt nur das eine oder das andere«: Ein duales Sein: Mutter oder Frau. »Das Begehrt-Werden und dadurch Begehren-Können kann nur über die Person des Vaters stattfinden«, folgert auch Koellreuter (2000, S. 109), und er schreibt weiter: »Weil aber der Vater (in seiner physischen oder psychischen Präsenz) selten zur Verfügung steht, kann das eigene Begehren des Mädchens nicht entstehen, es muss sich leer fühlen. Und diese Leerstelle ist im Grunde nicht zu reparieren« (S. 109). Und obgleich es stimmt, dass – die meisten – Väter deutlich weniger Zeit mit ihren Kindern verbringen als Mütter, so ist die Frage zu stellen, was diese »innere Leere« bzw. das »eigene fehlende Begehren« eigentlich ist bzw. was diese Bewertungen letztlich sichtbar machen an kulturellen wie historischen Zuschreibungen.

Wobei: Natürlich spitzen Mädchen (wie Jungen) ihre Ohren, wenn ihr

Vater[10] über den Körper der Mutter spricht: Auf diesem Wege beginnen sie sich auch über den Umweg der väterlichen Stimme mit dessen Bedeutung(sgebung) zu identifizieren; so sammeln die jungen Menschen Informationen über ihre eigene mögliche Zukunft (Balsam, 2015a). Wobei: Nicht nur sein Sprechen, auch sein Körper – und für Mädchen: der andere Körper – ist interessant: Väter/Männerkörper haben nicht nur andere äußere Merkmale, sie fühlen sich auch anders an und berühren anders:

> »But there is another way, at least as important, that father is an outsider to the dyad of the girl infant and her mother: he is different in his body habitus from the mother. Bodily contact with him has a radically different sensory feel from the mother's« (S. 581),

betont Balsam (2015a) hier.

So auch an dieser Stelle: Selbstverständlich braucht es mehr Väterzeit für die Kinder. Identifizierungen mit dem Vater/dem Väterlichen, Männlichen sind wichtig und wohltuend – das ist aber ein anderes Thema.

Zu den Ursprüngen, warum das Begehren der Frau zu lange keine Worte in der Psychoanalyse hatte, kann mit Braun (2009, S. 69) gesagt werden: »Was bedeutet die Umschreibung der ›Frauenkrankheit‹ als Krankheit der Ich- und Willenlosigkeit, was bedeutet die Leugnung einer weiblichen Libido anderes als dies: dass es die Frau nicht gibt« – verneintes Wissen also. Harris (2002) weist darauf hin, dass verinnerlichte mütterliche Aspekte Teile des Über-Ichs formen, in diesem Zusammenhang können diese Repräsentationen des Mütterlichen dann zu destruktiven Formen von Bewusstsein wie auch zu Attacken gegenüber sich selbst und zu Selbstvorwürfen führen. Laplanche (2011) schlussfolgert, dass durch die Verdrängung des erotischen Anteils des Stillens auch für den Säugling verschwommen, diffus und rätselhaft bleibt, was diese Erregungen und Nachrichten der Mutter bedeuten. Analog kann (immer wieder) die Frage gestellt werden: Wenn eine Mutter also auch ihren Körper, die Vorgänge ihres Körpers bzw. die Potenz ihres Körpers verdrängen muss, wie kann dann ein Säugling sich diesen verstehbar machen oder ihn besetzen, um schließlich den eigenen Körper zu bewohnen und in ihm zu leben?

10 Hier sei der Vollständigkeit wegen angeführt, dass es natürlich auch für Männer bereichernd und sinnstiftend ist, sich mit dem prokreativen Weiblichen, dem Femininen auseinanderzusetzen – aber auch hier gilt: das ist ein anderes – wichtiges – Thema.

Mit Ogden (1985) kann aufgezeigt werden, dass für ein Baby ein gewisser Grad des Scheiterns von Empathie notwendig ist, um die eigenen Wünsche und Bedürfnisse zu realisieren. Es braucht also Grenzen, Kategorien, Unterschiede, um sich der eigenen Haut bewusst zu werden. Jedoch besteht laut Ogden die Gefahr, dass sich sehr frühe Traumen entwickeln, die sich verfestigen und kumulieren können: Ein solches Trauma entsteht, wenn die Mutter-Kind-Einheit zu früh gestört wird. Diese Irritationen können (und müssen wohl auch) neben anderen als Ausdruck der unbewussten inneren Konflikte hinsichtlich der weiblichen Potenz wie auch mit dem Körper der Mutter verstanden werden. Als eine Konsequenz führt auch Ogden (1985), ähnlich wie Balsam (2019), die Gefahr an, dass dadurch die Dialektik von Realität und Fantasie zusammenbricht, sich Realität sozusagen der Fantasie unterordnet und nicht mehr von Fantasie unterschieden werden kann. Balsam (2019) warnt diesbezüglich eindringlich: »[A]nother feature of misogynism [is] the confusion of fantasy with reality« (S. 27).

Mit Koellreuter (2000, S. 91) gesprochen, bewirkt erst die Vorstellung, dass innere Bilder, Triebe sich mit Bedeutung, Signifikanz aufladen. Daraus folgt, dass Lust und Begierde nur über Fantasien entwickelt und erhalten werden. Wo sind also die Bilder im psychoanalytischen Sprachkörper, die weibliche Potenz beworten? Balsam (2015a) betont diesbezüglich:

> »It seems to me that the girl commonly registers her femaleness positively (as well as negatively) through the interactive handling of her body as well as her psyche, principally by her main bodily caretaker, usually the birth mother or adoptive mother, and in addition by the father or other caretakers« (S. 580).

Die nächste Bezugsperson ist nach wie vor meist die Mutter. Sie ist es demnach auch, die die jeweiligen Körper, Oberflächen, Öffnungen, Befüllungen, Entleerungen oder Trennungen durch ihr Interagieren für das Kind emotional und mit Bedeutungen auflädt. Um eine umfassende Körpererotik, ein lustvolles Körper-Ich (daraus wachsend später eine Geschlechtsidentität) wie auch die Fähigkeit ausbilden zu können, sich selbst und andere zu lieben, braucht es Bezugspersonen, mit denen es möglich ist, diese sinnlich-körperliche Kommunikation möglichst frei und unbelastet erleben zu können (Schäfer, 1999). Das ist das Ideal, ein Ideal. Demgegenüber steht Goodmans (2019) Beobachtung einer häufigen Angst von weiblichen Über-Ichs, ihr verbotenes Begehren und ihre geheimen Wünsche könnten damit bestraft werden, dass die Öffnung ihrer Vagina geschlossen wird bzw. dass der prokreative Akt, ein Baby oder eine Idee in sich entstehen zu lassen, zu Attacken auf die dafür notwendigen Öffnungen im Körper wie auch im Geist führt.

Das generationale Aufeinander-bezogen-Sein macht Verneinungen sichtbar: Eine »entsexualisierte Mutter«, wie Koellreuter (2000) bemerkt, oder mehr noch: eine Mutter, die ihre Potenz verneinen muss, kann »dem Kind nicht als Subjekt begegnen« (S. 79). Das Bedürfnis jedoch, von sich selbst und anderen als Subjekt anerkannt zu werden, als eine Person, die wollen kann und wirksam ist, ist ein von Grund auf menschliches. Wollen und wirksam sein, bedingt eigenes Begehren für wahr zu nehmen und das Vertrauen in sich entwickelt zu haben, es auch zumindest teilweise umsetzen zu können. Dies wiederum setzt neben Emotionalität und Intellekt einen wohlwollenden Zugang zum eigenen Körper voraus, zu seinen möglichen und unmöglichen Funktionen, Formen und Veränderungen wie auch Verstrickungen oder Gleichsetzungen mit dem, was heute Psyche genannt wird. Wenn dies der Mutter in ihrer eigenen Kindheit aber nicht genügend möglich war, kann diese Verneinung nur im besten Falle neurotisch an die jeweils nächste Generation vermittelt werden.

An dieser Stelle fällt auf, dass es nach wie vor sehr wenig psychoanalytische Literatur[11] zu den Organen der Schwangerschaft gibt: Diese mütterlichen Körperteile der Schwangerschaft wie Nabelschnur oder Plazenta mit ihren hochkomplexen Aufgaben sind lebens- und beziehungsstiftend im ursprünglichsten Sinne. Im Vergleich zu anderen Organen im Körper einer Frau haben Nabelschnur und Plazenta jedoch eine faszinierend kurze Verweil- und Lebensdauer. Die Nabelschnur, als Übertragungsmanifestation von Botschaften und Energie für Wachstum und Entwicklung, als organische Version von – späterer – psychischer Bindung, ist wohl, moderner ausgedrückt, die erste »Standleitung« der Geschichte. Symbolisiert wird sie jedoch häufig als bisexuelles Symbol (Groth, 2000; Ziolko & Hücke, 1980; Rosner, 1978) bzw. wird der Nabel als bleibendes Zeichen dieser Verbindung als Vaginasubstitut gesehen (Yazmajian, 1983; Heilbrunn, 1975; Waltzer, 1974). Nabelschnur als Brücke zwischen Mutter und Kind (aber eigentlich als Penisersatzfantasie) wird zusätzlich angedacht (Karme,

11 Es gibt in der Datenbank des Pep (psychoanalytic electronic publishing) z.B. nur zwei englischsprachige Artikel, die »Placenta« im Titel haben, einen auf Französisch, keinen auf Deutsch (Stand: 05. März 2020).

1978). Rappoport (2012) hingegen betont im Zusammenhang mit der Nabelschnur einen relationalen Aspekt: Sie verwendet das Symbol der Nabelschnur als Bild für die Verbindung zu dem, was ihre Patientin in ihr ausgelöst hat (unter Einbeziehung von viszeralen Empfindungen) und was sie, die Analytikerin, erst verstehen musste, nämlich die Patientin darin zu unterstützen, mehr zu sich, mehr in ihrem Körper nicht nur anzukommen, sondern in ihn hineinzukommen. Die Plazenta wiederum ist Ort der Hormonproduktion, von manchen gar als eine Art zweites, temporäres Gehirn bezeichnet (Hustvedt, 2018). Sie versorgt das Kind mit Nährstoffen, sie schützt das Ungeborene vor Giften und entsorgt auch noch Abfallprodukte des kindlichen Stoffwechsels. Lange Zeit wurde, Jansson (2016) folgend, die Plazenta als ein passiver selektiver Filter betrachtet. Mittlerweile wird davon ausgegangen, dass die Plazenta über ihre Fähigkeit, intrauterin Nährstoffe wie auch Sauerstoff zu regulieren, signifikante lebenslange gesundheitliche Faktoren im Leben jedes Menschen festlegt. Sie ist eine aktive, bewertende Regulatorin von Signalen des Mütterkörpers und des Ungeborenen (ebd.). Kratimenos und Penn (2019) betonen, dass der Einfluss der Plazenta auf die Entwicklung und den Schutz des Gehirns eines Fötus nach wie vor weitestgehend unerforscht ist. Einen anderen Blickwinkel auf die Plazenta und ihre Bedeutung wirft Haig (1993) auf, indem er sie als Entscheiderin im Kampf um Leben und Tod beschreibt, wo fötale und mütterliche Zellen in direkter Konkurrenz in der Frage stehen, wer welche notwendigen Nährstoffe bekommt, auch auf Kosten der/des Anderen.

Sogar Sigmund Freud selbst, der viele wichtige Wege hin zum Verstehen des menschlichen Seins ebnete, der aber auch ein Wirrwarr an Spuren legte, hinterließ uns Fäden hin zum Frauenkörper, als er in Hemmung, Symptom und Angst (1926a) die Hypothese aufstellte, dass es viel mehr Kontinuität zwischen intrauteriner Zeit und der Zeit nach der Geburt gibt, als damals angenommen. Whyte (1991) greift diesen Gedanken wieder auf und argumentiert, die physischen wie auch chemischen Prozesse zwischen Mutter und Kind seien so etwas wie »Prototypen« (S. 228) der psychischen Mechanismen der Projektion, Introjektion und projektiven Identifizierung. Starke Regression von Patient_innen erinnern ihn an (nachträglich vorgestellte) intrauterine Zustände. Er empfiehlt, die Ähnlichkeit von Intrauterinem und Regression im Kopf zu behalten, da es Analytiker_innen helfen kann, ein Containment/einen psychischen Mutterbauch in Zeiten einer sich anbahnenden psychischen Geburt eines Menschen anzubieten/zu haben/zu sein.

Raphael-Leff (1996) betont hier erweiternd:

> »In sum, I suggest that psychoanalytic engagement with inner experience, tolerance of uncertainty, and acceptance of the simultaneous coexistence of different developmental levels and of mixed feelings, offers mothers a rich old/new model of maternity, metaphorically rooted not only in ›containment‹ but in rewarding reciprocal (›placental‹) exchange within the therapeutic process itself« (S. 398).

Aron (1988) wiederum argumentiert hier weiterführend, dass Körper, körperliche Metaphern, Erfahrungen, imaginäres Spiel sowie Empfindungen zentral für den psychoanalytischen Prozess sind. Er geht in seinen Formulierungen sogar so weit, eine gemeinsame psychoanalytische Haut, eigentlich einen gemeinsamen psychoanalytischen Beutel – Uterus – für Analysand_in und Analytiker_in anzudenken.[12] Ein_e Analysand_in muss (symbolisch, metaphorisch) in der Höhlung ihrer Analytikerin_ihres Analytikers einziehen können, schreibt Koellreuter (2000) ebenfalls, um sich dort zu öffnen – aber auch um sich dort zu analysieren (analysieren zu lassen).

Die oben genannten Metaphern verweisen auf die Anfänge jeder individuellen menschlichen Entwicklung, sind jedoch auch Bilder, die rückblickend von Erwachsenen kreiert werden. In den meisten psychoanalytischen Theorien wird davon ausgegangen, dass ein Großteil der Entwicklung eines Menschen gegen Ende der Pubertät abgeschlossen ist. Balsam (2015a) argumentiert, dass weibliche Entwicklung in Zyklen verläuft, die weit über Kindheit und Jugend hinausgehen. Das Begehren zwischen Tochter und Mutter kann folgend zirkulär benannt werden: Ich war (als Fötus) in ihr, sie ist (als Introjekt) in mir. Beide sind Gleiche mit anderem Ursprung, sind Gleiche, in unterschiedlichen Zeiten geboren. Frauen können als Erwachsene für sie neues körperliches wie auch innerpsychisches Erleben generieren: Sie können schwanger oder stillend sein und durchleben später die Menopause. Neue körperliche Erfahrungen rufen die Notwendigkeit auf, sich diese innerpsychisch verstehbar zu machen, das heißt, es wird vom Körper ausgehend gedacht und symbolisiert. Als Referenz zu der Frage »Wie wird es sein oder wie ist es?«, ist nachvollziehbar, dass meist die

12 Mutterbauch als ausgehende Metapher für dieses Umhüllende wird in Arons (1988) Text selbst jedoch nicht benannt.

eigene Mutter oder nahestehende (ältere) Frauen herangezogen werden, die die entsprechenden Erfahrungen schon gemacht haben. Frauen sind nicht getrennt von dem, was sie produzieren – Babys –, aber anscheinend umso mehr von ihren Körpern, die diese Babys entstehen lassen, und der Trend geht dahin, dass sie nicht nur von ihren Körpern, sondern auch vom Prozess der Geburt selbst abgeschnitten werden, sich abschneiden lassen. Damit wären dann, als Dystopie, Frauenkörper in einer patriarchalen Welt übriggebliebene Objekte mit keiner speziellen Funktion (K. Gentile, 2011).

Koellreuter (2000) folgend und Bezug nehmend auf den obigen Absatz, ist es wichtig und stärkend, eine Mutter (wie auch einen Vater) zu haben, die vor den zum Teil intensiven, aggressiv zupackenden und innigen Impulsen ihres kleinen Mädchens, mit dem es sein Begehren ihr gegenüber zum Ausdruck bringt, nicht erschrickt. Gelingt es in der frühen Mutter-Tochter-Beziehung, mit dieser »heftigen Liebesinnigkeit« (S. 79) konstruktiv umzugehen, so wird die Mutter »früh zum Modell einer offensiven weiblichen Genussfähigkeit« (S. 79). Mädchen tragen heißes Begehren in sich, betont auch Balsam (2015a), sich mit ihrer Mutter lustvoll zu identifizieren. Dieses Begehren ebenso wie auch konfliktbeladene und angstbesetzte Gegenbilder, beeinflussen ihr Sein und Werden: ihren Wunsch, selbst einmal schwanger zu werden (oder auch nicht), ihre Schwangerschaften an sich, den Verlauf der Geburt und die Kindererziehung bis hin zur Frage, von welchen Partner_innen sie sich sexuell angezogen fühlt, welche Selbstverwirklichung auf beruflicher oder gesellschaftlicher, sozialer Ebene gelingt oder erstrebenswert erscheint. Eine Tochter beobachtet den erwachsenen Körper der Mutter genau (wie auch ein Sohn den des Vaters), denn das, was sie sieht, verweist in ihre eigene Zukunft, sie hört der Mutter zu, wenn sie über ihren Körper spricht, über ihren Körper in Bezug zum Vater, zu anderen Frauen, zur Gesellschaft.

Nach wie vor ist, Harris (2002) folgend, die Forderung, sich beziehungsorientiert und passiv zu verhalten, Begehren oder Potenz wenig zu zeigen, gesellschaftlich weitgehend zu eng verwoben mit Frausein oder Weiblichkeit. Das früh gelernte Verbot für Mädchen, sich aggressiv-fordernd zu verhalten und später auch sexuell aktiv zu sein, dieses Tabu, Trennungsaggressionen auszuleben und zu integrieren, führt zwingend zu unbewussten Verflechtungen der Tochter mit der scheinbar (für die Tochter) allmächtigen Mutter, die mit immenser Wut bis in die Tiefen des Körperlichen hinein verwoben sind. Da diese Wut oft nicht ausgedrückt werden darf, was sie abmildern würde, werden die unbewussten Bilder eine/die Mutter betreffend häufig bedrohlicher, schrecklicher, angstbesetzter. Da Mädchen wie Frauen aber Potenz und Begehren in sich tragen, die im besten Fall von innen heraus gespürt werden, jedenfalls bei anderen beobachtet werden können, entsteht häufig auch Neid. Neid wiederum beinhaltet Aspekte von Aggression und Begehren. Da viele Frauen nicht genügend lernen und üben konnten, das Eigene zu leben, den Neid zu stillen bzw. ihn als Katalysator für eigene Entscheidungen, Projekte konstruktiv zu nutzen, fürchten sich viele Frauen vor den daraus entstehenden Folgen und Auswirkungen (Harris, 2002).

Harris beobachtet jedenfalls noch 2002:

> »Empty or overwhelming, the maternal imago is no help. It can apparently do none of the work that the ego ideal or the superego is supposed to support, that is, to underwrite mastery, effort, agency, goals, and projects« (S. 291).

Die Angst vor mütterlicher Allmacht (Benjamin, 1990) – oder ihrer allmächtigen Machtlosigkeit – dient somit als Projektionsfläche für eigene unaufgearbeitete Ängste. Niemand ist allmächtig, aber es wird Frauen/Müttern im Rückblick auf eigene, zum Teil frühe Erfahrungen und Erinnerungen nachträglich zugeschrieben. Gleichzeitig galt/gilt im Sinne eines Tabus: Bloß nicht über diese Ängste sprechen, sonst werden sie wahr. Diese Doppelbelegung, die sich in Frauenkörper einschreibt, bewirkt in unbewussten Bildern bis zur bewussten Identität, den Spannungsbogen von Begehren und Potenz in sich wahrzunehmen und gleichzeitig das Erleben von gefühlter Ohnmacht, diese auszusprechen und sie in der Folge zu leben. Schon als kleines Mädchen, das gelernt hat, dass eigenes weibliches Begehren und Potenz jedweder Art möglichst verzichtbar werden sollen, nehmen daher viele Frauen die aktiv zur Mutter gerichtete Libido zurück. Diese Kränkung, Zurückweisung und injizierte, sich entwickelnde Ohnmacht des eigenen Geschlechts wie auch der oft nächsten Bezugsperson dieser Art zu erleben, bedingt viel der oft zitierten Stille und führt ohne Durcharbeit in einer Therapie zu Erkrankungen von Körperlichem wie Psychischem. Perelberg (2017) betont in diesem Zusammenhang, dass es nicht verwunderlich und auch häufig beobachtbar ist, dass Frauen im Bestreben, sich von ihrer Mutter zu lösen, körperliche Symptome entwickeln.

Frauen wie auch Männern tut es gut, es macht sie heil und wohlig, wenn ihre Mütter ihre kleinen Körper befriedigen konnten, sie lesen und verstehen konnten, sie auf angenehme Weise berühren und pflegen konnten. Wie auch, wenn sie als Baby und kleines Mädchen erleben konnten, dass ihr Körper die Mutter befriedigt (Perelberg, 2017). Die Erkenntnis, dass die mütterlichen Körper, die Potenz einer Frau/Mutter, Babys zu gebären, zu berühren, zu nähren, zu versorgen und zu schützen, eines Tages auch ihre sein werden, löst in Mädchen (wie in Jungen) auch Gefühle des Neides und der Konkurrenz aus (Balsam, 2015a). Damit etabliert sich ein Unterschied, jedenfalls in Bezug auf das Geschlecht, in der Qualität des Begehrens: Ich will etwas und habe es nicht und kann es auch nie »ganz« haben. Andererseits gibt es auch ein Ich, das etwas will, das schon in dieser Person angelegt ist, aber noch nicht manifest wurde. Die Möglichkeit und Potenz der Frauen, prokreativ einen Menschen zu bauen – sie ist bereits in jeder angelegt. Was es aber braucht, ist Integration und positive Besetzung – in den eigenen Körper hineinzurutschen und ihn auch inwendig und nicht vorwiegend äußerlich zu bewohnen. Einen Körper haben, der meiner ist und nicht meiner, der sich von Mutters Körper unterscheidet, der mich aber auch mütterlich beschützt vor sexuellen oder destruktiven Fantasien (Perelberg, 2017).

Gleichwohl wächst, im besten Falle, mit dem Älterwerden das Bewusstsein über das innere Eigene, aber noch Fremde, jedoch einmal Mögliche hinaus. Dies ebnet auch die Erfahrung zur Verschiedenartigkeit des Begehrens für Frauen wie Männer. Hier ist die mütterliche Fähigkeit, sowohl mit dem kleinen Mädchen als auch dem Vater wie auch mit Geschwistern in Beziehung zu sein, sicherlich eine wichtige Erfahrung für Mädchen hinsichtlich innerer Spannungen, Zärtlichkeit und auch Aggression (Balsam, 2015a). Dadurch lernen Mädchen, dass das Fremde in ihren Körpern, wie es im Verlauf der Zeit angelegt ist, sich zwischen Menschen niederlassen kann. Koellreuter (2000) weist in diesem Zusammenhang darauf hin, dass erst durch diese Erkenntnis triebhafte Nähe möglich werden kann – wenn das Fremde als Teil eines Selbst akzeptiert wird und ihm Raum gegeben werden kann.

Rohde-Dachser und ihre Kolleg_innen (1993) mussten in ihrer Arbeit über latente Regeln im Diskurs der Psychoanalyse im Zusammenhang mit den Begriffen »Mutter« und »Vater« in Fallvignetten feststellen, dass

> »die Affekte rund um das Wort ›Mutter‹ bei männlichen Autoren (die lange Zeit diejenigen waren, die überwiegend publiziert haben) hochsigni-

> fikant negativer sind als in entsprechenden Schilderungen weiblicher Autoren. Mit dem lange gehörten, fraglichen Einwand, daß Männer in unserer Kultur sich grundsätzlich eher aggressiv äußern, die Frauen demgegenüber liebevoller, ist dieses Phänomen bei weitem nicht ausreichend erklärt. Denn es ist vor allem die Mutter, die die negativen Affektäußerungen abbekommt (und nicht der Vater)« (S. 621).

Rohde-Dachser et al. (1993) zeigten bedeutsame geschlechtsspezifische Unterschiede bezüglich der Fallbeschreibungen von Psychoanalytikerinnen und Psychoanalytikern auf. Ihre Folgerung ist, dass so etwas wie ein »kollektives (gesellschaftliches) Unbewußtes« (S. 642) existiert, aus dem mit großer Wahrscheinlichkeit auch geschlechtsspezifische unbewusste Werte, Haltungen und Tabus genährt werden. Diese Erkenntnis ist nach wie vor für die psychoanalytische Theoriebildung bezeichnend (Balsam, 2015b). Benjamin (1990) fragt sich in diesem Zusammenhang, wie sich ein Mädchen potent mit seinem Vater identifizieren kann, wenn er gleichzeitig ihr Geschlecht (ihren Körper?) abwertet? Aber wie soll sie dies mit ihrer Mutter bewerkstelligen, der mit dem gleichen Geschlecht (dem gleichen Körper)? »Wie kann eine Tochter Subjekt werden, wenn sie Weiblichkeit mit Unterdrückung gleichsetzt?« (S. 118f.).

Christina von Braun (2009), Christina Mazzoni (2002), Michelle Bloulous Walker (1998), Hélène Cixous (2013) u. v. m. stimmen darin überein, dass patriarchale Systeme das sinnlich/fleischliche Wissen unterdrücken (oder dies versuchen). In dieser Unterdrückung liegt eine der vielen Paradoxien, da Schwangerschaft/Mütterliches/Fortpflanzung ohne Sexualität – fast – nicht möglich ist. Hier ist hinzuzufügen, dass es bis vor wenigen Jahren bzw. Jahrzehnten nicht/schwer vorstellbar war, künstliche Befruchtung oder Leihmutterschaft zu leben. Schon länger und nach wie vor gibt es ein großes Bestreben, die Frauen »von der Last der Mutterschaft« (Beauvoir, 1992) zu befreien und den Zustand der Schwangerschaft nicht nur in eine andere Frau zu verlegen, sondern gänzlich in eine Maschine. Die dahinterstehende Fantasie könnte sein, dass dann Frauen und Männer »gleichberechtigt« sein können. Diese Jahrhunderte alte Dynamik (Braun, 2009) hat sicherlich auch mit der fast unaufhaltbaren Tatsache zu tun, dass die endgültige Verschleierung des weiblichen Körpers und damit der weiblichen Sexualität bisher schlicht nicht möglich ist. Feministische Autorinnen wie z. B. Rebecca Solint (2015), Laurie Penny (2015, 2013) oder auch Christina von Braun (2009) pochen aber darauf, dass es letztlich nicht möglich ist, nur eine Hälfte der Gesellschaft zu unterdrücken (nehmen wir meist männliche körperliche Gewalt aus und verstehen sie als Auswirkung einer zugrunde liegenden Dynamik, die beide Geschlechter betrifft). Entweder sind beide, Frauen wie Männer, unterdrückt – oder beide gleichberechtigt, mit all den bestehenden Unterschieden.

5.2 Körper haben

> »Her psyche may manifest gender variants of all sorts, but her body as female is also a force to be reckoned with psychically.«
>
> *(Balsam, 2018, S. 15)*

Letztlich fehlt noch immer oder findet gerade (hoffentlich mehr und mehr) eine Verschiebung von ein-weiblicher-Körper-sein (für andere) hin zu einen-weiblichen-Körper-haben (für sich, aus sich selbst heraus), statt. In dieser Dynamik kann ein eigenständiges theoretisches Sein von Weiblichkeit in psychoanalytischer Theoriebildung als lange schon fehlende Ergänzung und Erweiterung aus der Stille in die Signifikanz herausgehoben werden. Hier ist wichtig zu betonen, dass es nicht darum geht, zum Beispiel das phallische Prinzip an sich anzugreifen – aber die gewordene Übergröße und Vereinnahmung zu relativieren. »But«, stellt Balsam noch 2017 fest, »there is no longer any single overarching theory of female development as once existed for, say, Anna Freud or Bertram Lewin that analysts might agree on« (S. 84). Es ist damit, im Sinne der Postmoderne, zu hinterfragen, ob es tatsächlich ein singuläres Konzept braucht. Mit Sicherheit braucht es aber Konzepte, die den weiblichen Körper mit all den Veränderungen, Fähigkeiten und Besonderheiten vollständig abbilden. Es braucht Theorien, die weibliche Sexualität *und* Fruchtbarkeit, die Menarche, Menstruation, Schwangerschaft, Geburt, Stillen bis zu Menopause verbalisieren, benennen und theoretisierend aus dem Körperlichen herausheben auf eine allgemeine Gültigkeitsebene. Es fehlt die Formulierung des »femininen Prinzips« beziehungsweise femininer Prinzipien.

Die Idee, dass strikte Dichotomie als Grundsatz bei geschlechtlicher Identität mehr auslässt als ordnet, klärt oder heilt, scheint sich mittlerweile im psychoanalytischen Denken verortet zu haben und nun auch zum festen Bestandteil dieses Denkgebäudes zu gehören (Hutfless, 2017). Die gewachsenen Normen der Psychoanalyse, beklagt jedoch Quindeau (2017) in diesem Zusammenhang, sind erstaunlich selten Gegenstand der Reflexion – was verwunderlich ist, beansprucht doch die Psychoanalyse, sich der Selbstreflexion verschrieben zu haben. Psychoanalyse ist, trotz des subversiven Anspruches an sich selbst, lange Zeit eher konservativ gewesen in den Bewertungen von Geschlecht und Beziehungen im Hinblick darauf, was gesund oder was ungesund, erstrebenswert oder gestört sei. Langsam und zäh lösen sich die Annahmen aus starren Geschlechter- wie auch Familienbildern.

Heenen-Wolff (2017) beurteilt die klassische Psychoanalyse als schon recht verloren, wenn sie schreibt: »Die klassische psychoanalytische Theorie ist nicht mehr adäquat, um zeitgenössische Formen psychosexueller Realität zu konzeptualisieren« (S. 97). Sogenannte Weiblichkeit oder Männlichkeit werden traditionellerweise als Hauptachsen des Unbewussten verstanden. Wenn daher klassischerweise weiblich mit passiv/passiven Triebzielen und männlich als aktiv verstanden wird, dann, schreibt Hennen-Wolff weiter, »haben [wir] mit dieser essentialistischen Auffassung des Geschlechtsunterschiedes alles, was sich diesem dogmatischen Dualismus nicht fügt, als krank angesehen« (S. 111). *Essenzialismus* im psychoanalytischen, feministischen Sinne bedeutet nach Scholz (2010) eine stereotypische/Cis-Definierung vom (überwiegend äußeren) Körper hin zu Eigenschaften und Persönlichkeit – wie auch umgekehrt. Ein durchaus relevanter Aspekt hinsichtlich essentialistischer Denkmuster, ist die Kategorisierung einer Eigenschaft als z. B. »essenziell männlich«, diese wird dann mit verinnerlichtem/automatisiertem Verständnis von z. B. Macht in Zusammenhang gebracht und abgespeichert (ebd.). Damit wird *Macht*, Scholz (2010) folgend, als Eigenschaft für Frauen weniger oft bzw. weniger deutlich gedacht oder angenommen. Aber: Schwangerschaft ist nun mal bisher rein weiblich und damit essenziell oder auch stereotyp – archaisch?

Feministische psychoanalytische Denker_innen sind sich weitgehend einig: Was als männlich oder weiblich verstanden wird, definiert sich kulturell oder soziologisch (Drescher, 2017; Heenen-Wolff, 2017; Butler, 1991). Also durch das Begehren der Anderen: Ich ist ein Anderer. Die Strömungsrichtung, in Denkflüssen sich von Körper und Körperlichkeit zu entfernen, scheint nach wie vor starke Wirkung auf nicht wenige Denker_innen auszuüben beziehungsweise scheint sie sich erst langsam zu wenden. Wie viel Energie oder inneren Aufwand/Widerstand muss es gebraucht haben, im psychoanalytischen Forschen und Beobachten weibliche Potenz, Schwangerschaft zu »übersehen« oder in die Un|bedeutsamkeit zu verbannen?

Geschlecht wird hoch komplex verhandelt – da benötigt die Entscheidung, was sich in einen Körper als Eigenes einschreibt oder was dieser Körper sich aneignet, intellektuelle, emotionale, physiologische, endokrinologische […] Überarbeitung und Definition, um für eine Spanne Zeit in einem Selbst zugeordnet zu werden (Hutfless, 2017). Hat Drescher (2017) recht mit der Annahme, dass »es […] das ›Wesen‹ des Menschen [ist,] Kategorien zu erschaffen« (S. 80)? Mit Benjamin (1995) geantwortet, braucht es Identifizierung als Vorbedingung für Begehren. Allerdings: »Aus der Queer-Perspektive ist Geschlecht etwas Wandelbares, das von strategischen, historischen, diskursiven Momenten abhängt« (Barron, 2016, S. 152). Trotzdem: Wir brauchen Kategorien, wir brauchen Grenzen: jene der physischen Haut oder der psychischen Identität. Keine der beiden wird rein aufgrund von biologistischen Faktoren geformt – eine bekannte starke feministische, queere Position (Drescher, 2017). Demgegenüber dominierte in den sogenannten klassischen/mainstream psychoanalytischen Theorien die Annahme einer Dichotomie der Geschlechter als Norm, wobei zusätzlich lange Zeit überwiegend vom männlichen Überlegenheitsprinzip ausgegangen wurde/wird, ursprünglich ausgehend vom Männer-/Jungenkörper. Obwohl sich tiefe Gräben zwischen klassischer und feministischer Psychoanalyse auftun können – in einem scheinen sie sich lange Zeit unausgesprochen einig gewesen zu sein: den (weiblichen) Körper, besonders den schwangeren Körper für un|wichtig zu erklären. Damit konnte auch schwerlich der Prozess einer ausreichenden umfassenden theoretischen Denkbarmachung von weiblicher Potenz stattfinden (Balsam, 2019).

Schwangerschaft, weibliche Potenz scheint in psychoanalytischen Texten seit den Ursprüngen wie ein changierendes Bild, un|sichtbar, bis der Rahmen (endlich) gekippt wird und bis durch einen anderen Einfallswinkel *sie* sichtbar wird. So betonte schon Schäfer 1999, dass die »psychosexuelle Entwicklung des Mädchens auch innerhalb der Mutter-Tochter-Beziehung […] sich am triebbestimmten Erleben [orientiert] und an der Wahrnehmung und Interpretation von Körperprozessen« (S. 110). Wenn es aber die »unbewussten Phantasien [sind], die das Innenleben und die Subjektwerdung strukturieren«, (S. 110) und es nach wie vor durchaus ein gesellschaftliches/psychoanalytisches (?) Tabu zu sein scheint, weibliche Potenz oder Lust in ihrer Vollständigkeit zu denken und zu akzeptieren, dann hat dies in unumstößlicher Weise Auswirkung auf die Theoriebildung zur psychosexuellen Entwicklung von Mädchen und in der Folge auch auf die Behandlungen bzw. Patient_innen in der Praxis.

Was macht es mit Menschen, die alle aus Frauenkörpern geboren werden, dass wahrscheinlich nicht wenige der Frauen ihren Körper und/oder ihre Potenz schwach oder nicht lustvoll besetzen konnten? Und weiter: Was bedeutet es für einen psychoanalytischen Prozess? Damit muss die Frage aufgeworfen werden, was dies für den Verlauf, die Wirksamkeit einer Behandlung bedeutet, wenn die Analytikerin ihren weiblichen Körper, ihre Potenz, real, symbolisch wie sublimiert schwanger zu sein, zu wenig (lustvoll) verinnerlicht und sich angeeignet hat, sich diese aufgrund des analytischen Tabus nicht ausreichend bewusst gemacht hat? Und ebenso: Was bedeutet es für männlich identifizierte Analytiker (wie natürlich auch Männer im Allgemeinen) bzw. ihre Arbeit, wenn sie ihre eigene weibliche Potenz nicht ausreichend in ihren Lehranalysen durcharbeiten konnten?

Psychoanalytische Texte lesen sich anders, wenn weibliches Begehren oder Potenz bzw. weibliche Körper als vollständig und vollwertig mitgedacht werden. Mit Rohde-Dachser (1991) gesprochen, sozusagen unter Anwendung der Methoden der Psychoanalyse zum Lesen psychoanalytischer Texte: Es werden Leerstellen oder Benennungen von weiblichen Körpern bzw. auch Schwangerschaft mit Buchstaben in den Text gepackt, aber nicht bzw. nur ansatzweise gedeutet oder sehr häufig für lange Zeit uminterpretiert in Richtung dessen, dass eine Frau anscheinend nur ersehnen kann, was ein Mann – äußerlich – hat (Balsam, 2017). Sehr deutlich wird, dass vieles in der psychoanalytischen Theorie fundamental anders gelesen werden kann – wenn nicht muss, wird die Bedeutung von weiblicher Potenz miteinbezogen.

»Das Subversive der Psychoanalyse besteht darin, den sexuellen Trieb von jeder Art biologischen Determinismus' zu trennen« (Barron, 2016, S. 152) – so war es psychoanalytisch modern. Kann eine Rückwendung zum Körper möglich sein, *ohne* im binären Denken festzukleben, in rigidem Konservatismus unterzugehen – und gleichzeitig oder trotzdem wohl auch in Kategorien oder Geschlossenheit zu denken? Körper als geschlossen *und* offen oder abgenabelt *und* verbunden zu denken, zu akzeptieren?

Psychoanalytiker_innen sind diejenigen, kommentiert Balsam (2003a), die am meisten über kindliche Reaktionen (und deren Bedeutung) auf die weiblichen wie männlichen Geschlechtsorgane wissen. Jedoch scheinen die Genitalien zumindest in der Basistheorie der Psychoanalyse den Körper zu überdecken, zu dem es vergleichsweise wenig Forschung gibt (Balsam,

2015b). Andererseits ist das Körperbild bzw. sind die Körperbilder verinnerlichte Wirklichkeiten, die durch Wahrnehmungen, Empfindungen des Körperinneren und der Körperoberfläche entstehen – von Geburt an oder sogar noch früher. Viele dieser Repräsentanzen werden im Verlauf der Zeit mehr und mehr sprachlich symbolisiert. Daraus begründen sich zentrale Dimensionen des Selbsterlebens, des Selbstwertgefühls sowie der Geschlechtsidentität (Mertens, 1997). In diesem Zusammenhang beobachtet Harris (2002), dass Frauen (nach wie vor) häufig ihre eigenen Wünsche (ihr Begehren) als gefährlich fantasieren oder belegen und folglich der Meinung sind, dass die relationale Umgebung (damit sind diejenigen gemeint, die für sie wichtig und bedeutsam sind) diese Wünsche nicht aushält – das verhindert Kreativität und Mobilität, das erstickt Fantasie und Spiel. Sie folgert weiter, dass sich weibliche und männliche Aggression nicht in der Menge, wohl aber in ihrer Zugänglichkeit, das heißt auch Bewertung wie Tabuisierung unterscheiden. Hier fällt ihr auf, dass Frauen häufig wenig Unterschied machen zwischen Kraft (agency) versus Destruktivität, wie auch zwischen Aufregung versus Beschädigung/Zerstörung von Anderen bzw. von Wettbewerb versus mörderische Wünsche/Fantasien (ebd.). Erleben Mädchen früh den Druck, Verantwortung zu übernehmen, z. B. in Form der üblichen Konditionierung, für andere da zu sein sei etwas Erstrebenswertes (obwohl sie das vielleicht aufgrund ihres Alters noch nicht leisten können), machen sie die Erfahrung der Gleichzeitigkeit von Abhängigkeit und Unabhängigkeit. Viele Frauen erleben Fusion und Auszehrung/Rauben/Verarmung in Beziehung zu ihrer Mutter (ebd.). Eine Lösung kann diesbezüglich die Entwicklung einer Omnipotenzfantasie (als kleines Mädchen) sein, um die (über-)fordernden Aspekte auszuklammern. »We do not really, finally, know whether this hate is the residue of frustrated love or destructiveness. But we do know the object of this hate: the feminine, in particular the maternal figure« (Harris, 2002, S. 284).

Menschen sehnen sich nach und fürchten sich vor Begehren und Potenz. So lehnt Benjamin (1990) noch bis in die 1990er Jahre die Suche nach einem eigenständigen weiblichen Begehren, die Metapher des inneren Raumes ab, da die psychische Symbolik vom Phallus besetzt sei. Und so ist es weitestgehend nach wie vor – Jahrzehnte später. Interessant erscheint hier, dass trotzdem im Zusammenhang mit feministischen Texten »der Phallus« immer wieder mit dem Bedeutungskreis von »trügerisch« (fallacious) oder auch – zumindest im Englischen – im Sinne von fallisch, falsch, assoziiert wurde. Gallop (1995) kommt zu dem Schluss, dass diese beharrliche Verbindung der »materiellen Ähnlichkeit zwischen den beiden Signifikanten zugeschrieben werden kann« (S. 275). Falsch im Sinne der Verschiedenartigkeit der Qualität von Phallischem/Phallus (im Sinne einer männlichen Potenz) und weiblicher Potenz – und genauer: dem bisherigen Fehlen, diese ausreichend, konsequent ins Bewusstsein zu heben, zu formulieren und zu nutzen. Nach wie vor fehlen weitestgehend ein weibliches Symbol bzw. weibliche Symbole, selbstverständlich eingewoben in das psychoanalytische Bewusstsein, die der Monopolstellung des phallischen Konzeptes entsprächen: Frauenkörper leben und sprechen sich in anderen Rhythmen als Männerkörper, weil sie zu menstruieren beginnen, rhythmisch bluten, anschwellen, abschwellen, weil sogar Körperteile in ihnen platzen können, ohne dass es zwangsläufig eine Verletzung ist, weil sie neue Organe produzieren, die auch, wenn ihre Zeit erfüllt ist, einfach wieder abgestoßen werden können, und weil sie schließlich die Menopause erleben. Eine potente und liebevolle Mutter zu erleben, wird Balsam (2015a) nicht müde zu betonen, ermöglicht und erleichtert gerade der jungen erwachsenen Frau – egal ob homo- oder heterosexuell – den eigenen Körper in einer warmen Lebendigkeit (von und nach innen) und angenehm zu bewohnen. Die verinnerlichten Bilder der sexuellen bzw. weiblichen Potenz ihrer Mutter werden in (Liebes-)Beziehungen re/aktiviert, neu und weiterverhandelt (ebd.). Balsam schreibt:

> »Internal images of mother's sexual potency are revived in relation to her partner, and are renegotiated in evolution toward a revived and yet new use of her mother as an essential internal and sometimes external emotional assistant. Mother or sister substitutes may be readily employed by women for internalization. These processes contribute to her further development during pregnancy and childbirth (should she choose that path). Females undergo a long affiliative trajectory of development that extends into their sexual and gendered maturity« (2015a, S. 578).

Begehren hat Rhythmus – wie Frauenkörper auch. Etwas, das kommt und geht, kann nicht so gut kontrolliert werden. Vielleicht ist auch hier ein weiterer versteckter Grund, warum Frauenkörper, ob geboren oder geformt, so oft gehasst, verschnitten, geprügelt oder gedemütigt werden. Das, was es braucht, ist mütterliche/elterliche Subjektivität – eine Mutter, die Affekte verkörpern und versprachlichen kann – ganz besonders den Schmerz der vielen Abschiede, wie als erstes die körperliche Getrenntheit (Atlas, 2015). Kommunikation, das früheste Erleben und Erfahren von Zwei-Körpern bewirkt Raum, als Ort, wo Vermittlung entsteht, der letztlich nur von beiden kreiert werden kann und der sich eventuell der psychischen Kontrolle der einzelnen oder auch beider entzieht. »In der dialogischen, durch symbolischen Ausdruck vermittelten Struktur«, schreibt Benjamin (2002) diesbezüglich, »führt die Identifizierung nicht zu einem Ineinsfallen der Unterscheidungen, sondern wird zu einer Basis für das Verstehen der Position der Anderen« (S. 47). Mit Koellreuter (2000) kann hinzugefügt werden, dass die Anerkennung des eigenen Begehrens durch Andere zu der Erfahrung von eigenen Handlungsspielräumen führt. Das bedeutet zudem, »um zum Subjekt zu werden, bedarf es der gegenseitigen Anerkennung« (S. 79). Gelingt dies, kann dieser Kontrollverlust des im zeitlichen Verlauf an- und abschwellenden Begehrens mehr akzeptiert und integriert werden, und eine Hinwendung zur innewohnenden Potenz – egal ob bei Frau oder Mann – wird so möglich.

Zeit selbst ist unbeeinflussbar, jedoch ist unser Erleben bekanntermaßen hoch subjektiv. Zurückkehrend in die psychoanalytische Praxis verweist Koellreuter (2000), im Laplanche'n Sinne, auf die Unvollendetheit und Zyklizität von Übertragungen. Sie schreibt diesbezüglich:

> »[D]ie hohlförmige Übertragung ist eine Höhlung, die sich in einer anderen Höhlung einquartiert. Und beide Höhlungen enthalten die rätselhaften sexuellen Botschaften der jeweiligen Kindheit, die dem Kind vom Erwachsenen übermittelt wurden, sexuelle Rätsel, die der Erwachsene seinerseits nicht zu decodieren imstande ist« (S. 132).

Knoblauch (2011) wiederum versteht Poly-[13] oder unterschiedliche Rhythmen der Reaktionen von aufeinandertreffenden und sich gegenseitig bedeutsamen Menschen per se nicht zwingend als primärprozesshafte, unbewusste Ereignisse, sondern als ein Sichtbarmachen und -werden von intra- und interpsychischen Mustern zwischen eben diesen (also auch zwischen Analytiker_in und Analysand_in). Unterschiedliche oder sich

13 Unter polyrhythmisch versteht Knobloch (2011) Rhythmen, die z. B. nicht geradlinig betont sind oder das Zusammenspiel von Rhythmus und Musik (vgl. hierzu auch die Möglichkeiten beim argentinischen Tango, Spannung herzustellen: es wird manchmal zum Rhythmus getanzt, manchmal zur Musik, Spannung wird aufgebaut, indem ein Schritt »erst im letzten Moment« getan wird), oder auch das Zusammenspiel von unterschiedlichen Rhythmen, die gemeinsam wiederum einen neuen ergeben, der jedoch zwar sich wiederholend, aber nicht linear (wie zum Beispiel Marschmusik) verläuft.

verändernde Rhythmen in, zwischen oder auch von Analysand_in und Psychoanalytiker_in, wie auch deren affektive Bedeutungen, können im Prozess einer Behandlung immer wieder signifikant werden, bewusst wie unbewusst (ebd.). Damit zeigen sich die innewohnende Verschränkung von Zeit, deren subjektiver Verlauf wie auch der Moment, wann etwas bewusst/ausgesprochen wird, als hoch bedeutsam für die Wahrnehmung und Bedeutung von subjektivem als auch intersubjektivem psychoanalytischem Raum (ebd.). Im Falle einer Schwangerschaft besteht jedoch nicht nur ein polyrhythmischer Zeitverlauf – Mutter und Kind leben zwar symbiotisch und dyadisch, jedoch in unterschiedlichen zeitlichen Dynamiken und auch in polyrhythmischen Mustern (K. Gentile, 2016; Knoblauch, 2011).

Aus dem Verbundenen einer schwangeren Frau heraustretend (oder auch wieder hineinfantasiert), hin zu dem sich in ihr entwickelnden Menschen, wird gerade die intrauterine Zeit rückblickend für den Fötus oft als zeitloser Zustand vorgestellt. Goodman (2019) erkennt hier, dass

> »A fantasy about timelessness is found to involve images of space and perceptions of time, and is deeply related to both body and psyche. It is often the potency of this disturbing fantasy that causes terror for women who can successfully reach the place of ›having it all‹« (S. 89).

Sie beobachtet weiter im Wunsch nach Zeitlosigkeit eine erstarrte ödipale Situation: in Fusion mit dem Mütterlichen und in Verleugnung des Väterlichen (ebd.). Was aber, wenn dieser Wunsch zumindest auch auf die sich verändernden Frauenkörper, Lebensrhythmen, letztlich auf weibliches Potenzial, Potenz verweist? Wenn die oben beschriebene Angst einmal mehr zeigt, wie sehr weibliche Potenz nach wie vor unakzeptabel erscheint?

Koellreuter (2000) betont, unabhängig von Geschlecht, Sexualität oder Identität:

> »Begehren ist Leidenschaft und Lust: Lust am Sexuellen, Lust an der Erotik, Lust an der eigenen Körperlichkeit, Lebenslust. Begehren ist auch Vitalität, die beinhaltet, sich selbst lieben zu können, den eigenen Körper mit der großen Palette von Gefühlen besetzen zu können wie Freude, Verliebt sein, Zufriedenheit, Glück, aber auch Angst und Trauer, Verwirrtsein« (S. 121).

Begehren ist demzufolge auch ein intensiver, schäumender Zustand, heiß und wild und schön und verzehrend und gleichzeitig auch noch irgendwo der Puls unseres Lebens – wie wir ihn ursprünglich hörten im Bauch unserer Mütter, als ihre Herzen schlugen. So hat Begehren Rhythmus. Begehren ist etwas Pulsierendes, etwas, das sich aufbaut und will und zieht und zerrt, treibt und schiebt, fordert, bis es befriedigt ist. Um sich dann von Neuem zu formieren. Potenz hingegen meint die grundsätzliche Verfügbarkeit von Möglichkeiten, Fähigkeiten und Existenzweisen. Sie ist da, genutzt, ungenutzt, verfallen oder aktiviert. Aber da. Jeder geborene Mensch wurde zumindest so lange in einem mütterlichen Frauenkörper getragen, bis Überleben außerhalb möglich war. Goodman (2019) formuliert hier sehr klar:

> »The female body has internal spaces of vagina and uterus, and we conceptualize the mind as holding interiority – thinking, naming and dreaming is ›in‹ the psyche. Female spaces are where pleasure, orgasm and birth take place, as well as procreative thinking and generativity« (S. 89).

Egal wie schwierig, mangelhaft, vergiftet … Mutter-Kind-Beziehungen auch verlaufen können – das haben die beiden geschafft: bis zu neun Monaten gemeinsames Sein, gemeinsame Körper, gemeinsamer Raum. Die Mutter ist also Lebensspenderin, Urverführerin, bewusst wie unbewusst bestimmend über Leben und Tod. Von tiefster Sehnsucht bis zum schrecklichsten Grauen wird von Menschen der Mutterbauch fantasiert: Nicht nur diesen Körper wieder zu haben – dieser Körper auch zu sein und dieser Körper auch inwendig zu werden. *Ich war einmal Mutter* gilt so verstanden für alle Menschen.

5.3 Psychoanalyse bedeutet: Persönliches ist beruflich

Das wichtigste Werkzeug von Psychoanalytiker_innen in der Praxis ist Beziehung: wie sie erlebt und gestaltet wird, was in ihrem Rahmen stattfindet sowie was ausgelassen wird (Aiyegbusi & Kelly, 2015). Wie sich Menschen beziehungsweise ihre Störungen verändern, variiert in Intensität und Präsenz. Dies ist einerseits am besten versteh- und vorhersehbar, wenn Geschichte wie auch aktueller Zustand mit möglichst viel Tiefe und Komplexität nachvollziehbar werden (Evans, 2006), andererseits hängt die Ausführlichkeit dieses Verständnisses jeweils auch von den intrapsychischen Möglichkeiten des_der Psychoanalytiker_in ab (ebd.). Wenn Kraft und Präsenz von inter- und intrapersonellen Konflikten und unbewussten Prozessen nicht ausreichend wahrgenommen werden, besteht im Allgemeinen für Psychoanalytiker_innen viel schneller die Gefahr, von Patient_innen als Statist_in in reinszenierte Rollen gedrängt zu werden (Aiyegbusi, 2009). Dies gilt auch für die Wirksamkeit von Schwangerschaft, die real wie in ihren psychodynamischen Bedeutungen abgewehrt/sublimiert wird.

Gute Praxis im psychoanalytischen (schwangeren) Raum hängt damit von der Fähigkeit ab, kindliche Reaktionen zu erleben, ohne dabei aufzuhören, eine erwachsene Person zu sein (Quinodoz, 2003). Dafür braucht es Stärkung und Förderung im Sinne von Supervision, Selbsterfahrung und Aneignung von theoretischen Konzepten – die Grundpfeiler jeder psychoanalytischen Ausbildung. Gleichschwebende Aufmerksamkeit, innerer Raum zur Reflexion, Containing, intuitive Wachsamkeit wie auch kreatives Denken in herausfordernden Analysestunden, wird durch diese Prozesse ermöglicht und gestärkt (Evans, 2006). Besonders in der Dynamik von Selbsterfahrung werden die Mechanismen der Bindung, Identität oder Identifikation in ihrer hohen Ansteckung von und zu Anderen bewusst, und damit auch die Wirkung von Gefühlen oder Zuständen. Durch das Sich-Einlassen auf diese alten oder neu zusammengesetzten Affekte und Gedanken werden Empathie, Mit-Gefühl wie auch Abgrenzung trainiert, was zu einem möglichst kohärenten Ich führt, privat wie auch als Psychoanalytiker_in. In diesem Verlauf werden eigene Konflikte, schreibt Steinberger (2019), reaktiviert und erneuert, damit befinden sie sich in einem Modus der andauernden Selbstkontrolle und Reflexion. Nicht nur die Fähigkeit der Mobilisierung der eigenen Konflikte bzw. Affekte, Gedanken, Gefühle aus der Vergangenheit ist der Kernpunkt, um Patient_innen zu verstehen, sondern sie sich auch auf eine konstruktive Weise zugänglich, wenn nicht nutzbar zu machen, ist eine der Grundlagen für Empathiefähigkeit auch in fordernden Situationen (ebd.).

Psychoanalytische Behandlungen ziehen gegen das moderne Credo von Schnelligkeit als Maxime: Sie dauern meist lange. Können sie in ihrem Geschehen jedoch einen sicheren und klaren Raum anbieten, in dem die Knoten und Verstrickungen entlang der Lebensgeschichte der Patient_innen durcharbeitbar werden, kann das Netz neu geknüpft werden, welches die jeweilige Person im besten Falle dauerhaft trägt. Durch die spezifische Dynamik einer Psychoanalyse werden scheinbar unvereinbare Anteile wie z. B. die Angst, nicht mehr nachvollziehbar zu sein, überschwemmt zu sein oder die eigenen Grenzen nicht mehr halten zu können, bewusst, zugänglich und nutzbar gemacht, betont auch Quinodoz (2003).

Auf der Couch werden existenzielle Bedürfnisse, Fähigkeiten wie auch Ängste, Erfahrungen von Mangel in sich oder bei anderen oder Verstrickungen von sich offengelegt, die ohne Entzifferung Gefahr laufen, ins Leere zu weisen. Erinnerungen werden dadurch idealerweise ummantelt von Worten (aufgeladen mit affektiver Bedeutung) und eingetaucht in erweiterte Konzepte des subjektiven, persönlichen Seins. Ungesunde Beziehungsmuster und Erfahrungen von Patient_innen werden dort im Liegen, je schwerer aktuelle psychische Störungen sind, auch umso intensiver wiedererlebt (Evans, 2006). Affekte, Vorgehensweisen oder Reaktionen von sich und anderen besser zu verstehen und *mit* oder *in* ihnen zu arbeiten, gilt als Ziel. Somit ist sich selbst zu verstehen und zu akzeptieren eine der Grundlagen, um beziehungsorientiert mit Menschen arbeiten zu können. Nur so kann manchmal krallendes Begehren, Regression, Wut oder sogar Hass, vielleicht auch Angst und Verlorenheit von dem_der Psychoanalytiker_in gehalten, bewegt und gemeinsam mit ihren Patient_innen verstoffwechselt werden. Es kann angenommen werden, dass viele Berichte von schwangeren Psychoanalytikerinnen unter anderem auch deswegen fast immer von Schuldgefühlen wie auch von sehr herausfordernden Situationen handeln, weil ihnen aufgrund der gängigen psychoanalytischen Praxis ein Durcharbeiten von weiblicher Potenz oder Prokreativität lange Zeit wenig möglich war: Die leeren Stellen der weiblichen Entwicklungstheorie werden besonders während einer Schwangerschaft spürbar.

Patientinnen (und so auch angehende Psychoanalytiker_innen für ihre eigene Lehranalyse) suchen auch heute noch durchaus explizit nach Frauen als Analytiker_innen. Sie suchen unter Umständen ein – weibliches – Vorbild und gehen oftmals davon aus, dass männliche Analytiker Fragen bezüglich Körperlichkeit sowie Weiblichkeit von sich aus nicht so aufgreifen, wie es eine Frau tun würde (Person, 1983; Williams, 1993). Gemäß Rohde-Dachser et al. (1993) war zumindest bis in die 1990er Jahre die Vorstellung männlicher Psychoanalytiker von Mutter-Tochter-Beziehungen stark von Schuld bzw. Scham gekennzeichnet – und auch wenn dies starke und präsente Affekte sind, die in diesen Beziehungen vorkommen, so scheint diese Zuschreibung bei männlichen Psychoanalytikern den potenten, prokreativen Anteil überdeckt zu haben. Andererseits stellt auch Harris (2002) als weibliche Autorin Misogynie zwischen Frauen als Rest von Scham beziehungsweise verbotenen oder unmöglichen Wünschen in Tochter-Mutter-Beziehungen fest. Die Besprechung des (weiblichen) Körpers, konträr zum Tod, spielte tatsächlich lange bei männlichen psychoanalytischen Autoren keine entscheidende Rolle (Rohde-Dachser et al., 1993). Die Forscher_innen-Gruppe rund um Rohde-Dachser versteht dies als Hinweis, dass »die Rede vom Tod hier unbewußt eine Vorstellung vom Körper abwehrt, die sich wahrscheinlich auf den Körper der Mutter bezieht, der nicht vorgestellt werden darf« (S. 628f.), und es heißt weiter:

> »Anders ist dies bei weiblichen Autoren, die sich statt mit der Rede vom Tod stark mit der Rede vom Körper identifizieren [...]. Dabei wird der Körper vor allem in der Mutter-Tochter-Beziehung (verglichen mit der Mutter-Sohn-Beziehung) klar in den Vordergrund gerückt« (S. 628f.).

Die Forscherinnen konnten auch sichtbar machen, dass Autorinnen psychoanalytischer Fallvignetten viel öfter »globale Körperbegriffe« (S. 625) mit ihren Patient_innen und folgend in ihren Texten verwenden, das heißt, Autorinnen benannten den Körper mit seinen Funktionen mehr als ihre Kollegen (ebd.). Nichtsdestotrotz kann die Wahl einer Frau, sich eine Frau als Analytikerin zu suchen, eine Abwehr der ödipalen Auseinandersetzung sein und auf ein Vermeiden der Aufarbeitung der Dynamik und Bedeutung von dem Dritten/der dritten Person, dem Vater (der die dyadische Beziehung zur Mutter störte), verweisen. Möglich ist jedoch auch, dass sie auf der Suche nach dyadischen Beziehungserfahrungen ist und etwas nachholen möchte, was bisher Brachland ist (Williams, 1993). Passend dazu bedeutet Melancholie nun ein Vermissen von etwas, das man nie hatte oder wovon einem nicht bewusst ist, dass es verloren wurde (S. Freud, 1915). Perelberg (2017) folgend zeigt sich Melancholie intensiver in Analysen zwischen Frauen. Dies kann dahingehend verstanden werden, dass es in Analysen mit zwei Frauen eher gelingt, in Berührung mit dem bisherigen Nicht-Wissen um weibliche Entwicklung, weibliche Potenz der Patientin zu kommen, und so die Chance eröffnet wird, diese zugänglich und damit durcharbeitbar zu machen.

»I understand the human struggle to escape the experience of unbearable isolation – perhaps created in part by the theory, of course« (S. 85) – Orange (2003) spricht mit diesen Worten die Möglichkeit an, dass die allgemeine psychoanalytische Wahrnehmung der Intensität dieser unaushaltbaren Isolation vielleicht auch ein Produkt der greifbaren Möglichkeiten im psychoanalytischen Universum ist. Es könnte sein, dass dieser Zustand, so sehr es ihn tatsächlich gibt, möglicherweise deutlicher gekennzeichnet, aufgeladen ist durch Zug- wie Druckrichtungen, denen psychoanalytische Denker_innen unterliegen.

> »It seems he [Freud] and many of his followers could not imagine how a mother and daughter could have a productive alliance into adulthood. We see so many women in treatment who are in conflict in their maternal and parental relationships, their other familial or partner and child relations, their bodies, or their workplace, but it has been a mistake to confuse ›normative‹ or average expectable developmental theory with misery« (Balsam, 2015, S. 578).

Damit zeigt sie auch auf andere (zeitliche) Verläufe in weiblichen Entwicklungsmustern im Vergleich zu männlichen (ebd.). Sie betont in diesem Zusammenhang:

> »I believe that daughters stay close for developmentally *progressive* reasons – not necessarily primarily for *regressive* reasons« (S. 581).

Jedoch wird »gleiche Geschichte« dann verhängnisvoll, beobachtet Koellreuter (2000), würden Mutter wie Tochter oder, übersetzt in die psychoanalytische Praxis: Analytikerin und Analysandin dasselbe ausklammern. Tauchen in der Analyse zwischen zwei Frauen Sexualität und Aggression als Themen auf, führt dies nach wie vor häufig zu Stille und Widerständen, was – neben dem Hinweis auf die Bedeutsamkeit dieser Themen – gar nicht selten den gemeinsamen Prozess zum Stagnieren bringen kann. Auch wenn die Publikationen über Geschlecht, Sexualität, Aggression und Wut wachsen, gibt es diesbezüglich nach wie vor viel Schweigen. Was sich dahinter verbirgt, ist schwer zu fassen: Es ist die Angst vor dem Sexuellen, dem Triebhaften (ebd.). Erweitert ist es die Abwehr bzw. Angst vor weiblicher Potenz, Prokreativität – dem femininen Prinzip.

Ein weiteres wichtiges Werkzeug der Psychoanalyse ist Sprache. In der Psychoanalyse heißt es »Sprache vor Körper«. Jedoch gilt manchmal auch »Sprache wie Körper«: Wir leben in ihnen beiden und sie leben in uns. Sprache umfasst gemäß Orange (2003) verbale und nonverbale Kommunikation und bedeutet auch die Beziehung zwischen diesen Ebenen. Sprache, sich ausdrücken zu können mit Worten, wird als Zeichen von Entwicklung, von Bewusstsein verstanden und auch als Ausdruck von subjektiver Existenz (ebd.). Sprache ist das bevorzugte Medium der Psychoanalyse. Es liegen signifikante Merkmale psychoanalytischen Sprechens, Hörens wie auch Handelns vor (Dorner et al., 2015; Ogden, 2008; Scarvaglieri, 2011). Scarvaglieri (2011) geht so weit, Sprache als Arznei zu bezeichnen, da sie, einer Medizin gleich, ein wirksames Medium ist, durch das Individuation wie auch In-Beziehung-Sein wachsen können. Lorenzer (1983) vertritt ferner die Haltung, dass therapeutisches Sprechen mit einer »Sprachoperation« (S. 98) gleichsetzbar sei. Sprache zeigt beziehungsweise ist, wie bereits argumentiert, zusätzlich auch Zeitgeist. Menschliche Funktionen werden mit den gerade modernsten Metaphern versprachlicht, so leben wir in Netzwerken, speichern Gedanken (wie in einer Datei), haben Kapazität und brauchen ein Update oder müssen uns aufladen (als wäre der Mensch eine Batterie). Worte – wie Reaktionen – definieren gesellschaftliche oder politische Prozesse, indem durch die Auswahl der Worte eine Version von Wirklichkeit bevorzugt und anderes im Vergessen oder in Un|bedeutsamkeit untergeht (Gentile, 2017).

Schwangere Körper, wie auch generell weibliche, farbige oder eingeschränkte Körper, werden verbal wie nonverbal als Politikum kulturell wie politisch verhandelt. Stark intellektualisierte Gesellschaften, so kann hier noch einmal angeführt werden, werten, gleichsam als Tradition[14], Weiblichkeit – konkret auch Schwangerschaft – eher ab (Gentile & Macrone, 2016; Raphael-Leff, 2015). Zuschreibungen an eine Frau »in anderen Umständen« als verdreht, zerstreut, irrational und überemotional, sind insgesamt herablassend und wohl bekannt (Raphael-Leff, 2004). Damit kann die Frage aufgeworfen werden, in welcher Beziehung Sprache zu Tradition steht. Nämlich zu Tradition in Bezug auf gesellschaftliche bzw. soziale Normen als auch zur spezifischen Tradition psychoanalytischen Sprachgebrauchs. Im Rahmen eines psychoanalytischen Prozesses wird über Sprache vieles re- und aktiviert. »But how does this process work if a professional group is attached not to just one term but to a whole language-game?«, fragt sich Orange (2003, S. 95) diesbezüglich treffend. Sie macht hierbei auf den Unterschied aufmerksam, was in einer Patientin_einem Patienten aktiviert wird durch die Subjektivität der Wortwahl oder Akzentuierung einer Analytikerin_einem Analytiker, letztlich auch davon, was von ihr an- oder ausgesprochen wird, im Kontrast zu in der Patientin_dem Patienten entstehenden reaktivierten Übertragungen, Affekten etc. aufgrund der früheren oder antizipierten kommenden persönlichen Erfahrungen, ausgelöst unter anderem auch durch die Analytikerin oder die analytische Situation (ebd.). Manchmal fühlen sich Analytiker_innen (trotz der vielen Intro-

14 Versteht man Tradition als Handlungen oder Haltungen, die im Verlauf der Zeit gewachsen sind und sich etabliert haben.

spektion und Reflexion, die sie gewohnt sind in diesem Beruf) so unangenehm durch ihre oder von ihren Patient_innen berührt, dass sie ungewollte Aspekte ihres eigenen Gefühlslebens abwehren müssen. Was, wenn psychoanalytischer Sprachgebrauch so manchmal als Hinweis auf das Streben von Analytiker_innen verstanden werden kann, Unerträgliches, ausgelöst durch eine Patientin_einen Patienten, wieder zurückzugeben in der Attribuierung von zum Beispiel unbewussten projektiven Mechanismen in den Patient_innen (ebd.)? Dies kann auch den weiblichen Körper, Schwangerschaft und Prokreativität betreffen.

Schließlich stellt Orange (2003) fest: »Not that any of us can speak context-free or assumption-free language; rather we must reflectively question ourselves and each other, just as we are always doing in extrapsychoanalytic contexts« (S. 84). Als ein Beispiel mag hier Gentiles (2016) Auseinandersetzung mit dem Begriff »Affektregulation« genannt werden, über den sie schreibt, dass er wieder mehr Bedeutung erlangt hat im Zusammenhang mit der Zunahme von neoliberalen Ideen auf gesellschaftlicher Ebene. Sie betont diesbezüglich, dass die aktuelle Aufmerksamkeit bzw. Wichtigkeit von Selbstregulation in enger Verbindung zu einem sozialen Druck steht, sowohl Leidenszustände von Menschen als auch deren Behandlung ins Private (im Sinne von persönlicher Verantwortlichkeit wie auch monetär) zu verschieben (ebd.). Sie erläutert: »Affect regulation is always relational, meaning it is a process emerging not internally but in the social and cultural space that produces bodies« (S. 266).

Daher muss hinterfragt werden, ob es sinnvoll, wenn nicht dringend ist, den psychoanalytischen Sprachgebrauch kritisch zu reflektieren – im Sinne dieser Arbeit in Bezug auf weibliche Entwicklung, weibliche Potenz oder ein feminines Prinzip.

Um in Gentiles Sprache zu bleiben, jedoch Balsams (2015b) Gedanken aufgreifend: den psychoanalytischen – weiblichen – Körper darum zu erweitern. Die Zone des Tabus muss verlassen und folgend das feminine Prinzip wahrnehmbar und aneignungsbar sein.

Gesehen-Werden – zuerst mit Blicken und gleich darauf mit kategorisierenden Worten, wird allzu leicht instrumentalisiert, betont Roth (2020), denn Körperliches (auf die menschliche Hülle legen sich die Blicke zuerst) macht verletzlich gegenüber Urteilen, Bewertungen, Zuschreibungen oder Aberkennung von anderen. Fahs (2020) fügt dem hinzu: »As a notable absence in my training, I learned little about how to think about the body in the therapy room, even though the body plays a major role in how therapists and patients interact with each other« (2020, S. 141). Weiter betont sie: »This meant that I spent far too much time worrying about managing my leaky body (e.g. runny nose) than focusing on their [the patients] complaints« (Fahs, 2020, S. 143).

Feministinnen unterschiedlicher Generationen und Herkunft argumentieren, dass potente, eigenständige weibliche Körper mit ihrem Fleisch, Fett, Flüssigkeiten, Rhythmen, Grenzen und Möglichkeiten in Nicht|Wissen abgeschoben und damit zu lange als un|denkbar und folglich un|sprechbar existierten. Auf kultureller Ebene wurde der weibliche Körper mit Natur, Materiellem, dem Körper in Verbindung gebracht – sowie hierfür verurteilt und abgewertet –, während der männliche Körper dem Geist oder Intellekt zugeordnet und folglich aufgewertet wurde (Fahs, 2020; Raphael-Leff, 2015; Penny, 2013; Balsam, 2012; Braun, 2009). Gleichzeitig ist jeder Mensch bereits im Uterus für mütterliche Wünsche, Träume oder Ängste empfänglich. So ist jede_r Signifikanten unterworfen, die vor allem in der Zeit der Schwangerschaft der Art und Weise der mütterlichen Existenz unterliegen. Der werdende Mensch folgt somit zuerst mütterlichen libidinösen Ökonomien, später, nach der Geburt, zusätzlich jenen von wichtigen Bezugspersonen (Roth, 2020).

Häufig wird, Fink (2005, S. 135) folgend, in akuten psychotischen Zuständen bei Männern eine Verweiblichung sichtbar – oder eine Sehnsucht, ebenfalls einen weiblichen Körper zu haben (oder einen Körper, der zwar der gewohnte ist, aber auch kann, was Frauenkörper können). Psychose ist ein Zustand, in dem Menschen so sehr außer (oder in) sich sind, ihre Grenzen verlieren, dass sie sich im wahrsten Sinne des Wortes verloren gehen können. (Akute) Psychose bedeutet einen der heftigsten, durch und durch gehenden Zustände bis hin zu einer schwer regulierbaren Existenzform, in der Primärprozesse sichtbar werden, unkontrollierbar geworden, getrieben von der Macht des Unbewussten/unbewusster (verbotener) Wünsche.

»Die Anerkennung des Begehrens«, schreibt Warsitz (2003, S. 351) nun, nach wie vor in der Diktion des aktuellen psychoanalytischen Denkens, »ist das Ergebnis einer Anerkennung der Kastration«, was gleichzeitig bedeutet, aus einem psychotischen Geschehen heraußen zu sein, und weiter: »der Erfahrung nämlich, dass wir (Männer wie Frauen) nie vollständig und total – gleichsam – rund sind, nie dauerhaft in der Lage, das Begehren des Anderen, z.B. der Mutter, wachzurufen oder gar zu befriedigen, sodass wir stets in einer Mangelposition verbleiben, die der dynamische Ursprung unserer Ichentwicklung ist.« Er geht also von einer

Anerkennung eines Mangels, einer Kastration aus, die auf die eine oder andere Art Schmerz verursacht, weil etwas oder jemand für eine Vervollständigung, für eine Ich-Werdung fehlt oder verloren wurde.

Der berühmte Augenblick, in dem sich ein Kind zum ersten Mal in einem Spiegel erkennt, bedeutet im psychoanalytischen (Lacanianischen) Verständnis die Premiere des Sich-selbst-Erkennens, ein weiterer wichtiger Schritt der Ich-Werdung.

»Hence, the triumph of recognizing that image in the looking glass as the child's ego, as ›me‹, is an act of great courage. It is an act that provides an illusion of autonomy«, betont Roth (2020, S. 39). Denn, wie sie argumentiert, ist das Sich-Erblicken in einem Spiegel eine Fehlerkennung: Niemand ist in einem Spiegel. Trotzdem wird dieses Abbild als das eigene wahrgenommen, wenngleich dieses Bild aber zum Spiegel gehört, der Spiegel ist (ebd.). Dieses Bild im Spiegel ist jedoch ein Abbild von im Menschen vollzogener Autonomie, es bewirkt ein Gefühl davon, wer man ist (ebd.). Das heißt weiterdenkend für den schwangeren Körper, aus dem das eigene erste Leben entsteht: Mein Körper war einmal eine Andere, die ich einmal war, aus der ich herausgewachsen bin und die ich nicht vollständig halten kann. Wobei diese Andere oft die Enttäuschung und Frustration zu diesem Umstand abbekommt – und auch darauf reagiert (im Unterschied zu einem Spiegel). Sich über sich selbst im Klaren zu sein, bedeutet sich ansehen zu können und die eigenen körperlichen wie psychischen Unzulänglichkeiten anzuerkennen – wie auch die Abhängigkeit/Verwachsenheit von und mit anderen (ebd.). Die erste und stärkste Abhängigkeit ist nun einmal die von Mutters Bauch/Körper. Damit inkludiert das Vermögen, gut für andere da zu sein, auch die innere Akzeptanz und Fähigkeit oder Einsicht, von anderen abhängig zu sein – oder vielleicht nie ganz unabhängig zu sein.

Fahs (2020) weist ganz klar auf die komplexe, wertvolle und aufschlussreiche Bedeutung von Körpern in interpersonalen Beziehungen, wie auch die psychoanalytische eine ist, hin. In diesem Zusammenhang benennt zum Beispiel Rapoport (2012, S. 384) ihre Idee eines »somatic third«. Damit meint die Autorin verinnerlichten Raum für die Wahrnehmung von physischer Resonanz sowie interaktive sensorische Regulation und benennt damit die Qualität des viszeralen Körpers bezüglich unformulierter Erfahrungen. Unwillkürliche körperliche Reaktionen in Patient_innen wie auch Analytiker_innen können damit als Reaktion auf eine sich wiederholende Erzählung einer vergangenen Erfahrung beziehen (Leuzinger-Bohleber, 2014). Nichtversprachlichte (viszerale) Erinnerungen können dadurch, mit Lorenzer (1983) gedacht, ein noch ungenutztes Potential bei der Verwirklichung eines Lebensplanes darstellen. Diesbezüglich verweist Kradin (2004) auf eine Verbindung zwischen Placebo-Reaktionen und Bindungsfähigkeit eines Menschen hin. Für Kradin (2004) bewirkt signifikante verbale wie nonverbale Kommunikation zwischen Menschen bewusst wie unbewusst somatische Reaktionen, das heißt eben auch die physiologische Wirkung von Placebos.

Die wechselweise Wirksamkeit von Therapie liegt, wie Raphael-Leff (1996) schließlich betont, in der wechselseitig bewirkten transformativen Verbindlichkeit, neues Verständnis zu generieren, mit jeweils unterschiedlichen Gewichtungen für Analytiker_in und Patient_in. Diese transformative Verbindlichkeit wird von beiden jeweils im Inneren der üblichen psychischen Realität konstruiert. Raphael-Leff (1996) geht hier so weit, die Frage aufzuwerfen, ob anstelle von Ogdens (1994) wichtiger Erfahrung von dem, was er »analytic third« genannt hat, nicht der Begriff »metaphorical placenta« (S. 397) passender wäre, »created through the joint medium of their interaction« (S. 397).

Stimmen von schreibenden, oft wütenden Frauen wie die von Penny (2013) werden (wieder) lauter. Sie wollen »die Kraft des weiblichen Körpers zurückfordern« (S. 71), indes folgert Penny auch: »wir müssen vielmehr auch fragen, was der weibliche Körper überhaupt ist, wer einen hat und wie er beschaffen ist« (S. 71). Zurückfordern ja, aber von wem? Frauen, Menschen waren niemals körperlos, der Körper wurde verneint und über-sehen. Körperliches ist Fakt wie Idee, die psychische Realität ist genauso real wie die physische (Dimen, 2000). Ein Leben ohne Körper, folgert auch Balsam (2012), ist nicht möglich. So ist es ebenfalls nicht möglich, ein Kind zu empfangen, ohne auf die eine oder andere Art den weiblichen Körper mit seiner Geschichte zu inkludieren (ebd.).

Trotzdem schreibt Alizade (2014, S. 155, Hervorhebungen GH): »Das *Ohne* ist wesentlich weiblich. Es ist ein *Ohne,* das sich auf eine Vollständigkeit anderer Ordnung bezieht als die narzisstische phallische Vollständigkeit, ein *Ohne,* das den Narzissmus transzendiert und die Überwindung der Kastration vollzieht.« Sie reiht sich damit in eine lange Reihe von Versuchen ein, Weiblichkeit im Psychoanalytischen nicht|greifbar zu machen. Alternativ: was, wenn dieses *Ohne* andersherum gedacht wird: als nicht nur »ohne Phallus/phallisches Prinzip«, sondern wenn dieses *Ohne* letztlich ein *Mit* bedeutet? Wenn dieses *Ohne* im Sinne von Orange mehr auf ein Fehlen in der Sprache und damit im Bewusstsein liegt, und nicht im

Prinzip der Weiblichkeit selbst. Bezieht sich dieses *Ohne* nicht vielmehr auf einen »lack of interest« (Balsam, 2015b, S. 103) hinsichtlich der Benennung von weiblichen Körpern mit seinen speziellen Fähigkeiten und Rhythmen – hinsichtlich der Lust daran, ihrer Potenz genauso wie auch der traumatischen Ereignisse, die oft ein ganzes folgendes Leben körperlich wie psychisch beeinflussen?

Das feminine Prinzip (oder Prinzipien) kann im Sinne dieser Arbeit als die vollständige psychoanalytische Erfassung aller spezifisch weiblichen Fähigkeiten verstanden werden; ferner die Zugänglichkeit und Nutzbarkeit dieser Fähigkeiten auf allen möglichen Ebenen: körperlich, psychisch, konkret wie abstrahiert auf einer theoretisierten Ebene, intra- wie auch interpersonell, in der Praxis wie im eigenen alltäglichen Leben. Es bedeutet, im linearen Zeitverlauf in Rhythmen zu leben, die durch ihre Wiederkehr ein/e intuitive/s Gefühl/Fantasie von Ewigkeit oder Unendlichkeit bewirken. Es bedeutet, die Macht über Leben und Tod in sich zu tragen, manchmal es zu tun, ohne es bewusst zu entscheiden. Es bedeutet Verbundenheit und Nachvollziehbarkeit der eigenen Existenz. Bestehende Theorien, wie auch Behandlungskonzepte im psychoanalytischen Körper, müssen dahingehend überprüft, hinterfragt, erweitert wie auch revidiert werden.

6. Zusammenfassung und Ausblick

Schwangerschaft wird als ein Höhe- oder Wendepunkt bezüglich weiblicher Identität (Pines, 1990) verstanden *(erstes Kapitel)*. Die Bedeutung der Verschmelzung von einer Eizelle mit einem Spermium für Frauen (wie Männer) beginnt lange vor diesem Ereignis und dauert im Falle einer erfolgreichen Schwangerschaft und Geburt den Rest des elterlichen Lebens an. Weibliche Prokreativität, Potenz, aber auch Ängste und Konflikte gerade in Frauen bezüglich der eigenen Mutterschaft (besonders beim ersten Kind) wie auch die Tatsache, selbst die Tochter einer Mutter zu sein, können re- oder aktiviert werden (Rozmarin, 2012; Parker, 2010; Pines, 1972). Was es bedeutet, als Frau jemandem anderen in sich so radikal Raum und Nahrung zu geben, kann unterschiedlich erlebt und als stärkend und bereichernd bis hin zu beängstigend oder bedrohlich wahrgenommen werden (Raphael-Leff, 2015, 1996, 1993). Für noch jemanden so unmittelbar verantwortlich zu sein, bedeutet Verzicht sowie einen anderen Umgang mit sich selbst. Die Fähigkeit, schwanger zu werden, bedeutet entwicklungspsychologisch, dass fundamentale somatische wie psychische Erfahrungen zum ersten Mal im Erwachsenenalter gemacht und integriert werden können, wodurch sich schon allein deshalb die weibliche von männlicher Entwicklung unterscheidet (Balsam, 2015a). Die durch Schwangerschaft ausgelöste Wachstumskrise fordert eine vermehrte Auseinandersetzung mit mütterlichen Rollen und Rollenzuschreibungen. Eine Schwangerschaft verweist auf das Kommende (Mutter werden/sein) wie auch auf die eigene Vergangenheit (Mutter haben). Der eigene schwangere Körper wie auch das erwartete Kind stehen für eine offene Zukunft, während gleichzeitig tiefes unbewusstes Gewahr-Werden und Verstehen im besten Falle aktiviert werden können (K. Gentile, 2011; Raphael-Leff, 1993).

In der Praxis bedeutet das für die schwangere Psychoanalytikerin eine beispiellose Situation, die dementsprechend spezifische Wirkmechanismen und Dynamiken in der Analytikerin wie auch ihren Patient_innen auslöst. Je umfassender, tiefer und vielschichtiger eine Psychoanalytikerin ihren Körper mit den ihm innewohnenden weiblichen Fähigkeiten (wie Rhythmen oder Prokreativität) für sich symbolisieren und äußerlich wie innerlich positiv besetzen konnte, desto leichter kann sie ihren Patient_innen während der Schwangerschaft und auch danach Raum anbieten, sich diese Situation in Verbindung mit deren eigener Geschichte und Dynamiken konstruktiv nutz- und folglich lebbar zu machen (Yakeley, 2013; Denton, 2012; Atlas-Koch, 2008; Linderholm, 2006; Siebold, 2005; Hjalmarsson, 2005; Gibb, 2004; Halton, 2004). Während einer Schwangerschaft ist der eigene weibliche Körper überpräsent mit allen möglichen Konsequenzen. Aber nicht nur die eigenen Reaktionen, sondern auch die aktuellen Beziehungen mit jeweiligen Partner_innen, der Ursprungsfamilie wie auch Arbeitskolleg_innen oder Patient_innen müssen integriert beziehungsweise im Falle einer Überforderung abgewehrt werden. Eine werdende Mutter befindet sich in einer Lockerung ihrer Abwehrprozesse sowie regressiven Dynamiken in frühere (dyadische) Beziehungsmuster (Diamond, 1992). Sie erlebt eine verstärkte Aktivierung von inner-genitalen Erfahrungen wie Empfindungen wie auch die insgesamte Vertiefung in die eigene Körperlichkeit. Halten, Kümmern und Gehen-Lassen als Themen beziehungsweise Dynamiken rücken mehr in den Vordergrund (Kestenberg, 1968). Wenn die eigene Muttergeschichte einer schwangeren Frau von ihr jedoch zu wenig aufgearbeitet bzw. positiv integriert werden konnte, besteht die erhöhte Gefahr, in einem rigiden Mutterbild verhaftet zu bleiben (Raphael-Leff, 1993). Belastungen und großer Leistungsdruck können folgend sowohl körperlich wie auch psychisch spürbar werden.

Die Freude über das Neue bedeutet gleichzeitig auch den Verlust des Alten. Ambivalente Gefühle sind damit einer Schwangerschaft immanent (Parker, 2010). Sich schnell und widersprüchlich verändernde Ansprüche, wie eine »perfekte Mutter« sein soll, befeuern dies zusätzlich. Sowohl die Schnelligkeit als auch die Widersprüchlichkeit der diesbezüglich geltenden Regeln wie Empfehlungen können auch als Manifestation eines darunter liegenden Bewusstseins der imperfekten Impulse verstanden werden (Wade & Yaron-Field, 2014; Parker, 2010). »Richtige Entscheidungen« zu treffen, auch weil es mittlerweile so viele verschiedene Modelle und Zugänge gibt, kann schwierig sein (zum Beispiel die über Leben und Tod). Der aktuelle Stand der medizinischen Versorgung, Schwangere betreffend, hat sicherlich vielen Frauen und Kindern das Leben gerettet wie auch viel früher ermöglicht, das Kind im Bauch als reales Wesen zu erleben mit Herzschlag und sichtbaren Bewegungen, noch bevor sie spürbar werden. Die Entlastung und Sicherheit können aber auch (zumindest teilweise) einer Verunsicherung bezüglich der eigenen Kompetenzen, als Frau ein Kind zu bekommen, entgegenstehen (Silver, 2007).

Mutter zu werden bedeutet, Macht und Ohnmacht gleichzeitig zu erleben. Der möglichen Fantasie, durch ein Kind unsterblich zu werden, steht die Realität gegenüber, dass dieses sie aller Wahrscheinlichkeit nach weit überleben wird. Einerseits verlässt/erweitert eine Frau in der generationalen Abfolge den Status als Tochter und wird selbst zur Mutter – und erlebt sich als solche in vermehrten Abhängigkeiten besonders zu Beginn der Mutterschaft. Widersprüchliche Gefühle in einer Mutter sind aber ein wichtiger Teil des Separations-Ablöse-Prozesses in einer Mutter-Kind-Beziehung. Ambivalenz verursacht so auch einen wichtigen Kreislauf der Leidenschaft zwischen Mutter und Kind und wird zu einem wichtigen Werkzeug in diesen Beziehungen (Parker, 2010).

Im Laufe einer Schwangerschaft gibt es typische Dynamiken, beginnend mit möglichen Fantasien einer Fusion von Mutter und Kind, die sowohl körperlich als auch emotional gewichtet sein kann. Sehnsucht nach orgasmischer Fusion ist oft mit Bildern oder vorgestellten Zuständen von Mutterbauch verbunden. Die Fantasie, vollkommen mit etwas Eigenem und doch Fremdem komplett eins zu sein, kann zu Hilflosigkeit führen, wenn aggressive Impulse sich nicht in Fürsorge und Aufmerksamkeit für sich und/oder das Ungeborene umwandeln lassen. Zudem kann die Angst auftauchen, sich selbst zu verlieren – es ist etwas Neues *im* eigenen Körper, wodurch auch Ängste aufkommen, für all das bestraft zu werden (Raphael-Leff, 2015, 2001, 1993, 1991). Ödipale Themen werden in Beziehungen ebenfalls (re-)aktiviert:, liegen doch immer mindestens drei in einem Bett. Wird die Fusion gelockert, wird bewusst, dass eine Frau als Schwangere nie alleine ist. Verstrickungen von Selbst- und Objektliebe können Folgen daraus sein (Diamond, 1992). Die Phase der Differenzierung, spätestens, wenn das Baby im Bauch für die Mutter spürbar wird in seinen Bewegungen, bedeutet so auch immer einen Abschied. Von »ich *bin* schwanger« geschieht üblicherweise eine Verschiebung hin zu »ich *bekomme* ein Kind/ich *mache* ein Kind und *habe* es in mir«. Mütter können sich schon in dieser Zeit intensiv in ihr ungeborenes Kind verlieben und müssen folgend (wieder) lernen, ihrem Kind Raum und Möglichkeit zu geben, eigene Erfahrungen zu sammeln (Parker, 2010; Freud So., 1989). Spätestens mit der Geburt, dem Durchtrennen der Nabelschnur, beginnt die Separation, das bedeutet das Gewahr-Werden der Getrenntheit von Mutter und Kind. Die Illusion des Eins-Seins mit dem Kind ist nun eindeutig nicht mehr haltbar und kann folgend heftige Gefühle von Einsamkeit und Angst auslösen (Abelin-Sas, 1992).

Die Schwangerschaft einer Psychoanalytikerin zeigt Auswirkungen in der Praxis *(zweites Kapitel)*. Die Körperform einer hochschwangeren Frau lässt sich nicht verbergen: Sichtbarkeit bedingt Benennbarkeit. Gesehen-Werden offenbart hier eine Veränderung in einer Psychoanalytikerin, mit der sich folgend auch ihre Patient_innen auseinandersetzen müssen. Dies allein fordert eine Auseinandersetzung mit dem Gebot der therapeutischen Abstinenz. Jede Psychoanalytikerin arbeitet vor allem mit inneren Umständen, im Falle einer Schwangerschaft ist sie jedoch auch in einer Veränderung: Sie wird eine andere, eine mit zwei Herzen, zumindest für eine Zeit lang. Die Vielfältigkeit der ablaufenden Prozesse lässt Frauen oftmals während dieser Monate dünnhäutiger sein. Für die Arbeit in der Praxis bedeutet das, sich genauer zuzuhören, mehr in sich hinein zu hören sowie insgesamt gesteigerte Anforderungen an die psychoanalytische Identität (Imber, 1995, 1990; Turkel, 1993; Lax, 1969). Im Allgemeinen werden die Übertragungs- wie auch Gegenübertragungsreaktionen während einer Schwangerschaft hinter der Couch deutlich angeheizt. Positive wie auch negative mütterliche, erotische und auch aggressive Übertragungs- wie auch Gegenübertragungsreaktionen, sind keine Seltenheit und werden oftmals als sehr herausfordernd wahrgenommen (Raphael-Leff, 2004; Friedman, 1993; Barwinski-Fäh, 1992; Diamond, 1992; Imber, 1990; Bassen, 1988; Fuller, 1987; Fenster, Phillips & Rapoport, 1986; Penn, 1986). Eine Schwangerschaft kann die Aufhebung von Verdrängtem bewirken und damit neues Material in den analytischen Prozess einbringen. Fast alle schwangeren Psychoanalytikerinnen berichten von intensiven Schuldgefühlen, häufig auch indirekt von einer Angst vor einem Liebesverlust (Halton, 2004; Etchegoyen, 1993; Imber, 1990; Gottlieb, 1989). Die Flexibilität ihrer Ich-Grenzen wie auch ihrer Körpergrenzen verschiebt sich. Trotzdem berichten viele von gesteigerten Ansprüchen an sich selbst. Im Zusammenhang mit aggressiven Impulsen lässt sich häufig der Konflikt, wer nun zu schützen sei, beobachten: Brauchen Patient_innen mehr Raum, wie geht es ihrem Ungeborenen, ihnen selbst? Je mehr eine Schwangerschaft für eine Psychoanalytikerin annehmbar und die dazugehörigen Dynamiken, Prozesse und Bedeutungen durcharbeitbar waren, desto leichter gelingt es ihr, in einer konstruktiven wie auch freien inneren Position zu bleiben (Yakeley, 2013; Atlas-Koch, 2008). Patient_innen wiederum identifizieren sich mit der Analytikerin, dem Vater, dem Kind selbst oder als ein Geschwisterkind, mit jeweils unterschiedlichen Folgen (Diamond, 1992; Penn, 1986). Häufig werden Konflikte des Verlassen-Werdens beziehungsweise der (drohende) Verlust der Mutter (nächsten Bezugsperson) (re-)aktiviert. Erotische Übertragungen von Patient_innen werden häufig ob ihrer Intensität oder Irritation mit starkem Ekel, Abscheu abgewehrt oder idealisierend von Psychoanalytikerinnen verarbeitet (Denton, 2012; Diamond, 1992). Insgesamt kann festgestellt werden, dass die Schwangerschaft einer Psychoanalytikerin trotz aller Intensität durchaus positive Effekte haben kann – vor allem dann, wenn die Analytikerin so weit wie möglich auf die Stürme dieser Zeit vorbereitet ist.

Präödipale Zustände werden meist aus der Sicht/Position des Babys beschrieben. Ein Mutterbauch ist aber zum Beispiel gleichzeitig innen und außen. Der schwangere Körper ist der Ort, an dem erste Berührungen entstehen (Reilly, 2004). Sowohl in schwangeren Psychoanalytikerinnen als auch bei Patient_innen werden Erinnerungen an sehr frühe, noch unversprachlichte Zustände ausgelöst (Balsam, 2015a; Perelberg, 2009). Gleichzeitig erlebt die werdende Mutter diese Zustände, diesmal als Erwachsene, anders, aber *in sich selbst*. Mütterliche Fantasien sind dementsprechend auch autoerotisch, da hier Subjekt und Objekt in Einer sind. Präödipale Fantasien bedeuten Bilder/Empfindungen von fast unendlicher Macht wie auch Ohnmacht, die jeweils idealisiert oder bedrohlich verarbeitet werden. Neid, verstanden als heißes Gefühl, einen begehrten Zustand zurückzubekommen oder aufrechtzuerhalten, wird oftmals in diesen Zusammenhängen durch eine Schwangerschaft in der Praxis intensiviert (Poluda, 2004; Deben-Mager, 1993; Turkel, 1993; Diamond, 1992; Barth, 1990; Penn, 1986). Erlebte Hilflosigkeit kann für Patient_innen die intensive Sehnsucht, sich mit ihrer Mutter identifizieren zu können, um wieder in einen Zustand der permanenten Befriedigung zu kommen, auslösen (Alizade, 2014; Taniguchi, 2012; Wrye, 1993a).

Der schwangere Bauch kann auch als Ausdruck des elterlichen Paares verstanden werden (Linderholm, 2006). Die Erfahrung gemacht zu haben, mehr als einen Menschen lieben zu können, ist eine wichtige Erkenntnis für schwangere Psychoanalytikerinnen, besonders für Triangulierungsprozesse in beziehungsweise mit Patient_innen. Diese bedeuten für Patient_innen die Anerkennung des Verzichts (zum Beispiel auf fantasierte symbiotische Nähe) durch das neu entstandene Dreieck Analytikerin-Patient_in-Baby (Perelberg, 2009; Wrye, 1994; Benjamin, 1993). Männliche Patienten kommen leichter mit Fragen rund um ihre eigene männliche Potenz in Kontakt: Abwehr, Rivalität zum Mütterlichen, Weiblichen wie auch Sehnsucht danach können (re-)aktiviert werden (Barth, 1990). Weibliche Identität entwickelt sich vermehrt in Beziehung und weniger durch Separation. Dies könnte zum Teil die häufigen, auch heftigen Todeswünsche von Frauen gegenüber dem Baby der Analytikerin erklären: Es stört und soll verschwinden. Jedoch ist, um selbst als erwachsene Frau einmal Mutter werden zu können, bedeutsam, wie Mädchen ihre Rivalität zur Mutter auflösen sowie auch, wie sie an ihre eigenen Sehnsüchte bezüglich Mütterlichem, Körperlichem wie auch Erotischem und Sexuellem herantreten. Gelingt es einer schwangeren Psychoanalytikerin, ihr Getrennt-Sein zu akzeptieren, ohne dabei vernichtend sein zu müssen, so stellt dies eine große Chance für ihre Patient_innen dar (Balsam, 2015a; Yakeley, 2013; Siebold, 2005; Raphael-Leff, 2004).

Organisatorisch wird meist empfohlen, die Schwangerschaft im zweiten Trimester mitzuteilen (Goldberger et al., 2003; Halton, 2004; Gibb, 2004; Linderholm, 2006; Atlas-Koch, 2008; Deben-Mager, 1993). Die werdende Mutter hat die ersten eher unsicheren Wochen hinter sich und die Patient_innen haben noch Zeit, sich mit der neuen Situation auseinanderzusetzen. Es kann sein, dass die Patient_innen sehr früh, auch noch vor der Psychoanalytikerin selbst, die Schwangerschaft (unbewusst) bemerken (Goldberger et al., 2003). Patient_innen stellen, so wird beobachtet, oftmals mehr Fragen zur Psychoanalytikerin selbst, wenn sie schwanger ist. Manche argumentieren, dass sie Fragen je nach Störung der Patient_innen mehr oder weniger umfassend beantworteten bzw. wird immer wieder davon berichtet, dass eine vermehrte Offenheit gegenüber Fragen sich positiv auf den analytischen Prozess wie Verlauf ausgewirkt haben (Hjalmarsson, 2005; Siebold, 2005; Barbanel, 1980). Werden gar keine Fragen zur Schwangerschaft der Psychoanalytikerin beantwortet, so wird dies mehr dem Widerstand der Therapeutin zugeschrieben, denn als hilfreiche Haltung in einer Psychoanalyse (Denton, 2012).

Während der Mutterschaftspause, je nach Dauer, kann es sinnvoll sein, Patient_innen eine_n Ersatztherapeut_in anzubieten oder auch unter Umständen mit ihnen zum Beispiel via Telefon (Notfälle) in Kontakt zu bleiben. Ein klarer Rahmen hilft: So wird es als unterstützend wahrgenommen, wenn der Zeitpunkt der Rückkehr möglichst klar angegeben wird bzw. es klare Wiederaufnahmevereinbarungen mit den Patient_innen gibt. Oft ist zu beobachten, dass vieles, was während der schwangeren Analysemonate nur angerissen und nicht selten auch ganz vermieden wurde, nach der Rückkehr bearbeitbar wird und noch lange immer wieder in den aktuellen analytischen Prozess einfließt (Yakeley, 2013).

Durch die intensive Bearbeitung der Zeit der Analyse mit Frau A., während ich schwanger war, begriff ich, wie sehr das Konzept der Hysterie, zwar im Ausdruck verändert zur Zeit vor 140 Jahren, nach wie vor beständige Präsenz hat *(drittes Kapitel)*. Hysterie zeigt sich in Verkehrungen (Braun, 2009). Durch das psychoanalytische Credo, Sprache vor Körper abzuhören, werden die dazugehörigen Suggestionen, verbotenes Wissen in Unwissen zu verwandeln, besonders deutlich. Die Hauptgründe, warum Frau A. sich letztlich auf den Prozess einer Psychoanalyse eingelassen hat, waren: sich selbst sprechen zu können, einen Körper zu haben, den sie akzeptieren kann, sich geliebt zu fühlen von sich und anderen.

Durch meine Schwangerschaft gewann ich an Präsenz, meine Rückzüglichkeit als Psychoanalytikerin, als reales Objekt, wurde weniger möglich. Interaktionen im psychoanalytischen Raum bekamen mehr Gewicht. Ich war dünnhäutiger, vieles war mir näher, schneller »unter die Haut gehend«. Es war schwieriger, etwas wie eine gleichschwebende Aufmerksamkeit zu erlangen, die Grenzen von mir als Frau, werdender Mutter und Psychoanalytikerin waren undeutlicher als sonst. Die ständige Frage: Wer bin ich?, hing in diesen Zusammenhängen in meinem psychoanalytischen Raum wie Nebel, der die Sicht erschwert.

Frau A. fiel es schwer, mich mit noch jemandem, jemand anderem, der manifest im Raum und trotzdem eigentlich unsichtbar war, zu teilen. Die Abwehr bzw. die Fantasie, dass es nur sie und mich gab, gelang nicht mehr. Schwierig für sie (und auch für mich) war zu unterscheiden, was in ihr ist, was aus ihr selbst herauskommt und was, deutlich verstärkt durch meine Schwangerschaft, in sie hinein. Ihre Sehnsucht, selbst voll, befüllt zu sein, wurde damit intensiver und unausweichlicher in ihrer Wahrnehmung. Frau A.s Sehnsucht, dieselbe neben Anderen zu sein, Frau zu sein, Körper zu haben und auszufüllen, kann stellvertretend für viele Frauen (Menschen allgemein) gelten. Grenzüberschreitungen und Verwirrungen über Innen und Außen als »Ort/e« von Bewusstwerdung wie auch Festlegung und auch Übergang bedeuten in diesen Zusammenhängen wichtige Möglichkeiten, um sich kohärent als Eine neben Anderen zu finden. Grenzüberschreitungen wohnen aber immer Herausforderung wie auch Risiko inne und sie führen damit oft zu Angst und Aggression. Frau A., wie so viele Frauen, muss sich im Unterschied zu anderen verorten. Frau A.s Angst vor ihrer Mitte, davor, in ihrer Mitte zu sein, kann so auch als Angst vor dem Unheimlichen, noch Unintegrierten der weiblichen Potenz an sich verstanden werden. Auch Frau A.s Hunger (nach Essen wie Worten/Zuwendung) kann als Verweis auf dieses Fehlen verstanden werden. Sie war – und dies ist ein Zeichen unserer Zeit –, bezogen auf weibliche Potenz, mit zu wenig oder schwer verdaulicher Nahrung aufgewachsen. Im Verlauf dieser wenigen Monate konnte sie sich in ihren Fantasien mehr separieren: Sie konnte mehr zulassen, dass sowohl bei ihr als auch bei mir, die wir jeweils ein/en Frauenkörper haben/sind, Unterschiede bestehen, trotz der Gleichheit. Damit wuchs Raum wie auch Kommunikationsmöglichkeit. Eine »Selbe« zu sein, bewirkte Raum für Verschiedenheit.

Seit Anbeginn der Psychoanalyse – und nach wie vor – fehlt die Entwicklung wie breite Anwendung von psychoanalytischen Konzepten von spezifisch weiblichen Fähigkeiten *(viertes Kapitel)*. Eine der zentralen psychoanalytischen Erkenntnisse ist, dass, wenn Fähigkeiten oder intra- oder interpersonelle Dynamiken tabuisiert werden, sich in der Folge psychische Störungen in diesen Zusammenhängen entwickeln und verfestigen können. Oft scheint zu gelten: Mutterbauch ist ein gefährlicher Ort: ein unkontrollierbarer Ort, einer, den manche nicht haben können, ein Ort schließlich, der für Macht und Ohnmacht stehen kann. Der schwangere Körper wurde – bis heute – in der psychoanalytischen Wissenschaft weitgehend unbeschrieben belassen und muss so als ein Tabu verstanden werden, das es zu enträtseln gilt (Balsam, 2015b). Die Entstehungszeit der Psychoanalyse beachtend, kann eingebracht werden, dass zu dieser Zeit (wie auch heute noch) die narzisstische Wunde des Nicht-schwanger-werden-Könnens besonders von Männern sich lesbar macht im Fehlen des Theoretisierens eben dieser (Balsam, 2019, 2015a, 2015b).

Das Ideal der Mutterschaft zeigt sich auch heute noch oft als grenzenlose Liebe, intuitives Wissen und pure, allumfassende Freude. Gleichzeitig leben schwangere Frauen aber besonders deutlich in einem gesellschaftlichen Konflikt: einerseits ein Zeichen für das Leben selbst zu sein wie auch die den Tod bringende Andere (Parker, 2010; Kristeva, 1982; S. Freud, 1920). Konstrukte zu Geschlecht werden nur in historischen wie auch kulturellen Zusammenhängen verstehbar (Voss, 2010). Damit wird nachvollziehbar, warum in der frühen psychoanalytischen Theoriebildung spezifische Zusammenhänge ausgelassen, übersehen oder abgewertet wurden, wenngleich Geburtsmythen quasi immer schon fasziniert haben – und auch Freud sich von ihnen berühren ließ. Freud war in seinen frühen Jahren fasziniert von der Periodizität – speziell von Frauenkörpern (Balsam, 2017). Auch war bekannterweise die erste Frau, die er jemals nackt sah, nicht nur seine Mutter – sie war auch noch hochschwanger! Ob in griechischer Mythologie, ob in mittelalterlichen Texten und bis heute – Schwangerschaft beeindruckt und macht auch Angst. Da Frauen Jahrhunderte lang auch oftmals auf ihre Fähigkeit, Kinder gebären zu können, reduziert wurden, ist auch verständlich, dass viele diese – auch aufgrund des fehlenden medizinischen Wissens und damit realer Gefahr – durchaus auch loswerden wollen (Notz, 2015; Braun, 2009; Mazzoni, 2002; Atkinson, 2001). Interessanterweise hat die Medizinalisierung des Mutterbauches einerseits hochgradig die Müttersterblichkeit sowie den Kindstod verringert, aber andererseits muss auch angenommen werden, dass dabei zu wenig Raum für weibliche Rhythmen wie auch den mütterlichen Körper war (Mazzoni, 2002), da zu dieser Zeit (Ende des 19. Jahrhunderts) seit Langem nur Männer Ärzte werden konnten. Die Einigung der wissenschaftlichen Welt der damaligen Zeit, dass eine werdende Mutter Einfluss auf den Fötus in ihr ausübt, bewirkt die Erweiterung des Interesses der Ärzte von der rein somatischen Behandlung hin zur Inkludierung der psychologischen Betreuung von Patient_innen (ebd.). In der Psychoanalyse selbst sind Frauen seit Anbeginn die erforschten Objekte wie auch Impulsgeberinnen für Ideen. Im damaligen Kampf um Selbstbestimmtheit und Rechte sind viele Themen das spezifisch körperlich wie prokreative Weibliche betreffend liegen geblieben – verständlicherweise. Zusätzlich muss für Österreich angeführt werden, dass schon im endenden 19. Jahrhundert die so genannte Frauenfrage restriktiver und zögerlicher aufgenommen wurde (Huber, 1985) – was einer Theoriebildung im Zusammenhang mit Weiblichkeit, weiblicher Potenz und Prokreativität sicherlich nicht zuträglich war.

Schwangere Körper als signifikant erkennen zu können, bedingt den wichtigen Knotenpunkt von Sehen/Wahrnehmen beziehungsweise Wollen/Begehren und Neid durchzuarbeiten (Silver, 2007). Um Schwangerschaft symbolisch umfassend (also auch prokreativ und kraftvoll) besetzen zu können, muss dieser Körper mit seinen Fähigkeiten und Bedeutungen identifiziert werden. Für Männer bedeutet eine Schwangerschaft etwas, das sie (bisher) *nicht* können, für Frauen lange Zeit etwas (fast) Unausweichliches. Damit wird nachvollziehbar, warum (vereinfacht) beide

Geschlechter die Befreiung der Schwangerschaft vom Körperlichen vorantreiben. Gelungen ist es bisher (nur) über den Umweg des Geistes: Gilt die Frau als Symbol der Wiederkehr, also von Natur und Materie, kann sich folgend der Mann als Repräsentant des Geistes im Unterschied dazu verorten – historisch bedeutet/e das gleichzeitig die Abwertung von Weiblichkeit (Braun, 2009): Die Herauslösung des Menschen (sprich Mannes) aus der Natur (sprich Frau) kann, so ein jahrhundertelanges Mantra, nur über die Herrschaft des Mannes gelingen mit der folgenden Befreiung aus dem Reich der Mutter (ebd.). Damit wurde weibliche Fruchtbarkeit etwas Krankhaftes, das im Zaum gehalten werden musste. Das eigene Selbstbild wird jedoch durch den Blick der Anderen geprägt (Küchenhoff, 2007). Damit wird nachvollziehbar, warum in der Psychoanalyse Schwangerschaft, weibliche Potenz oder Prokreativität so lange mit Ignoranz oder Abwehr belegt wurden. In der Psychoanalyse wurde Schwangerschaft sehr lange als eben das verstanden: Nahe an einer Krankheit oder so sehr Teil eines alltäglichen Lebens, dass sie zwar erwähnt, aber ungedeutet belassen wurde beziehungsweise im Verständnis stark mit masochistischen Tendenzen verknüpft blieb (Balsam, 2012). Als Beispiel mag, neben anderen, ein so prominenter Begriff wie Bions (1962) Container herangezogen werden: letztlich ein kalter, metallischer Begriff für ein Konstrukt, das wohl sehr nahe am Mutterbauch ist. Auch das so genannte Paradoxon eines »potential space« (Ogden, 1985) (damit ist die Gleichzeitigkeit des Zustandes eines Ungeborenen gemeint, im Mutterbauch psychisch und physisch, nach der Geburt zumindest noch psychisch, mit der Mutter eins und doch auch zwei zu sein): Eine Schwangerschaft ist etwas evolutionär gesehen Uraltes. Es kann angenommen werden, dass dieses sogenannte Paradoxon hier mehr mit einem Sprachgebrauch zu tun hat als mit der Unvereinbarkeit eines Zustandes, zieht man in Betracht, wie häufig Schwangerschaften insgesamt sind.

Es scheint nach wie vor schwierig für sehr viele Mädchen und Frauen zu sein, ihren eigenen Körper innerlich wie äußerlich liebevoll zu bewohnen (Balsam, 2012). Weibliche Körper sind verformbar, offen und durchlässig. Gerade ein schwangerer Bauch müsste doch für Mädchen ein beeindruckendes Zeichen ihrer eigenen möglichen Zukunft sein. Jedoch wird der unwirkliche weibliche Körper (bemalt, gefärbt, gebleicht, verschnitten ...) angebetet, aber echte weibliche Macht wird zu oft verachtet oder infrage gestellt. Unbewusstes Misstrauen gilt unkontrollierbaren Körpern, beginnend beim After-Baby-Body bis hin zu Essstörungen (Orbach, 2012).

Weibliche Perversion kann auch, im Unterschied zu männlicher Perversion, die sich gegen ein äußeres Partialobjekt richtet, als gegen den eigenen weiblichen Körper oder gegen Objekte, die dieser gemacht hat: ihre Babys, verstanden werden (Welldon, 1988). Je weniger Mädchen und Frauen über Vorgänge, Möglichkeiten und Bedeutungen ihres Körpers wissen – dürfen –, umso höher ist auch die Wahrscheinlichkeit, dass sie psychische Störungen im Zusammenhang damit entwickeln.

Schwangerschaft rückt den weiblichen Körper mit all den spezifischen Fähigkeiten, Veränderbarkeiten und Bedeutungen weit über das so genannte Somatische hinaus in den Vordergrund *(fünftes Kapitel)*. Die Identifikation mit einem Geschlecht im Sinne eines Kerngeschlechtes (Stoller, 1985, 1968), geschieht interessanterweise aus den als nicht-konflikthaft empfundenen Lernerfahrungen heraus; diese sind schließlich der Hauptbestandteil der gebildeten Fantasien darüber, was es bedeutet, sich einem Geschlecht zugehörig zu fühlen (Buchholz, 1999). Besonders starken Einfluss diesbezüglich hat die erste oder wichtigste Bezugsperson eines Menschen – und die ist in der Regel nach wie vor die Mutter. Für Mädchen ergibt sich das spezifische Problem, sich weibliche Fähigkeiten lustvoll anzueignen (Polluda, 2004, 2000; Kristeva, 1982; Kestenberg, 1976, 1968). Repräsentanzen von Mütterlichkeit wie auch Weiblichkeit können, wenn destruktiv, zu Attacken gegenüber sich selbst wie auch zu Selbstvorwürfen führen. Wenn eine Mutter ihre spezifischen weiblichen Fähigkeiten selbst als rätselhaft erlebt – wie soll sie sie dann ihrem Baby verständlich machen, fragt schon Laplanche (2011, 1997), allerdings eingeschränkt auf die beziehungsweise ausgehend von den Bedeutungen des Stillens. Lust und Begierde etablieren sich über die Fantasie – wo ist sie im Bezug zu Schwangerschaft, weiblicher Potenz und Prokreativität, um körperlich-sinnliche wie auch verbale Kommunikation möglichst frei und unbelastet erleben zu können? Die besonderen Bedeutungen von z. B. Nabelschnur oder Plazenta haben bisher wenig Eingang gefunden in psychoanalytische Texte wie Theorien – wie auch die weibliche Entwicklung an sich: Sie verläuft in Zyklen und kann, durchaus in progressivem Sinne, bis über die Lebensmitte hinaus andauern, immerhin findet die Menopause üblicherweise erst in den 50er Jahren einer Frau statt (Balsam, 2015a). Gelingt es, diese Rhythmen und Fähigkeiten zu integrieren, erlangen Frauen eine offensive weibliche Genussfähigkeit in ihren jeweiligen Lebenswelten, sodass sie in einer möglichen Mutterschaft nicht vor der heftigen Liebesinnigkeit ihres Babys zurückschrecken müssen. Häufig lernen Mädchen jedoch nach wie vor, ihre aggressiv-fordernden Impulse zurückzuhalten und mehr und mehr bei anderen zu beobachten, ohne sie selbst genügend auszuleben (Harris, 2002). Dies löst Neid und Wut aus. Ängste vor mütterlicher Allmacht wie auch allmächtiger Ohnmacht dienen dann als Projektionsfläche für eigene unaufgearbeitete Ängste, die tief ins Körperliche hineingehen können. So wird auch beobachtet, dass Frauen im Bestreben, sich von der Mutter zu lösen, häufig körperliche Symptome entwickeln (Perelberg, 2017). Das Bewusstsein (wie auch die Fähigkeit, es zu akzeptieren) über das innere Eigene zu entwickeln, aber (noch) Fremde, jedoch Mögliche, ist ein wichtiger Schritt von weiblicher Entwicklung. Erst wenn das Fremde als Teil eines Selbst akzeptiert werden kann, wird triebhafte Nähe möglich – und damit Beziehung (Koellreuter, 2000).

Es braucht mehr psychoanalytische Konzepte, die den weiblichen Körper mit allen ihm innewohnenden Veränderungen und Fähigkeiten vollständig abbilden. Es braucht Theorien, die weibliche Sexualität *und* Fruchtbarkeit verbalisieren sowie die umfassende oder alltägliche Anwendung dieser in psychoanalytischen Praxen wie Schreibstuben. In Bezug auf die Dichotomisierung von Geschlecht (weiblich/männlich) vereinfacht diese Verkürzung zwar manchmal, jedoch ist sie letztlich wenig hilfreich (Hutfless, 2017; Quindeau, 2017). Trotzdem ist Schwangerschaft ein Ereignis, das bisher nun mal rein und ausschließlich weiblich ist. Obwohl sich tiefe Gräben zwischen sogenannter klassischer Psychoanalyse und feministischer Psychoanalyse auftun können – in einem sind sie sich weitestgehend nach wie vor einig: den weiblichen Körper, besonders den schwangeren Körper für un|wichtig zu erklären (Balsam, 2019): Psychoanalytische Texte lesen sich anders, wird weibliche Potenz miteinbezogen. Es ist Zeit für eine Rück- oder Hinwendung zu weiblicher Potenz, dem weiblichen Körper und Prokreativität, ohne im Binären verlorenzugehen. Wird ein Kind geboren, wird aus frühen Körperwahrnehmungen und -bildern mehr und mehr symbolisierende Sprache. Daraus ergibt sich grundlegendes Selbsterleben wie auch Selbstwert sowie (Geschlechts-)Identität (Mertens, 1997). Frauen fantasieren ihr Begehren, ihre Potenz jedoch nach wie vor häufig als gefährlich (Harris, 2002). Begehren hat Rhythmus wie auch Körper, Potenz ist aber da, zugänglich und nutzbar oder abgeschnitten und ungenutzt. Besonders Schwangerschaft hebt Linearität auf: In einem Körper kann innen auch außen sein, zwei unterschiedliche Lebensrhythmen unter einer Haut, manchmal ist Eine zwei Geschlechter oder das Gleiche doppelt. Mutterkörper und damit auch Frauenkörper waren wir alle einmal.

Wie viel verstehbar wird in einem psychoanalytischen Prozess, hängt auch von den intrapsychischen Fähigkeiten der Psychoanalytiker_innen ab (Aiyegbusi & Kelly, 2015; Evans, 2006). Fast alle schwangeren Psychoanalytikerinnen berichten in ihren Texten von massiven Schuldgefühlen (siehe weiter oben). Dies muss auch darauf zurückgeführt werden, dass ihnen das Durcharbeiten und Sich-Aneignen von Schwangerschaft wie weiblicher Potenz sowohl vielleicht in ihren Analysen wie wahrscheinlich in ihren theoretischen Ausbildungen sehr lange wenig möglich war. Die leeren Stellen der psychoanalytischen weiblichen Entwicklungspsychologie werden besonders während einer Schwangerschaft spürbar. Melancholie tritt stärker in Analysen zwischen Frauen auf (Perelberg, 2017) – vielleicht verweist das auf ein Mehr-in-Berührung-Kommen mit weiblichen Themen wie auch auf eine Möglichkeit hin, das zu vermissen, was nicht oder zu wenig war: Töchter bleiben durchaus – auch – aus progressiven Entwicklungsgründen ihren Müttern nahe, nicht zwingend aus regressiven (Balsam, 2015a). Beziehung, Hören und Sprache/Sprechen sind wichtige Werkzeuge der Psychoanalyse (Scarvaglieri, 2011; Lorenzer, 1983). Besonders über das Sprechen werden schwangere Körper (wie auch andere) politisch verhandelt (Gentile & Macrone, 2016; Raphael-Leff, 2015). Nicht nur bedient sich die Psychoanalyse eines spezifischen Sprachgebrauches, sondern wirksam ist auch, was und wie ein_e Psychoanalytiker_in spricht, akzentuiert oder nicht (Orange, 2003). Niemand kann jedoch kontextfrei sprechen, folgend muss die Zone des Tabus verlassen werden und das Weibliche oder Feminine muss wahrnehmbar, aneignungsbar und alltäglich in seiner Selbstverständlichkeit im Sein und Sprechen von Psychoanalytiker_innen sein. Jeder Mensch ist im Uterus empfänglich für mütterliche Ökonomien. In Psychosen, wo Primärprozesse direkt sichtbar werden, fantasieren Männer häufig, dass sie einen Körper haben, der zumindest auch noch das kann, was ein Frauenkörper kann: Kinder entstehen zu lassen und zu nähren (Fink, 2005). Das Psychotische wird verlassen, gelingt es zu verstehen, dass die Anerkennung des Begehrens die Anerkennung der Kastration bedingt (Warsitz, 2003). Niemand ist vollständig – oder ist in der Lage, das Begehren des Anderen zu stillen. Für eine Schwangerschaft gilt aber: Mein Körper war einmal eine Andere, die ich einmal war, aus der ich entwachsen bin und die ich nicht vollständig halten kann. Das Vermögen, für andere gut da zu sein, inkludiert die innere Akzeptanz, von anderen abhängig zu sein – oder vielleicht nie ganz unabhängig.

Zusammenfassend kann festgestellt werden, dass einerseits schon so viel »da« ist: erkannt, beschrieben, theoretisiert. Nur fehlt der manchmal durchaus sehr deutliche Bezug (manifest wie auch theoretisiert) zum weiblichen, schwangeren Körper oder zu den weiblichen prokreativen Fähigkeiten. Vieles wurde erkannt und benannt, besetzt, jedoch auch in der Psychoanalyse oft mit der Auslassung des Ursprungs: dem weiblichen Körper. Daher sind viele psychoanalytische Texte bezüglich der verwendeten Metaphern im Zusammenhang mit weiblichen Körpern und deren spezifischen Fähigkeiten noch auszuwerten oder zu erweitern. Zusätzlich fehlen nach wie vor eigenständige Theorien zur weiblichen Entwicklung in ihrer Gesamtheit (Balsam, 2018).

Viele Themen in dieser Arbeit, die mit Schwangerschaft, weiblicher Potenz und Prokreativität zu tun haben, konnten nicht bedacht werden und müssen an anderer Stelle weiter beforscht werden. Um nur einige zu nennen: Schwangerschaften in LGTBQ+-Beziehungen, Leihmutterschaft, künstliche Befruchtung, »Ersatzkinder« (hier sind eingefrorene befruchtete Eizellen gemeint), ungewollte Schwangerschaften sowie eine explizitere Auseinandersetzung mit Störungen im Rahmen von oder rund um Schwangerschaften (z. B. Essstörungen, Körperwahrnehmungsstörungen, Perversionen …). Auch nicht Teil dieser Arbeit sind andere Settings als die Einzeltherapie: Paar- bzw. Gruppentherapie wie auch Arbeiten in einem institutionellen Kontext oder Supervision von schwangeren Kandidat_innen. Darüber hinaus gilt zu bearbeiten, was Konzepte eines femininen Prinzips für Männer beziehungsweise für Identifikation im Sinne von Gender bedeuten. Auch ist das, was einer Schwangerschaft vorausgeht, die Regelblutung, hier kein Thema, ebenso wie Menarche, Menopause oder auch das Ausbleiben der Regel ohne erkennbare körperliche Ursachen: vielleicht ein symbolischer Nicht-Wechsel (transition) aus der Kindheit zu erwachsen-sein, Frau- und Mutterschaft. Wenn die Regel ausbleibt – so überschreibt das zum Beispiel auch Gender (Redland, 2020). Auch spezifische Erkrankungen wie zum Beispiel Endometriose – jede zehnte Frau ist davon betroffen – sind im medizinischen wie psychoanalytischen Kontext noch wenig erforscht. Wie Männer sich Schwangerschaft im positiven Sinne aneignen, sich denkbar machen oder auch aushalten können, ohne Frauen dabei unsichtbar machen zu müssen – es liegt ein weites noch allzu großes Feld brach. 2012 betont Balsam, dass Psychoanalytiker_innen ihrer Meinung nach ein klareres Bild über variierende Identitäten etc. haben, die eine Rolle für Gender spielen, oder dass ein größeres Interesse für Prozesse, wie wir uns unser Geschlecht aneignen (z. B. wie wir mit Aggressionen gegenüber dem Vater umgehen) dafür besteht, wie der sexuell prokreative Körper Einfluss auf die eben genannten Themen hat.

> »That being said, the statement about Freud's originality and creativity in thinking about the role of the body in the formation of the psyche still stands. I think that it is possible to use his methods and theories of investigation of the human condition and his structural theory with an emphasis on object relations and culture, while allowing for the existence of bodies of two natal sexes. A multigendered system of operations that deals in spectra of difference and description of differing modes of sexual behavior, aims, and the choice of objects can coexist. The pressure to compare male and female so narrowly as in a phallocratic scheme is thus relieved, and clinically the emphasis can then privilege the variations of subjective experience« (Balsam, 2018, S. 12).

Nachtrag

I

Frau A. bzw. ihre Psychoanalyse mit einer schwangeren Psychoanalytikerin, mir, war der Ausgangspunkt für diese Arbeit und so soll diese auch mit ihr enden:

Der Text über die Zeit ihrer Analyse und meiner ersten Schwangerschaft ist Teil unserer gemeinsamen Arbeit geblieben. Ich glaube, psychoanalytisches Arbeiten hat wohl immer zumindest etwas mit Gegenseitigkeit zu tun, aber üblicherweise wissen unsere Patient_innen nicht, was sie in uns hinterlassen. Mit Frau A. ist es ein wenig anders. Worum es letztlich geht? Die Füße am Boden zu haben, den Moment zu erfassen mit allen Sinnen, Grenzen im Guten zu wahren und sich zu öffnen für das, was kommt, und für das, was war.

II

> »We are writing
> for our mothers' mothers and
> their mothers we are writing
> for our daughters and
> the daughters of our daughters we are writing
> for our ancestors and
> generations to come«
> (Ijeoma Umebinyuo, 2016, S. 46)

Literatur

Abelin-Sas, G. (1992). To Mother or Not to Mother. Abortion and its Challenges. Journal of Clinical Psychoanalysis, 1(4), 607–622.

Ablon, S.L. (1994). The Usefulness of Dreams During Pregnancy. International Journal of Psychoanalysis, 75(2), 291–299.

Aiyegbusi, A. (2009). The Psychodynamics of Forensik Mental Health Nusery. International Forum of Psychoanalysis, 18(1), 30–36.

Aiyegbusi, A. & Kelly, D. (2015). »This is the pain I feel!« Projection and emotional pain in the nurse-Patient relationship with people diagnosed with personality disorder in forensic and specialist personality disorder services: findings from a mixed methods study. Psychoanalytic Psychotherapy, 29(3), 276–294.

Alizade, A.M. (2014). Weibliche Sinnlichkeit. Brandes & Apsel.

Almond, B. (2010). The Monster Within. The hidden Side of Motherhood. University of California Press.

Anzieu, A. (1995). Beunruhigende Weiblichkeit. Psyche, 49(9), 886–902.

Anzieu, D. (1996). Das Haut-Ich (5. Auflage, M. Korte & M.-H. Lebourdais-Weiss, Übers.). Suhrkamp.

Ariadne. (o.J.). Frauen in Bewegung 1848–1918. Abgerufen am 25. Februar 2021 von https://fraueninbewegung.onb.ac.at

Ariadne. (2021). Abgerufen am 14. Februar 2021 von https://www.onb.ac.at/forschung/ariadne-frauendokumentation/frauen-waehlet/frauen-fordern-das-wahlrecht-1848-bis-1918

Aron, L. (1988). The clinical body and the reflexive mind. In L. Aron & F. Anderson (Hrsg.), Relational perspectives on the body: psychoanalytic theory and prtactice (S. 3–38). Analytic Press.

Aron, L. (2003). The Paradoxical Place of Enactment in Psychoanalysis: Introduction. Psychoanalytic Dialogues, 13(5), 623–631.

Aron, L. (2014). »With you I'm Born Again«: Themes and Fantasies of Birth and the Family Circumstances Surrounding Birth as These are Mutually Evoked in Patient and Analyst. Psychoanalytic Dialogues, 24(3), 341–357.

Atkinson, C. (1991). *The Oldest Vocation. Christian Motherhood in the Middle Age*. Cornell University Press.

Atlas, G. (2015). *The enigma of desire: Sex, longing, and belonging in psychoanalysis*. Routledge.

Atlas-Koch, G. (2008). Three Pregnancies and Psychoanalysis: A Thin Line between Fusion and Separateness. The Psychoanalytic Review, 95(2), 259–283.

Bachmann, I. (1956). Anrufung des großen Bären. Piper.

Balsam, R. (1996). The Pregnant Mother And The Body Image Of The Daughter. Journal of the American Psychoanalytic Assiciation, 44S, 401–427.

Balsam, R. (2003a). The Vanished Pregnant Body in Psychoanalytic Female Developmental Theory. Journal of the American Psychoanalytic Association, 51(4), 1153–1179.

Balsam, R. (2003b). Women of the Wednesday Society: The Presentations of Drs. Hilferding, Spielrein, and Hug-Hellmuth. American Imago, 60(3), 303–342.

Balsam, R. (2010). Where Has Oedipus Gone? A Turn of The Century Contemplation. *Psychoanalytic Inquiry, 30*(6), 511–519.

Balsam, R. (2012). Women's Bodies in Psychoanalysis. Routledge.

Balsam, R. (2013). Freud, Females, Childbirth, and Dissidence. Margarete Hilferding, Karen Horney, and Otto Rank. Psychoanalytic Review, 100(5), 695–716.

Balsam, R. (2015a). Oedipus Rex: Where are We Going, Especially with Females? Psychoanalytic Quarterly, 84(3), 555–588.

Balsam, R. (2015b). The War on Women in Psychoanalytic Theory Building: Past to Present. Psychoanalytic Study of the Child, 69, 83–107.

Balsam, R. (2017). Freud, the Birthing Body, and Modern Life. Journal of the American Psychoanalytic Association, 65(1), S. 61–90.

Balsam, R. (2018). »Castration Anxiety« Revisited: Especially»Female Castration Anxiety«. Psychoanalytic Inquiry, 38(1), S. 11–22.

Balsam, R. (2019). From the »Child Woman« to »Wonder Woman«. In M. Cereijido (Hrsg.), Changing notions of the feminine. Confronting Psychoanalysts' prejudices (S. 12–32). Routledge.

Barbanel, L. (1980). The therapist's pregnancy. Psychological aspects of pregnancy, birthing and bonding, In B. Blum (Hrsg.), Psychological Aspects of Pregnancy, Birthing and Bonding (S. 232–246). Human Sciences Press.

Barron, A. (2016). Was ist eine Frau? Sexualität, Begehren und Einschreiben. Journal für Psychoanalyse, 57, 150–168.

Barth, B. (1990). Die Darstellung der weiblichen Sexualität als Ausdruck männlichen Uterusneides und dessen Abwehr. Jahrbuch der Psychoanalyse, 26, 64–101.

Barwinski-Fäh, R. (1992). Schwangerschaft hinter der Couch: Von der Feindseligkeit der Töchter ihren Müttern gegenüber am Beispiel der Reaktionen von Patientinnen auf die Schwangerschaft ihrer Psychoanalytikerin. In E. Camenzind (Hrsg.), Starke Frauen – Zänkische Weiber? Frauen und Aggression. Kreuz.

Bassen, C. (1988). The Impact of the Analyst's Pregnancy on the Course of Analysis. Psychoanalytic Inquiry, 8, 280–298.

Beard, M. (2018). Frauen und Macht. Ein Manifest. Fischer.

Beauvoir, S.d. (1992). Das andere Geschlecht. Sitte und Sexus der Frau. Rowohlt.

Benedek, E. (1973). The fourth world of the pregnant therapist. Journal of the American Medical Women's Association, 28, 365–368.

Benjamin, J. (1990). *Die Fesseln der Liebe. Psychoanalyse Feminismus und das Problem der Macht* (3. Auflage). Stroemfeld/Nexus.

Benjamin, J. (1993). *Phantasie und Geschlecht.* Stroemfeld.

Benjamin, J. (1995). Sameness and Difference: Toward an »Overinclusive« Model of Gender Development. Psychoanalytic Inquiry, 15(1), 125–142.

Benjamin, J. (2002). *Der Schatten des Anderen. Intersubjektivität – Gender – Psychoanalyse.* Stroemfeld.

Bergman, A. (1987). On the Development of Female Identity: Issues of Mother-Daughter Interaction During the Separation-Individuation Process. *Psychoanalytic Inquiry, 7*(3), 381–396.

Besser, A., Vliegen, N. & Luyten, P. (2008). Systematic Empirical Investigation of Vulnerability to Postpartum Depression From a Psychodynamic Perspective: Commentary on Issues Raised by Blum (2007). Psychoanalytic Psychology, 25(2), 392–410.

Bibring, G. L. (1959). Research Projects Some Considerations of the Psychological Processes in Pregnancy. Psychoanalytic Study of the Child, 14, 113–121.

Bick, E. (1968). The experience of the skin in early object-relations. The International Journal of Psychoanalysis, 49, 484–486.

Bion, W. (1962). Learning from Experience. Tavistock.

Bion, W. (2009). Aufmerksamkeit und Deutung. Edition Diskord.

Birksted-Breen, D. (2012). Peaceful islands and dangerous jungles – pregnancy: opportunity or impediment. A psychoanalyist's view. In P. Mariotti (Hrsg.), The Maternal Lineage. Identification, Desire and Transgenerational Issues (S. 67–84). Routledge.

Blum, L. (2007). Psychodynamics of Postpartum Depression. Psychoanalytic Psychology, 24(1), 45–62.

Bordo, S. (1993). Unbearable Weight. Feminism, Western Culture, and the Body. University of California Press.

Bot, S. & Courbasson, C. (1998). Cutting the Umbilical Cord: A Critique of the Self-in-Relation Theory of Female Psychological Development from Psychoanalytic Perspectives. Gender and Psychoanalysis, 3(4), 413–433.

Braun, C. (2009). Nicht Ich. Logik, Lügen, Libido. Aufbau.

Braun, C. (2018). Blutsbande. Aufbau.

Braun, C. & Mathes, B. (2007). *Verschleierte Wirklichkeit. DieFrau, der Islam und der Westen.* Aufbau.

Brenman, E. (1990). Hysterie. *Psyche, 44*(12), 1063–1081.

Brenner, A., & Preis, V. (2022). Die Schwangerschaft in der psychoanalytischen Ausbildung. Journal für Psychoanalyse, 63, 109–123.

Breuer, J. & Freud, S. (1895). Studien über Hysterie. In *GW* (Bd. I). Fischer.

Buchholz, M. B. (1999). »Anders sehen« und »Herstellung des Dreieckes«. In E. Brech, K. Bell & C. Marahrens-Schürg (Hrsg.), *Weiblicher und männlicher Ödipuskomplex* (S. 17–47). Vandenhoeck & Ruprecht.

Butler, J. (1991). *Das Unbehagen der Geschlechter.* edition surkamp.

Byung-Chul, H. (2015). *Die Errettung des Schönen.* Fischer.

Cattaruzza, A. (2014). Difficulties in the Treatment of Depression During Pregnancy and Postpartum Depression. Journal of Infant, Child & Adolescent Psychotherapy, 13(1), 75–87.

Ceccoli, V. C. (2000). Giving Body a Thought: Entwinements Between Women.
Studies in Gender and Sexuality, 1(3), 325–336.

Chasseguet-Smirgel, J. (1984). The Femininity of the Analyst in Professional Practice. *International Journal of Psycho-Analysis, 65*, 169–178.

Chasseguet-Smirgel, J. (1990). On Acting out. *International Journal of Psycho-Analysis,* 71, 77–86.

Chodorow, N. (1989). *Feminism and psychoanalytic theory.* Yale University Press.

Cixous, H. (2013). Das Lachen der Medusa. In E. Hutfless, G. Postl & E. Schäfer (Hrsg.), *Hélène Cixous. Das Lachen der Medusa zusammen mit aktuellen Beiträgen* (S. 39–62). Passagen.

Cournut, J. (1988). Ein Rest, der verbindet. Das unbewußte Schuldgefühl, das entlehnte betreffend. *Jahrbuch der Psychoanalyse, 22*, 67–98.

Cullington-Roberts, D. (2004). The Psychotherapist's Miscarriage and Pregnancy as an Obstacle to Containment. *Psychoanalytic Psychotherapy, 18*(1), 99–110.

Düring, S. (2006). Der Bruch mit der Mutter. Überlegungen zu einem zeitspezifischen Generationskonflikt. In H.A. Feminsimus (Hrsg.), *Evas Biss. Weibliche Aggressivität und Wirklichkeiten* (S. 159–174). Psychosozial-Verlag.

Dahmer, H. (1988). Das neue Interesse an der Psychoanalyse. *Psyche, 42*(5), 387–391.

Deben-Mager, M. (1993). Acting Out and Transference Induced by Successive Pregancies of the Analyst. *The International Journal of Psychoanalysis, 74*, 129–139.

Denton, T. (2012). The Analyst's Pregnancy: A Paradise Lost. *Modern Psychoanalysis, 37*(1), 82–115.

Deutsch, H. (1948). *Die Psychologie der Frau*. Hans Huber.

Diamond, D. (1992). Gender-Specific Transference Reactions of Male and Female Patients to the Therapist's Pregnancy. *Psychoanalytic Psychology, 9*(3), 319–345.

Dimen, M. (2000). The Body as Rohrschach. *Studies in Gender and Sexuality, 1*, 19–41.

Doi, T. (1989). The Concept of Amae and its Psychoanalytic Implications. *International Review of Psycho-Analysis, 16* (349–354).

Dorner, K., Plog, U., Teller, C. & Wendt, F. (2015). *Irren ist menschlich: Lehrbuch der Psychiatrie und Psychotherapie*. Psychiatrie-Verlag.

Dornes, M. (1993). *Der kompetente Säugling. Die präverbale Entwicklung des Menschen*. Fischer.

Dornes, M. (1996). Margaret Mahlers Theorie neu betrachtet. *Psyche, 50*(11), 989–1018.

Drescher, J. (2017). Von Bisexualität zu Intersexualität. Geschlechterkategorien neu denken. In E. Hutfless & B. Zach, *Queering Psychoanalysis. Psychoanalyse und Queer Theory. Transdisziplinäre Verschränkungen* (S. 49–96). Zaglossus.

duden.de (o.J.). Abgerufen am 14. Februar 2021 von https://www.duden.de/suchen/dudenonline/paradox

duden.de (14. 2 2021). Abgerufen am 14. Februar 2021 von https://www.duden.de/rechtschreibung/Dialektik

Eisler, M. (1921). Mutterleibs- und Geburtrettungs-Phantasien im Traum. *Internationale Zeitschrift für Psychoanalyse, 7*(2), 215–217.

Elise, D. (2017). Moving from within the Maternal: The Choreography of Analytic Eroticism. *Journal of the American Psychoanalytic Association, 65*(1), 33–60.

Erikson, E.H. (1966). *Identität und Lebenszyklus: drei Aufsätze*. Suhrkamp.

Erlich, H. (1998). On Loneliness, Narcissism, and Intimacy. *American Journal of Psychoanalysis, 58*, 135–162.

Etchegoyen, A. (1993). The Analyst's Pregnancy and it's Consequences on her Work. *The International Journal of Psychoanalysis, 74*, 141–149.

Ettinger, B. (1997). The Feminie/Prenatal Weaving in Matrixial Subjectivity as Encounter. *Psychoanalytic Dialogues, 7*(3), 367–405.

Evans, D. (2002). *Wörterbuch der Lacanschen Psychoanalyse*. Turia und Kant.

Evans, M. (2006). Making room for madness in mental health: the importance of ana-

lytically-informed supervision of nurses and other mental health professionals. *Psychoanalytic Psychotherapy, 20*(1), 16–29.
Fahs, B. (2020). *Women, Sex, and Madness. Notes from the Edge*. Routhledge.
Fenichel, O. (1935). Schautrieb und Identifizierung. *Internationale Zeitschrift für Psychoanalyse, 21*(4), 561–583.
Fenster, S., Phillips, S. B. & Rapoport, E. R. (1986). *The Therapist's Pregnancy. Intrusion in the analytic Space*. Routledge.
Fink, B. (2005). *Eine klinische Einführung in die Lacansche Psychoanalyse in Theorie und Technik*. Turia und Kant.
Fink, B. (2013). *Grundlagen der psychoanalytischen Technik. Eine lacanianische Annäherung für klinische Berufe*. Turia und Kant.
Flaake, K. (1993). Ein Körper für sich allein. Sexuelle Entwicklung und körperliche Weiblichkeit in der Mutter-Tochter-Beziehung. In J. v. Mens-Verulst, K. Schreurs & L. Woertman (Hrsg.), *Töchter und Mütter: Weibliche Identität, Sexualität und Individualität* (S. 23–32). Kohlhammer.
Foucault, M. (1978). *Dispositive der Macht: über Sexualität, Wissen und Wahrheit*. Merve.
Foucault, M. (1994). *Das Subjekt und die Macht*. Beltz.
Freud, S. (1905). Bruchstück einer Hysterie-Analyse. In *GW* (Bd. V, S. 161–286). Fischer.
Freud, S. (1909a). Analyse der Phobie eines fünfjährigen Knaben. In *GW* (Bd. VII, S. 243–380). Fischer.
Freud, S. (1909b). Bemerkungen über einen Fall von Zwangsneurose. In *GW* (Bd. VII, S. 381–466). Fischer.
Freud, S. (1911). Psychoanalytische Bemerkungen zu einem autobiographisch beschriebenen Fall von Paranoia (Dementia Paranoides). In *GW* (Bd. VIII, S. 240–316). Fischer.
Freud, S. (1915). Trauer und Melancholie. In *GW* (Bd. X, S. 428–446). Fischer.
Freud, S. (1918). Aus der Geschichte einer infantilen Neurose. In *GW* (Bd. XII, S. 29–158). Fischer.
Freud, S. (1919). Das Unheimliche. In *GW* (Bd. XII, S. 229–268). Fischer.
Freud, S. (1920). Jenseits des Lustprinzipes. In *GW* (Bd. XIII, S. 3–69). Fischer.
Freud, S. (1923). Das Ich und das Es. In *GW* (Bd. XIII, S. 237–289). Fischer.
Freud, S. (1926a). Hemmung, Symptom und Angst. In *GW* (Bd. XIV, S. 113–208). Fischer.
Freud, S. (1926b). Zur Frage der Laienanalyse. In *GW* (Bd. XIV, S. 209–287.). Fischer.
Freud, S. (1931). Über die Weibliche Sexualiät. In *GW* (Bd. XIV, S. 517–540). Fischer.
Freud, S. (1933). XXXIII. Vorlesung Die Weiblichkeit. In *GW* (Bd. XV, S. 119–145). Fischer.
Freud, Sophie. (1989). *Meine drei Mütter und andere Leidenschaften*. Claassen.
Friedman, M. (1993). When the Analyst becomes Pregant – Twice. *Psychoanalytic Inquiry, 13*(2), S. 226–239.
Fromm-Reichmann, F. (1990). Loneliness. *Contemporary Psychoanalysis, 26*, 305–329.
Fuller, R. L. (1987). The Impact of the Therapist's Pregnancy on the Dynamics of the Therapeutic Process. *Journal of American Academy of Psychoanalysis, 15*, 9–28.
Gaitanidis, A. (2011). The importance of style in the writing of psychoanalytic case studies. *Psychodynamic Practice, 17*(2), 175–185.
Gallop, J. (1995). Phallus/Penis: Kein Unterschied. In J. Benjamin, *Unbestimmte Grenzen. Beiträge zur Psychoanalyse der Geschlechter* (S. 269–279). Fischer.
Gambaroff, M. (1984). Der Einfluss der frühen Mutter-Tochter-Beziehung auf die Ent-

wicklung der weiblichen Sexualität. In M. Gambaroff (Hrsg.), *Die Utopie der Treue.* Reinbek.

Gentile, J. (2017). Tugging at the Umbilical Cord: Birtherism, Nativism, and the Plotline of Trump's Delivery. *Contemporary Psychoanalysis, 53*(4), 489–504.

Gentile, J. & Macrone, M. (2016). *Feminine Law. Freud, Free Speech, and the Voice of Desire.* Karnac.

Gentile, K. (2011). What About the Baby? The New Cult of Domesticity and Media Images of Pregnancy. *Studies in Gender and Sexuality, 12*(1), 38–58.

Gentile, K. (2016). Generating Subjectivity through the Creation of Time. *Psychoanalytic Psychology, 33*(2), 264–283.

Gerson, B. (1994). An Analyst's Pregnancy Loss and Its Effects on Treatment: Disruption and Growth. *Psychoanalytic Dialogues, 4*(1), 1–17.

Gibb, E. (2004). Reliving Abandonment in the Face of the Therapist's Pregnancy. *Psychoanalytic Psychotherapy, 18*(1), 67–85.

Glover, E. (1950). Functional Aspects of the Mental Apparatus. *International Journal of Psycho-Analysis, 31*, 125–131.

Goldberg, A. (1971). On Waiting. *International Journal of Psycho-Analysis, 52*, 413–421.

Goldberger, M., Gillman, R., Levinson, N., Notman, M., Seelig, B. & Shaw, R. (2003). On Supervising the Pregnant Psychoanalytic Candidate. *The psychoanalytic Quarterly, 72*, 439–463.

Goodman, N. R. (2019). Femininity. In M. Cereijido (Hrsg.), *Changing Notions of the feminine. Confronting psychonanalysts prejudices* (S. 83–94). Routledge.

Goodwin, J. (1980). The patient's recognition of the therapist's pregnancy. *Psychiatric Annals, 10*(12), 40–44.

Gottlieb, S. (1989). The Pregnant Psychotherapist: A Potent Transference Stimulus. *British Journal of Psychotherapy, 5*(3), 287–299.

Green, A. (1993). Die tote Mutter. *Psyche, 47*(3), 205–240.

Groth, M. (2000). Clinical Notes On the Umbilicus as a Bisexual Symbol. *Psychoanalytic Psychology, 17*(2), 360–365.

Haig, D. (1993). Genetic Conflicts in Human Pregnancy. *Quarterly Review of Biology, 68*, 495–532.

Halberstadt-Freud, H. C. (1993). *Postpartum Depression and Symbiotic Illusion, 10*(3), 407–423.

Halberstadt-Freud, H. C. (1998). Electra Versus Oedipus: Femininity Reconsidered. *International Journal of Psycho-Analysis, 79*, 41–56.

Halton, I. (2004). Two is Too Much: The Impact of a Therapist's Successive Pregnancies on a Female Patient. *Psychoanalytic Psychotherapy, 18*(1), 86–98.

Hanna, E. (1992). False-Self Sensitivity to Countertransference: Anatomy of a Single Session. *Psychoanalytic Dialogues, 2*, 369–388.

Harris, A. (2002). Mothers, Monsters, Mentors. *Studies in Gender and Sexuality, 3*(3), 281–295.

Haydee, F. (1989). T Zero: Waiting. *International Review of Psycho-Analysis, 16*, 101–108.

Heenen-Wolff, S. (2017). Unbehangen in der Tradition. Kritische Anmerkungen zu normativen Konzepten von Männlichkeit und Weiblichkeit in der Psychoanalyse. In E. Hutfless & B. Zach (Hrsg.), *Queering Psychoanalysis. Psychoanalyse und Queer Theory. Transdisziplinäre Verschränkungen* (S. 97–131). Zaglossus.

Heilbrunn, G. (1975). On the Erotization of the Umbilicus. *Psychoanalytic Quarterly, 44,* 269–273.
Hendrix, J. (1967). Little Wing. Auf *Axis: Bold as Love* [LP].
Herzog, D. (2011). *Sexuality in Europe*. University Press.
Hirsch, M. (2007). *Scham und Schuld – Sein und Tun*. https://www.lptw.de/archiv/vortrag/2007/Hirsch-Mathias-Scham-und-Schuld-Lindauer-Psychotherapiewochen2007.pdf (25.02.2021)
Hjalmarsson, H. (2005). Clinical Case Reflections Transference Opportunities During the Therapist's Pregnancy: Three Case Vignettes Related Papers. *Psychoanalytic Social Work, 12*(2), 1–11.
Hrdy, S. (2000). *Mutter Natur. Die weibliche Seite der Evolution*. Berlin-Verlag.
Huber, W. (1985). Der junge Freud und die »Frauenfrage«. In R. Ardelt, W. Huber & A. Staudinger (Hrsg.), *Unterdrückung und Emanzipation. Festschrift für Erika Weinzierl* (S. 39–54). Geyer-Edition.
Hustvedt, S. (2018). *Die Illusion der Gewissheit*. Rowohlt.
Hutfless, E. (2017). Die Zukunft einer Illusion. Eine queer-psychoanalystische Kritik am Identitätsdenken der Psychoanalyse. In E. Hutfless (Hrsg.), *Queering Psychoanalysis.Psychoanalyse und Queer Theory. Transdisziplinäre Verschränkungen* (S. 133–180). Zaglossus.
Illouz, E. (2013). *Die neue Liebesordnung. Frauen, Männer und Fifty Shades of Grey*. Suhrkamp.
Imber, R.F. (1990). The Avoidance of Countertransference Awareness in a Pregnant Analyst. *Contemporary Psychoanalysis, 26,* 223–236.
Imber, R.F. (1995). The Role of the Supervisor and the Pregnant Analyst. *Psychoanalytic Psychology, 12*(2), 281–296.
Irigaray, L. (1979). *Das Geschlecht das nicht eines ist*. Merve.
Irigaray, L. (1981). The bodily encounter with the mother. In E. Whitford, *The Irigaray Reader* (S. 53–67). Blackwell.
Jansson, T. (2016). Placenta plays a critical role in maternal–fetal resource allocation. *Proceedings of the National Academy of Sciences, 113*(40), 11066–11068.
Jones, S.L. (2015). The Psychological Miscarriage: An Exploration of Women's Experience of Miscarriage in the Light of Winnicott's »Primary Maternal Preoccupation«, the Process of Grief According to Bowlby and Parkes, and Klein's Theory of Mourning. *British Journal of Psychotherapy, 31*(4), 433–447.
Karl, M. (2020). *Die Geschichte der Frauenbewegung*. Reclam.
Karme, L. (1978). The Penis as Umbilical Cord. *Psychoanalytic Quarterly, 47,* 425–429.
Kestenberg, J. (1968). Innen und Außen – Männlich und Weiblich (Teil I + II). *Jahrbuch der Psychoanalyse, 31, 1993; 32, 1994,* 151–188; 40–73.
Kestenberg, J. (1976). Regression And Reintegration In Pregnancy. *Journal of the American Psychoanalytic Association, 24S,* 213–250.
Kestenberg, J. (1980). The Three Faces of Femininity. *Psychoanalytic Review, 67*(3), 313–335.
Klein, M. (1957). Neid und Dankbarkeit. *Psyche, 11,* 241–255.
Klein, M. (1975). *Der Fall Richard: das vollständige Protokoll einer Kinderanalyse, durchgeführt von Melanie Klein*. Kindler.
Knoblauch, S. (2011). Contextualizing Attunement Within the Polyrhythmic Weave: The Psychoanalytic Samba. *Psychoanalytic Dialogues, 21*(4), 414–427.

Koellreuter, A. (2000). *Das Tabu des Begehrens. Zur Verflüchtigung des Sexuellen in Theorie und Praxis der feministischen Psychoanalyse*. Psychosozial-Verlag.

Kofman, S. & Imber, R. (2005). Pregnancy. In S.F. Brown, *What Do Mothers Want? Developmental Perspectives, Chlinical Challenges* (S. 151–170). Routledge.

Kradin, R. (2004). The placebo response complex. *Journal of Analytical Psychology, 49*(5), 617–634.

Kratimenos, P. & Penn, A. (2019). Placental programming of neuropsychiatric disease. *Nature, 1*, published online: https://www.nature.com/articles/s41390-019-0405-9.epdf?no_publisher_access=1&r3_referer=nature

Kristeva, J. (1982). *Powers of Horror. An Essay on Abjection*. Columbia University Press.

Kristeva, J. (1994). *Die neuen Leiden der Seele*. Psychosozial-Verlag.

Kristeva, J. (2013). *Schwarze Sonne. Depression und Melancholie*. (2. Auflage). Brandes & Apsel.

Kulish, N. & Holtzman, D. (2008). *A story of her own: The female Oedipus complex reexamined and renamed*. Jason Aronson.

Küchenhoff, J. (2007). Sehen und Gesehenwerden: Identität und Beziehung im Blick. *Psyche, 61*, 445–462.

Lange, A. (2011). Prenatal Maternal Stress and the Developing Fetus and Infant: A Review of Animal Models as Related to Human Research. *Journal of Infant, Child & Adolescent Psychotherapy, 10*(2), 326–340.

Langer, M. (1988). *Mutterschaft und Sexus: Körper und Psyche der Frau*. Freiburg: Kore.

Lansky, M. (2008). Beobachtungen zur Dynamik der Einschüchterung: Spaltung und projektive Identifizierung als Abwehrmanöver gegen Scham. *Psyche, 62*(9–10), 929–961.

Laplanche, J. (1997). Ziele des psychoanalytischen Prozesses. *Jahrbuch der Psychoanalyse, 39*, 93–113.

Laplanche, J. (2004). Die rätselhaften Botschaften des Anderen und ihre Konsequenzen für den Begriff des »Unbewußten« im Rahmen der Allgemeinen Verführungstheorie. *Psyche, 58*(9–10), 898–913.

Laplanche, J. (2011). *Neue Grundlagen für die Psychoanalyse*. Psychosozial-Verlag.

Laplanche, J. & Pontalis, J. (1975). *Das Vokabular der Psychoanalyse*. Suhrkamp Taschenbuch.

Lax, R.F. (1969). Some Considerations about Transference and Countertransference Manifestations Evoked by the Analyst's Pregnancy. *International Journal of Psycho-Analysis, 50*, 363–372.

Leira, H. & Krips, M. (1993). Mutterschaft und Mythos. In J.v. Mens-Verulst, K. Schreurs & L. Woertman (Hrsg.), *Töchter und Mütter. Weibliche Identität, Sexualität und Individualität* (S. 121–138). Kohlhammer.

Leuzinger-Bohleber, M. (2014). Den Körper in der Seele finden: Embodiment und die Annäherung an das Nicht-Repräsentierte. *Psyche, 68*(9–10), 922–950.

Leuzinger-Bohleber, M., Fischmann, T., Pfenning, N. & Läzer, K.L. (2009). Ambivalenz des medizinisch-technischen Fortschritts Eine Untersuchung zu ethischen Dilemmata bei pränataler und genetischer Diagnostik. *Psyche – Zeitschrift für Psychoanalyse, 63*(2), 189–213.

Linderholm, G. (2006). Die Schwangerschaft der Analytikerin–eine Untersuchung über die sich entwickelnde Dreierbeziehung. *Zeitschrift für psychoanalytische Theorie und Praxis, 21*(2–3), 275–290.

List, E. (2007). Wolfgang J.A. Huber und die Psychoanalysegeschichtsschreibung in Österreich. *Luzifer-Amor: Zeitschrift zur Geschichte der Psychoanalyse, 20*(40), 142–159.

Little, R.B. (1966). Umbilical Cord Symbolism of the Spider's Dropline. *Psychoanalytic Quarterly, 35*, 587–590.

Lobe, R. (2003). Gruppenregression oder Regression in der Gruppe. In A. Pritz & E. Vykoukal (Hrsg.), *Gruppenpsychoanalyse. Theorie-Technik-Anwendung*. (S. 161–180). facultas.

Loewald, H. (1981). Das Schwinden des Ödipuskomplexes. *Jahrbuch der Psychoanalyse, 13*, 37–62.

Lorenzer, A. (1983). Sprache, Lebenspraxis und szenisches Verstehen in der psychoanalytischen Therapie. *Psyche, 37*(2), 97–115.

Mäenpää-Reenkola, E. (1996). The fantasy of damage to the baby: Female castration fantasies and phallic defenses emerging in a pregnant analysand with a pregnant analyst. *Scandinavian Psychoanalytic Review, 19*(1), 46–59.

Mahler, M.S. (1975). Symbiose und Individuation: Die psychische Geburt des Menschenkindes. *Psyche, 29*(7), 609–625.

Mariotti, P. (1993). The Analyst's Pregnancy: The Patient, the Analyst, and the Space of the Unknown. *International Journal of Psycho-Analysis, 74*, 151–164.

Mazzoni, C. (2002). *Maternal Impressions. Pregnancy and Childbirth in Literature and Theory*. Cornell University Press.

Mccarty, T., Schneider-Braus, K. & Goodman, J. (1986). Use of Alternate Therapist During Pregnancy Leave. *Journal of American Academy of Psychoanalysis, 14*(3), 377–383.

Mertens, W. (1997). *Entwicklung der Psychosexualität und der Geschlechtsidentität. Band 1 Geburt bis 4. Lebensjahr*. Kohlhammer.

Mill, J.-S. (1880). Ueber Frauenemancipation. In *John Stuart Mill's Gesammelte Werke* (S. 1–19). Zwifter.

Mitchell, J. (2001). »Seitwärts schauen«: Die Psychoanalyse und das Problem der Geschwisterbeziehung. *Jahrbuch der Psychoanalyse, 43*, 83–107.

Mitchell, J. (2003). *Siblings*. Polity Press.

Mitchell, J. (2009). Hysterie – Trauma und Begheren. In M. Hohl (Hrsg.), *Hysterie Heute* (S. 77–97). Turia + Kant.

Mitchell, J. (2013a). The Law of the Mother. Sibling Trauma and the Brotherhood of War. *Canadian Journal of Psychoanalysis, 21*(1), 145–159.

Mitchell, J. (2013b). Siblings: Thinking Theory. *Psychoanalytic Study of the Child, 67*, 14–34.

Nadelson, C., Notman, M., Arons , E. & Feldman, J. (1974). The pregnant therapist. *Journal of psychiatry, 131*, 1107–1119.

Notz, G. (2015). *Kritik des Familismus. Theorie und soziale Realität eines ideologischen Gemäldes*. Schmetterling Verlag.

Oakley, A. (1984). *The Captured Womb. A history of the medical care of pregnant women*. Blackwell.

O'Connell, H.E., Hutson, J., Anderson, C. & Plenter, R. (1998). Anatomical relationship between urethra and clitoris. *The Journal of urology*, S. 1892–1897.

Ogden, T. (1985). On Potential Space. *The International Journal of Psychoanalysis, 66*, 129–141.

Ogden, T. (1994). The Analytic Third: Working with Intersubjective Clinical Facts. *International Journal of Psycho-Analysis, 75*, 3–19.

Ogden, T. (2008). Träumerisches Sprechen. *Internationale Psychoanalyse, 3*, 198–218.
Orange, D. (2003). Why Language Matters to Psychoanalysis. *Psychoanalytic Dialogues, 13*(1), 77–103.
Orbach, S. (2012). *Bodies. Schlachtfelder der Schönheit*. Hamburg: Arche.
Papiasvili, E. & Mayers, L. A. (2017). Postpartum depression and attachment: Is anybody here? *International Forum of Psychoanalysis, 26*(1), 22–28.
Parker, R. (2010). *Torn in Two. The Experience of Maternal Ambivalence*. Virago.
Parsons, M. (2006). Psychische Veränderung, Heilung und der Einriß zwischen Ich und Realität. *Jahrbuch der Psychoanalyse, 53*, 73–90.
Penn, L. (1986). The pregnant therapist. Transference and countertransference issues. In J. Alpert, *Psychoanalysis and women: Contemporary reappraisals* (S. 287–315). Analytic Press.
Penny, L. (2013). *Fleischmarkt*. Edition Nautilus.
Penny, L. (2015). *Unsagbare Dinge. Sex. Lügen und Revolution*. Nautilus.
Perelberg, R. (2009). Murdered father; dead father: Revisiting the Oedipus complex. *International Journal of Psycho-Analysis, 90*(4), 713–732.
Perelberg, R. (2017). Love and Melancholia in the Analysis of Women by Women. *International Journal of Psycho-Analysis, 98*(6), 1533–1549.
Person, E. (1983). Women in Therapy: Therapist Gender as a Variable. *International Review of Psycho-Analysis., 10*, 193–204.
Pines, D. (1972). Pregnancy and motherhood: interaction between fantasy and reality. *British Journal of Medical Psychology, 45*(4), 333–343.
Pines, D. (1990). Emotional aspects of infertility and its remedies. *International Journal of Psychoanalysis, 71*, 561–568.
Poluda, E. S. (2000). Das Bild der lesbischen Frau in der Psychoanalyse. *Psyche, 54*, 322–353.
Poluda, E. S. (15.05.2004). *Der lesbische Komplex als Basis der Weiblichkeit*. Abgerufen am 27.07.2016 von www.ngat.de: http://www.ngat.de/download/0405Poluda.pdf
Quindeau, I. (2008). *Verführung und Begehren*. Klett-Cotta.
Quindeau, I. (2014). *Sexualität*. Psychosozial-Verlag.
Quindeau, I. (2017). Geschlechtervielfalt und polymorphes Begehren: Queere Perspektives in der Psychoanalyse. In E. Hutfless & B. Zach (Hrsg.), *Queering Psychoanalysis. Psychoanalyse und Queer Theory.Transdisziplinäre Verschränkungen* (S. 181–210). Zaglossus.
Quinodoz, D. (2003). Words that touch. *The International Journal of Psychoanalysis, 84*(6), 1469–1485.
Raphael-Leff, J. (1982). Psychoterapeutic Needs of Mothers-To-Be. *Journal of Child Psychotherapy, 8*, 3–13.
Raphael-Leff, J. (1993). *Pregnancy: The inside story*. Karnac.
Raphael-Leff, J. (1996). Pregnancy—Procreative Process, The »Placental Paradigm« And Perinatal Therapy. *Journal of the American Psychoanalytic Association, 44*(S), 373–399.
Raphael-Leff, J. (2001). *Psychological Processes of Childbearing. Revised Edition*. CPS.
Raphael-Leff, J. (2004). Unconscious Transmissions Between Patient and Pregnant Analyst. *Studies in Gender and Sexuality, 5*, 317–330.
Raphael-Leff, J. (2015). *The Dark Side of the Womb. Pregnancy, Parenting and Persecutory Anxieties*. Anna Freud Centre.

Rappoport, E. (2012). Creating the Umbilical Cord: Relational Knowing and the Somatic Third. *Psychoanalytic Dialogues, 22*(3), 375–388.

Read, Z. (2017). *How Psychoanalyst Thomas Ogden Found His True Self in Fiction*. https://www.haaretz.com/life/books/.premium.MAGAZINE-how-psychoanalyst-thomas-ogden-found-his-true-self-in-fiction-1.5454914

Redland, D. (2020). *Psychoanalytic Perspectives on Women, Menstruation and Secondary Amenorrhea*. Routledge.

Reilly, E.A. (2004). Skin Deep: Psychic Skin, Second-Skin Formation and its Links with Eating Disorders. *Free Associations, 11*(1), 134–174.

Remeikis, G. (2001). A Review of the Psychoanalytic Literature on Abortion. *Journal of American Academy of Psychoanalysis, 29*(2), 231–244.

Rohde-Dachser, C. (2001). Aggression, Zerstörung und Wiedergutmachung in Urszenenphantasien. Eine textanalytische Studie. *Psyche, 55*(9–10), 1051–1085.

Rohde-Dachser, C. (2003). *Expedition in den dunklen Kontinent: Weiblichkeit im Diskurs der Psychoanalyse*. Springer-Verlag.

Rohde-Dachser, C., Baum-Diel, B., Brech, E., Grande, T., Hau, S., Jockenhövel-Poth, A. & Richter, A. (1993). »Mutter« und »Vater« in psychoanalytischen Fallvignetten. Über einige latente Regeln im Diskurs der Psychoanalyse. *Psyche, 7*, 613–646.

Richards, A. & Spira, L. (2003). On being lonely. *Psychoanalytic Quarterly, 72*, 357–374.

Rocah, B. (2008). The Impact of the Analyst's Pregnancy on a Vulnerable Child a Case with Discussion by Anna Freud. *Annual of Psychoanalysis, 36*, 7–30.

Rose, G. (1961). Pregenital Aspects of Pregnancy Fantasies. *International Journal of Psycho-Analysis, 42*, 544–549.

Rose, G.A.-S. (2019). Reflections on the evolving role of women as partners and mothers from the 1970s to the present. In M. Cereijido (Hrsg.), *Changing Notions og the feminine. Confronting psychonanalysts prejudices* (S. 32–44). Routledge.

Rosner, S. (1978). Further Contributions to the Psychic Significance of the Umbilicus. *International Review of Psycho-Analysis, 5*, 61–64.

Ross, J.M. (2007). Progression from Oral to Oedipal Themes: A Defense Against Experiences of Object Loss. *Journal of American Academy of Psychoanalysis, 35*, 259–278.

Roth, L. (2020). *Psychoanalytic Perspectives on Gaze, Body Image, Shame, Judgment, and Maternal Function*. Routledge.

Roughton, R.E. (1993). Useful Aspects of Acting Out: Repetition, Enactment, and Actualization. *Journal of the American Psychoanalytic Association, 41*, 443–472.

Rozmarin, M. (2012). Maternal Silence. *Studies in Gender and Sexuality, 13*(1), 4–14.

Ruhs, A. (1980). Die Schrift der Seele. *Psyche, 34*, 885–909.

Sandler, J. (1976). Gegenübertragung und Bereitschaft zur Rollenübernahme. *Psyche 30*(4), 297–305.

Scarvaglieri, C. (2011). Sprache als Symptom, Sprache als Arznei. Die linguistische Erforschung von Psychotherapie. *Psychotherapie und Sozialwissenschaft, 13*(3), 37–58.

Schäfer, J. (1999). *Vergessene Sehnsucht. Der negative weibliche Ödipuskomplex in der Psychoanalyse*. Vandenhoeck & Ruprecht.

Schaeffer, J. (2002). Negotiating the antagonism between feminine and maternal spheres. In A. Alizade (Hrsg.), *The Embodies Femals* (S. 37–52). Karnac.

Scholz, J. (2010). Psychologischer Essenzialismus als relevantes Konzept für die Genderforschung. *Journal für Psychologie, 18*(3), open access journal.

Searles, H. (1979). *Countertransference and related subjects: Selected papers*. International Universities Press, Inc.

Sheehy, M. (2012). Sparring with the Eternal Maternal Abject. *Studies in Sex and Gender, 13*, 65–67.

Siebold, C. (2005). Commentary on »Transference Opportunities During the Therapist's Pregnancy: Three Case Vignettes«. *Psychoanalytic Social Work, 12*(1), 13–18.

Silver, C. (2007). Womb Envy: Loss and Grief of the Maternal Body. *Psychoanalytic Review, 94*(3), 409–430.

Simon, T.L. (2013). Spoken Through Desire: Maternal Subjectivity and Assisted Reproduction. *Studies in Gender and Sexuality, 14*(4), 289–299.

Solint, R. (2014). *Wenn Männer mir die Welt erklären*. Hoffmann und Campe.

Statistik Austria. (o.J.). Abgerufen am 14. Februar 2021 von https://www.statistik.at/web_de/statistiken/menschen_und_gesellschaft/gesundheit/121081.html

Steinberger, J. (2019). Supervision als intersubjektiver, relationaler Prozess. *Feedback – Zeitschrift für Gruppentherapie und Beratung, 3&4*, 51–63.

Steiner, J. (1993). Patienten-zentrierte und Analytiker-zentrierte Überlegungen zu »containment« und Gegenübertragung. In J. Guttwinski-Jeggle & J. Rotman (Hrsg.), *Die klugen Sinne pflegend«. Psychoanalytische und kulturkritische Beiträge* (S. 222–239). Edition Diskord.

Stern, D. (1985). *Die Lebenserfahrung des Säuglings*. Klett-Cotta.

Stern, D. (1991). Maternal representations: A clinical and subjective phenomenological view. *Infant Mental Health Journal, 12*(2), 174–186.

Stoller, R. (1968). *Sex and Gender (Bd. 1)*. Science House.

Stoller, R. (1985). *Presentations of gender*. Yale University Press.

Stuart, J. (1997). Pregnancy in the Therapist: Consequences of a Gradually Discernible Physical Change. *Psychoanalytic Psychology, 14*(3), 347–364.

Taniguchi, K. (2012). The Eroticism of the Maternal: So What If Everything Is About The Mother? *Studies in Gender and Sexuality, 13*(2), 123–138. Trad, P. (1990). On Becoming a Mother. In the Throes of Developmental Transformations. *Psychonanlytic Psychology, 7*(3), 341–361.

Turkel, A.R. (1993). Clinical Issues for Pregnant Psychoanalysts. *Journal of American Academy of Psychoanalysis, 21*, 117–131.

Turkel, A.R. (2000). The Good Girl Grows Up: Gender and Self-Esteem. *Journal of American Academy of Psychoanalysis, 28*, 147–161.

Umebinyuo, I (2016). *Questions for Ada*. Eigenverlag.

Uyehara, L., Austrian, S., Upton, L., Warner, R. & Williamson, R. (1995). Telling About The Analyst's Preganacy. *Journal of the American Psychoalaytic Association, 43*, 113–135.

Voss, H.-J. (2010). *Making Sex Revisited Dekonstruktion des Geschlechts aus biologisch-medizinischer Perspektive*. transcript.

Wade, E. & Yaron-Field, F. (2014). Ideal Mother Image. Realisation through Video. *Attachment: New Directions in Psychotherapy and Relational Psychoanalysis, 8*(1), 77–84.

Walker, M.B. (1998). *Philosophy and the Maternal Body. Reading silence*. Routledge.

Waltzer, H. (1974). The Umbilicus as Vagina Substitute. A Clinical Note. *Psychoanalytic Quarterly, 43*, 493–496.

Warsitz, R.-P. (2003). Anerkennung und Begehren. Anmerkungen zur Intersubjektivitätstheorie des Subjektes. *Psyche, 57*(7), 343–359.

Warsitz, R.-P. (2004). Der Andere im Ich. Antlitz – Antwort – Verantwortung. *Psyche, 58*, 783–810.

Welldon, E. (1988). *Mother, Madonna, Whore. The idealization and denigration of motherhood.* Karnac.

Welldon, E. (2006). Why do you want a child? In A. Alizade (Hrsg.), Motherhood in the Twenty-First Century. Karnac.

Welldon, E. (2012). Bodies across generational cycles of abuse. In P. Mariotti (Hrsg.), *The Maternal Lineage. Identification, Desire and Transgenerational Issues* (S. 381–401). Routledge.

Whyte, N. (2004). The Analyst's Pregnancy: A Non-Negotiable Fact: The Challenge to Existing Object Relations. *Psychoanalytic Psychotherapy, 18*(1), 27–43.

Whyte, R. (1991). Giving and Taking: The Foetal-Maternal Placental Junction as a Prototype and Precursor of Object Relations. *British Journal of Psychotherapy, 7*(3), 221–229.

Widmer, P. (1997). *Subversion des Begehrens. Eine Einführung in Lacans Werk.* Turia und Kant.

Williams, S. (1993). Women in Search of Women: Clinical Issues That Underlie a Woman's Search for a Female Therapist. *British Journal of Psychotherapy, 9*(3), 291–300.

Winnicott, D.W. (1956). On Transference. *International Journal of Psycho-Analysis, 37*, 386–388.

Winnicott, D.W. (1958). The Capacity of Being Alone. *The International journal of psycho-analysis, 39*, 416–420.

Winnicott, D.W. (1960). Primäre Mütterlichkeit. *Psyche, 14*(7), 393–399.

Winnicott, D.W. (1971). *Playing and Reality*. Routledge.

Winnicott, D.W. (1996). *Blick in die analytische Praxis*. Klett-Cotta.

Wrye, H. (1993a). Erotic Terror: Male Patients' Horror of the Early Maternal Erotic Transference. *Psychoanalytic Inquiry, 13*(2), 240–257.

Wrye, H. (1993b). Hello, the Hollow Deadspace or Playspace? *Psychoanalytic Review, 80*(1), 101–122.

Wrye, H. (1994). Narrative Scripts: Composing a Life with Ambition and Desire. *American Journal of Psychoanalysis, 54*(2), 127–141.

Wrye, H. & Welles, J. (1989). *The Maternal Erotic Transference*, S. 673–684.

Yakeley, J. (2013). Seeing, mirroring, desiring: The impact of the analyst's pregnant Body on the patient's body image. *The international Journal of Psychoanalysis, 94*, 668–688.

Yazmajian, R.V. (1983). On a Retractile Testis and an Infantile Umbilicus Phobia. *Psychoanalytic Quarterly, 52*, 584–589.

Zachary, A. (2018). *The Anatomy of the Clitoris. Reflections on the Theory of Female Sexuality*. Routledge.

Zetzel, E.R. (1968). The So Called Good Hysteric. *International Journal of Psycho-Analysis, 49*, 256–260.

Ziolko, H.U. & Hücke, V. (1980). Umbilicophilie. *Psyche, 34*(12), 1105–1122.

Zweig, S. (1987). *Briefwechsel mit Hermann Bahr, Sigmund Freud, Rainer Maria Rilke und Arthur Schnitzler*. (J.B. Berlin, H.-U. Lindken & D. Prater, Hrsg.) Fischer.

Zwiebel, R. (2010). *Der Schlaf des Analytikers. Die Müdigkeitsreaktion in der Gegenübertragung* (3. Auflage). Klett-Cotta.

Psychosozial-Verlag

Ulrich Streeck

Zu einer Beziehung gehören mindestens zwei

Intersubjektivität in sozialem Alltag und Psychotherapie

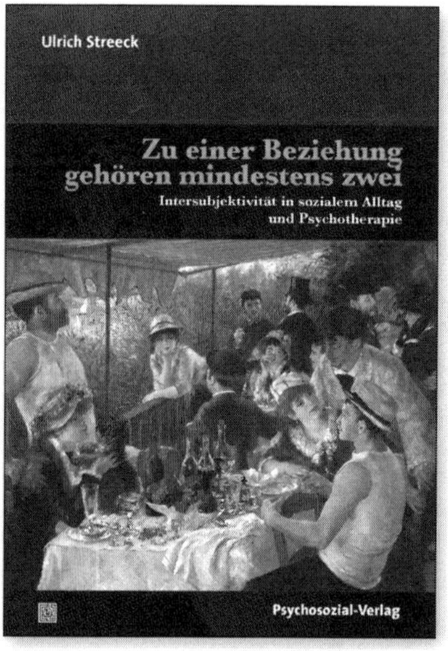

2023 · 237 Seiten · Broschur
ISBN 978-3-8379-3237-9

Zwischenmenschliche Beziehungen lassen sich nicht als Summe des Verhaltens Einzelner begreifen: Sie gehen aus der Interaktion von Akteur*innen hervor, aus dem intersubjektiven Geschehen im Zwischen. Ulrich Streeck fokussiert diesen Aspekt, der in einer nur psychologischen bzw. psychotherapeutischen, auf die beteiligten Einzelnen abzielenden Perspektive oft vernachlässigt wird.

Mit Blick auf wissenschaftliche Fachgebiete wie Soziologie, phänomenologische Philosophie, Säuglingsforschung, aber auch Psychoanalyse und Psychotherapie fragt Streeck, wie das feingranulierte interpersonelle, oftmals nicht bewusst abgewickelte Geschehen funktioniert, mit dem Akteur*innen ihre soziale Realität produzieren. Besonderes Augenmerk richtet der Autor dabei auf das körperliche Handeln und leibliche Erleben sowie die Bedeutung des Antwortens in einem weiten Sinne: Was tun Akteur*innen mit Worten und mit ihrer Körperlichkeit, wenn sie im Zuge ihrer Interaktion ihre soziale Realität produzieren?

Walltorstr. 10 · 35390 Gießen · Tel. 0641-969978-18 · Fax 0641-969978-19
bestellung@psychosozial-verlag.de · www.psychosozial-verlag.de

Psychosozial-Verlag

Ilka Quindeau

Sexualität

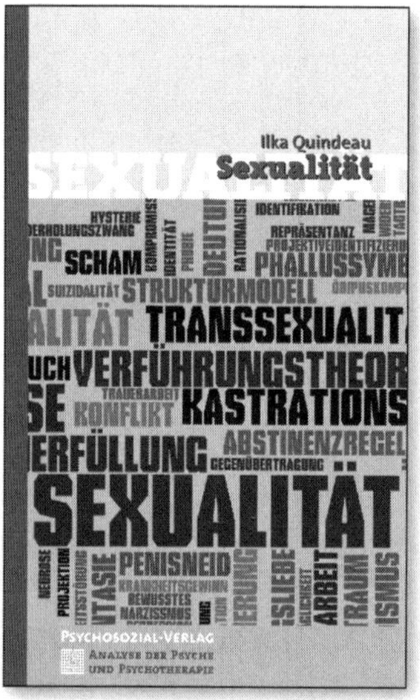

2014 · 143 Seiten · Broschur
ISBN 978-3-8379-2155-7

Die Basiswissen-Reihe »Analyse der Psyche und Psychotherapie« erläutert die grundlegenden Konzepte und Begrifflichkeiten der Psychoanalyse auf dem neuesten Stand der wissenschaftlichen Diskussion, zeichnet ihre historische Entwicklung nach und stellt sie in ihrer Bedeutung für die Praxis aller Therapieschulen dar.

Seit Beginn gilt das Sexuelle als Schlüsselbegriff der Psychoanalyse und ist nach wie vor von zentraler Bedeutung für jede therapeutische Beziehung. Ausgehend von Freuds *Drei Abhandlungen* stellt Quindeau die Grundlagen der psychoanalytischen Sexualtheorie dar und diskutiert folgende Fragen: Wie kommt die Lust in den Körper und was versteht man heute unter männlicher und weiblicher Sexualität? Ist die Unterscheidung von Hetero- und Homosexualität überhaupt sinnvoll? Wie kann in Therapien über Sexualität gesprochen werden und wie kann man sexuelle Störungen verstehen und behandeln? Das Buch vermittelt Grundlagenwissen und lädt dazu ein, die eigenen Ansichten zu hinterfragen und sie in Auseinandersetzung mit dem psychoanalytischen Theoriebestand zu konturieren.

Walltorstr. 10 · 35390 Gießen · Tel. 0641-969978-18 · Fax 0641-969978-19
bestellung@psychosozial-verlag.de · www.psychosozial-verlag.de